Landschaft, Identität und Gesundheit

Ulrich Gebhard · Thomas Kistemann
(Hrsg.)

Landschaft, Identität und Gesundheit

Zum Konzept der Therapeutischen Landschaften

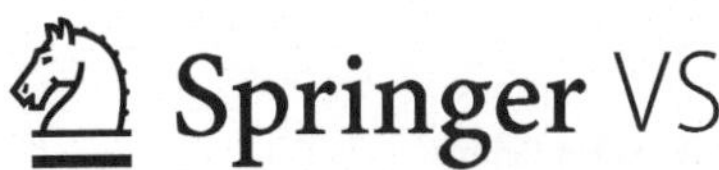

Herausgeber
Ulrich Gebhard
Universität Hamburg
Deutschland

Thomas Kistemann
Universität Bonn
Deutschland

ISBN 978-3-531-19722-7 ISBN 978-3-531-19723-4 (eBook)
DOI 10.1007/978-3-531-19723-4

Die Deutsche Nationalbibliothek verzeichnet diese Publikation in der Deutschen Nationalbibliografie; detaillierte bibliografische Daten sind im Internet über http://dnb.d-nb.de abrufbar.

Springer VS

Lektorat: Stefanie Laux, Stefanie Loyal

Gedruckt auf säurefreiem und chlorfrei gebleichtem Papier

Springer VS ist Teil von Springer Nature
Die eingetragene Gesellschaft ist Springer Fachmedien Wiesbaden GmbH

Inhalt

Therapeutische Landschaften: Gesundheit, Nachhaltigkeit, „gutes Leben“ 1

Ulrich Gebhard und Thomas Kistemann

Gutes Leben braucht „gute Orte“

Das „gute Leben“ hat Konjunktur und wird in der Philosophie ebenso wie im öffentlichen Diskurs thematisiert. Die Frage nach dem guten Leben markiert seit der Antike eine skeptische Haltung gegenüber dem jeweiligen Zeitgeist. Sie ist durchaus radikal gemeint und ist weit entfernt, sich mit hedonistischen Oberflächlichkeiten zufrieden zu geben. Vielmehr zielt die Frage nach dem guten Leben darauf ab zu ergründen, was für ein wahrhaft humanes Leben essentiell ist (Fenner 2007).

Unsere zentrale These, die auch unser Buch zum Zusammenhang von Landschaft, Identität und Gesundheit leitet, lautet, dass das gute Leben notwendig auch eine räumliche Dimension hat. Es ist für unser Wohlbefinden nicht gleichgültig, an welchem Verhältnis wir zu unserer Umgebung stehen. Landschaft und Natur, Orte, in denen wir uns aufhalten, sind wesentliche Rahmenbedingungen für ein gelingendes menschliches Leben. In diesem Zusammenhang gibt es zudem eine gesellschaftliche Debatte über den Zusammenhang von menschlichen Naturverhältnissen und dem guten Leben, die auch die ethischen Begründungen für den Natur- und Landschaftsschutz berührt (Gebhard 2015, Schlossberger 2015). Es gibt nicht nur gute Werte, Beziehungen, Lebensstile, Konsumhaltungen und vieles mehr – es gibt gewissermaßen auch „gute Orte“, in denen wir in einer Art von Resonanz gleichsam „aufblühen“, eben gut leben können.[1]

In gewisser Weise kann man also bei der Beziehung zwischen Menschen und Landschaften, Orten oder Natur von einem Resonanzphänomen sprechen, angesichts dessen „die Welt den handelnden Subjekten als ein antwortendes, atmendes, tragendes, in manchen Momenten sogar wohlwollendes, entgegenkommendes oder

1 In der jüdischen Kultur dient der Terminus ‚guter Ort‘ als Bezeichnung eines Friedhofs. Zu dieser Bedeutung möchten wir keine Beziehung assoziieren.

‚gütiges' Resonanzsystem erscheint" (Rosa 2012, S.9). In dem von uns verwendeten Landschaftsbegriff sind naturnahe und kulturell geprägte Landschaften gleichermaßen gemeint und in einem Kontinuum zusammengedacht. Die klassische Entgegensetzung von Kultur und Natur ist damit in gewisser Weise aufgehoben.

Vor diesem Hintergrund lassen sich derartige resonante Orte, Landschaften, Naturumgebungen mit Gesler (1992) auch als „Therapeutische Landschaft" charakterisieren. Dieser Begriff bezeichnet die Qualitäten und Valenzen von Landschaften, die in einer noch näher zu untersuchenden Weise (hierzu Kistemann 2016, in diesem Band Kapitel 9) eine besondere Bedeutung für Menschen haben und die sich zudem nicht allein aus ihren physischen Qualitäten ableiten lassen. Um diesen Zusammenhang von Landschaft und psychischer ebenso wie physischer Gesundheit geht es in unserem Buch.

Mit Therapeutischer Landschaft ist nicht gemeint, dass Orte, Natur und Landschaft nun eine gleichsam therapeutische Umgebung im engeren, biomedizinischen Sinne darstellen. Gesler (1992) hatte zunächst an Orte gedacht, die die Erholung von Krankheit unterstützen. Später forderte Williams (1999) dazu auf, das Konzept salutogenetisch zu erweitern, um auch solche Orte einzuschließen. In diesem erweiterten Sinne ist das „Therapeutische" an Landschaft, Orten und Natur etwas, was dem Menschen in einem sehr komplexen und tiefen Sinne gut tut, und zwar indem es Wahrnehmungsraum und Sinninstanz zugleich ist (Gebhard 2014). Natur und Landschaft sind dann nicht nur gleichsam „wirkliche" Gebilde der äußeren Welt, sondern auch *„landscapes of the mind"* (Williams 2008), ein Gefüge von „Maßeinheit und Gestimmtheit" (Ipsen 2006, S. 17). Mitentscheidend bei diesen Landschaften ist die symbolische Aufladung (Gebhard 2016a, in diesem Band Kapitel 10). Die „Gestimmtheiten", die Atmosphären (Böhme 1995), die bei Landschaftserfahrungen möglich sind, wären ohne besagte Symbolisierungen leer und klischeehaft. Die Atmosphäre, die zwischen Subjekt und Landschaft aufgespannt ist, ist dann der symbolisierende Resonanzraum, in dem und durch den die physischen und mentalen Interaktionen „in Schwingung" geraten.

Die Erfahrung einer Therapeutischen Landschaft lässt sich am ehesten als eine relationale Wirkung erfassen, die sich durch ein komplexes Set von Transaktionen zwischen Individuum und Landschaft manifestiert. Diese Interaktionen sind sowohl unmittelbare körperliche Erfahrungen als auch Gegenstand späterer Interpretationen (Conradson 2005).

Therapeutische Landschaften sind aus materiellen, sozialen und affektiven Ressourcen konstruierte Manifestationen und nicht einfach „Entdeckungen". Ihre therapeutischen Eigenschaften sind relationale Errungenschaften; sie resultieren aus dem Zusammentreffen gesundheitsfördernder Ressourcen an einem spezifischen Ort. Inzwischen wird die Metapher von der Therapeutischen Landschaft auch als dynamischer Prozess interpretiert, der sich eher durch Interaktion mit der Umwelt entfalte, als dass er ein fester Ort sei (Doughty 2013). Therapeutische Landschaften sind insofern „gute Orte" in einem doppelten Sinne: Sie meinen gleichermaßen ein auf Sinn und Bedeutung zielendes Mensch-Umwelt-Gefüge wie auch konkrete Orte.

Gesundheit und Wohlbefinden als essentielle Attribute guten Lebens

Zur Einordnung und zugleich Relativierung der vielfältigen in diesem Kontext heranzuziehenden gesundheitsbezogenen Befunde und Erklärungsansätze ist der Gesundheitsbegriff, den wir zugrunde legen, von Bedeutung, auch wenn es keine einheitlichen wissenschaftlichen Definitionen für Gesundheit oder Wohlbefinden gibt (Hornberg 2016, in diesem Band Kapitel 5). Beide Begriffe werden je nach kulturellem Hintergrund und disziplinärer Perspektive unterschiedlich definiert. Gesundheit und Krankheit sind beobachterabhängige Konstrukte (Antonovsky 1997). Das medizinische Konzept von Gesundheit als Abwesenheit von Krankheit, deren wesentliche Elemente biologische Funktion und statistische Normalität sind, wurde als zu wertfreie theoretische Vorstellung kritisiert (Boorse 1977). Auch die viel zitierte WHO-Definition von Gesundheit als Zustand des vollständigen körperlichen, geistigen und sozialen Wohlbefindens (WHO 1946) macht da keine Ausnahme und wurde außerdem wegen ihrer Unerreichbarkeit oft kritisiert. Ihre Stärke besteht aber darin, dass sie Gesundheit in den breiten Kontext menschlicher Lebenswelt einordnet. Gesundheit lässt sich allerdings in der Tat nicht auf ein physiologisches Gleichgewicht und biologische Regelgrößen reduzieren, sondern stellt einen komplexen, dynamischen Prozess dar, in dem physische, psychische, soziokulturelle und sozialökologische Komponenten interagieren.

Hurrelmanns (2010) Definition von Gesundheit als „Zustand des objektiven und subjektiven Befindens einer Person, der gegeben ist, wenn diese Person sich in den physischen, psychischen und sozialen Bereichen ihrer Entwicklung im Einklang mit den eigenen Möglichkeiten und Zielvorstellungen und den jeweils gegebenen äußeren Lebensbedingungen befindet", ist der Versuch einer umfassenden Synthese. Gesundheit ist demnach ein angenehmes Gleichgewichtsstadium von Risiko- und Schutzfaktoren, in welchem dem Leben Sinn und Freude abgewonnen werden kann, eine produktive Entfaltung der eigenen Kompetenzen und Leistungspotentiale möglich ist und die Bereitschaft steigt, sich gesellschaftlich zu integrieren und zu engagieren.

Wohlbefinden bildet nach Trojan und Legewie (2001) einen komplexen subjektiven *Bewusstseinszustand* ab, der sich einer unmittelbaren Beobachtung von außen entzieht. Die subjektive Gesundheit hat sich als guter Indikator für den biomedizinisch objektivierten gesundheitlichen Zustand erwiesen. *Subjektives* Wohlbefinden ist als Sammelbegriff nach Diener et al. (1999) ein mehrdimensionales Konstrukt mit kognitiven und affektiven Komponenten.

Heute bildet das salutogenetische Konzept von Antonovsky (1979, 1987) die Basis für Theorie und Praxis von Public Health. Gesundheit ist danach als dynamischer Prozess zu verstehen, der sich unter dem Einfluss pathogener und salutogener Faktoren lebenslang auf einem Kontinuum (HEDE-Kontinuum: *Health-Ease – Dis-Ease*) bewegt. Das sogenannte Kohärenzgefühl, welches auf den Komponenten Verstehbarkeit, Handhabbarkeit und Sinnhaftigkeit basiert, ist das Kernkonzept des Salutogenese-Modells: es stellt gesundheitsfördernde Ressourcen zur Krankheitsbewältigung und Abwehr von Belastungen bereit. Gesundheitsförderung betrachtet Gesundheit nicht als Ziel, sondern als Mittel, um Individuen zu befähigen, individuelles und gesellschaftliches Leben positiv zu gestalten (Bengel u.a. 1998). Ein Bezug des Kohärenzgefühls zu Giddens' Begriff der „ontologischen Sicherheit" im Sinne von Zuversicht und Vertrauen darauf, dass die natürliche und die soziale Welt so sind, wie sie erscheinen (Giddens 1984, S. 375), bietet sich an, wurde allerdings bislang nicht eingehender untersucht.

Gerade vor dem Hintergrund eines nicht nur medizinisch-somatischen, sondern insbesondere sozialwissenschaftlich verstandenen Gesundheitsbegriffs wollen wir den zentralen Gedanken des Konzepts der Therapeutischen Landschaften stärken, nämlich dass die günstigen Effekte von Landschafts-, Orts- und Naturerfahrungen sich nicht nur aus den materiellen Qualitäten von Natur, Orten und Landschaft ableiten lassen, sondern auf symbolische Weise kulturell bzw. sozial erzeugt sind.

Zur Bedeutung von Natur für das gute Leben

Das gute Leben ist auch eine Funktion der Qualität der Umwelt, in der wir leben. Für viele Menschen gehört dazu auch die Natur. Schlossberger (2015, S. 141) spricht in diesem Zusammenhang von der geradezu „objektiven Dimension des menschlichen Glücks". Mit mehreren repräsentativen Naturbewusstseinsstudien der vergangenen Jahre zeigte das Bundesamt für Naturschutz, dass für die meisten Deutschen (über 90%) „die Natur zu einem guten Leben dazu gehört". Offenbar gibt es eine Sehnsucht nach Landschaft und Natur. Dass das ein wesentlicher Bestandteil eines guten Lebens sei, wird zunehmend auch in der Naturschutz- und Nachhaltigkeitsdebatte aufgegriffen (Schlossberger 2015).

Die Idee von Natur-, Orts- und Landschaftserfahrung als stärkendes Elixier ist keineswegs neuzeitlich und findet sich etwa bereits im antiken Lehrgebäude der Stoa. Die stoische Philosophie kennzeichnet eine kosmologische Perspektive, aus der sich in einem pantheistischen Sinne ein in allen Naturerscheinungen waltendes universelles Prinzip ableitet. Der Stoiker strebt danach, seinen Platz in dieser umfassenden Weltordnung mit Gelassenheit und Seelenruhe wahrzunehmen. Natur-Erfahrung kann ihn auf diesem Weg stützen. Seneca d.J. (ca. 1-65 n.Chr.) schreibt dazu in seinen Ethik-Briefen an Lucilius: „Wenn Dir ein von alten Bäumen [...] dicht bestandener Hain vor Augen tritt, wird dir der hohe Wuchs des Waldes, die Abgeschiedenheit des Ortes, die Bewunderung des dichten Schattens Vertrauen in göttliches Wirken vermitteln." (Sen. ep. 41)

Seel (1991) stellt heraus, dass Erfahrung von Landschaft und Natur eine mehr oder weniger wesentliche Bedingung zum Gelingen eines „guten Lebens" sei; das Verlangen nach Sinn und das Verlangen nach Erfahrung (von Natur) hängen zusammen (Gebhard 2013, 2014). Dass mit dem Erleben von Natur auch Aspekte des guten Lebens berührt werden können, hat bereits Immanuel Kant formuliert: seine Überlegungen zum Naturschönen finden wir in der „Kritik der Urteilskraft" (1790, § 86), nämlich, „dass ein unmittelbares Interesse an der Schönheit der Natur zu nehmen [...] jederzeit ein Kennzeichen einer guten Seele sei; und dass, wenn dieses Interesse habituell ist, es wenigstens eine dem moralischen Gefühl günstige Gemütsstimmung anzeige, wenn es sich mit der Beschauung der Natur gerne verbindet" (Kant 1790/1977, S. 395). Des weiteren mutmaßt Kant, dass der Mensch, wenn er sich „umgeben von einer schönen Natur, in einem ruhigen heitern Genusse seines Daseins befindet", das Bedürfnis hat, „irgendjemand dafür dankbar zu sein".

In seiner „Ästhetik der Natur" zeigt Martin Seel diesen Zusammenhang zum guten Leben explizit. Naturerfahrungen können danach zu einer „Attraktion der ästhetischen Natur" werden, die zugleich ein „absichtslos sinngebender Akzent des menschlichen Daseins" (Seel 1991, S. 106) ist. „Die Gegenwart des Naturschönen ist in diesem Sinn unmittelbar und mittelbar gut, ihre Erfahrung also eine positive existentielle Erfahrung" (Seel 1991, S. 303). Seel unterscheidet drei Weisen der sinnlichen Wahrnehmung von Natur, nämlich die Kontemplation als Modus sinnfremder Naturbegegnung, die Korrespondenz als Modus sinnhafter Naturbegegnung und die Imagination als Modus bildhafter Naturbegegnung.

Das ungehinderte und beglückende Zusammenspiel dieser Komponenten macht das „Gute" an der natur- und auch landschaftsästhetischen Wahrnehmung bzw. eines entsprechenden Lebens aus. Eine derartige Erfahrung ist subjektiv beglückend und deshalb um ihrer selbst willen wertvoll. Der Einfluss auf die subjektive Verfassung ist sehr deutlich: Der beglückende Effekt stellt das Selbst in den Mittelpunkt des Geschehens, die Landschafts- und Naturphänomene nehmen, ästhetisch empfunden, Einfluss auf die subjektive Selbst- und Weltinterpretation. Indem diese ästhetische Erfahrung zu einem essentiellen Element eines guten Lebens wird, lässt sich die Wahrnehmung des Naturschönen der Bedürfnisstruktur des Menschen zuordnen, nämlich dass der Mensch auch höhere Bedürfnisse hat, nach deren Befriedigung er strebt, wenn die vitalen Bedürfnisse befriedigt sind (Maslow 1970).

Gute Orte: eine politische Dimension

Vor dem Hintergrund der Nachhaltigkeitsdebatte haben das gute Leben und gute Orte auch eine ethische, eine geradezu politische Dimension, weil es nämlich um die Möglichkeiten gelingenden menschlichen Lebens unter den gesellschaftlichen Bedingungen von Globalisierung, ökologischer Krise und wachstumsabhängiger Weltwirtschaft geht. In dieser jungen Debatte steht die Frage nach dem Glück des Menschen im Zentrum (Nussbaum 2000), und zwar nicht reduziert auf den individuellen genusshaften Glücksmoment (“happiness“) oder auf postmoderne „Selbstoptimierung“, sondern im Sinne von öffentlichen und politischen Strukturen, die ein gutes Leben für alle ermöglichen. Auf diese Weise ist das gute Leben auch ein wesentlicher Aspekt des Nachhaltigkeitsgedankens, der im Kern mit der Betonung auf inter- und intragenerationelle Gerechtigkeit ein gutes Leben der jetzigen ebenso wie nachfolgender Generationen im Blick hat.

Die Nachhaltigkeitsbedatte berührt insofern notwendig auch die Möglichkeiten oder sogar Bedingungen des guten Lebens (Di Giulio et al. 2010). Der viel zitierte Fähigkeiten-Ansatz (Nussbaum 1992, Sen 1999) bezieht ausdrücklich den Zugang zu Natur und Landschaft ein. Nachhaltigkeit wird vor diesem Hintergrund geradezu zum Kriterium für das gute Leben (vgl. Luks 2006).

So ist auch der Begriff des Wohlbefindens („*well-being*“) seit 2006 ein Leitbegriff der europäischen Nachhaltigkeitsstrategie. Auch Gesundheit wird von der Weltgemeinschaft spätestens seit Verabschiedung der Millienium Development Goals (MDGs) im Jahr 2000 explizit als unverzichtbarer Bestandteil von Nachhaltigkeit angesehen. Im September 2015 verabschiedete die UNO, in der Nachfolge der MDGs, siebzehn Ziele für eine Nachhaltige Entwicklung (Sustainable Development Goals, SDGs), die bis 2030 erreicht werden sollen. Das dritte Ziel fordert, ein gesundes Leben für alle Menschen jeden Alters zu gewährleisten und ihr Wohlergehen zu fördern.

Da Wirtschaftswachstum und Lebensqualität sich zu entkoppeln scheinen (Paech 2005), ist gerade im Hinblick auf das gute Leben nach neuen kulturellen

Wegen zu suchen. Der Blick auf unsere Natur- und Landschaftsbeziehungen und auf das, was man mit „guten Orten" bezeichnen könnte, ist insofern auch als ein Beitrag zum Nachhaltigkeitsgedanken zu verstehen. Als systematischen Ort für diese Belange in der politischen Landschaft sehen wir die von gesellschaftlichem Konsens getragene Sorge um die Gesundheit der Bevölkerung an: Public Health.

Der konzeptionelle Ansatz von Public Health untersucht die Bedingungen von Gesundheit und Krankheit und versucht, diese günstig zu gestalten und zu entwickeln. Dabei geht es um das Zusammenwirken von Gesellschaft und Individuum und die entsprechenden Rückwirkungen auf die Gesundheit (Hurrelmann 2010). Public Health ist vorwiegend präventiv und gesundheitsfördernd ausgerichtet: Im Mittelpunkt stehen die Reduzierung von Krankheitsrisiken und die Förderung von Gesundheitsressourcen durch Gestaltung der unmittelbaren Lebensverhältnisse (Schott und Hornberg 2010). Bei einer an Nachhaltigkeit orientierten Gesundheitspolitik geht es um die Reduzierung der gesundheitlichen Vulnerabilität und die Stärkung der gesundheitlichen Resilienz aller Bevölkerungsgruppen. Als Instrumente werden neben der bekannten Verhaltensprävention zunehmend auch Ressourcen fördernde, verhältnisorientierte Setting-Ansätze, die in der Lebensumwelt zu *verorten* sind, komplementär genutzt. Letztere können in einem weiteren Sinne als gesellschaftliche Anstrengungen zur Schaffung der räumlichen Voraussetzungen für ein gutes Leben angesehen werden, mithin in unserem Sinne als Anstrengungen zur Schaffung „guter Orte". Das Plädoyer des Arbeitskreises „Planung für gesundheitsfördernde Stadtregionen" der deutschen Akademie für Raumforschung und Landesplanung (ARL) dafür, *verhältnis*bedingte Gesundheitsaspekte explizit und dauerhaft als wichtiges Thema der Quartiersentwicklung in dem von Bund und Bundesländern getragenen Städtebauförderungsprogramm „Soziale Stadt" zu verankern, kann als praktischer Ansatz für derartige gesellschaftliche Initiativen angesehen werden (ARL 2014). Das Programm „Soziale Stadt" (‚Stadtteile mit besonderem Entwicklungsbedarf') dient seit 1999 der Förderung benachteiligter städtischer Wohnquartiere, um eine vielerorts beobachtete soziale, wirtschaftliche, städtebauliche, infrastrukturelle und ökologische Abwärtsspirale zu durchbrechen.

Was macht Landschaften therapeutisch?

Therapeutische Landschaften sind nicht nur tatsächliche Natur-Landschaften, die im Sinne von materiellen Wirkursachen Identität, Gesundheit und Wohlbefinden befördern können, sondern sie sind auch als kulturelle und mentale Erzeugnisse konzipiert. Die Wirkungen von Therapeutischen Landschaften lassen sich also nicht ohne ihre kulturelle Prägung und symbolische Aufladung verstehen.

Landschaften und Orte sind aber natürlich trotzdem in ihrer phänomenalen „Tatsächlichkeit" auch ein ganz konkreter Lebensraum für Menschen. Insofern spielen Landschaftsformationen, Pflanzen, Tiere, Wälder, Wiesen, Dörfer und Städte in ihrer je eigenen Physiognomie zweifellos eine nicht unerhebliche Rolle für die Lebensqualität, das Wohlbefinden, die Gesundheit. Zusätzlich und durchaus damit im Zusammenhang stellen sie aber einen Symbolvorrat dar, der dem Menschen für Selbst- und Weltdeutungen zur Verfügung steht. Diese symbolische Dimension unserer Natur-, Orts- und Landschaftsbeziehungen ist für uns als „*animal symbolicum*" (Cassirer 1969) nicht unbedeutend, ist es doch gerade der symbolische Weltzugang, der es uns gestattet, unser Leben als ein sinnvolles zu interpretieren.

Der Begriff „Therapeutischen Landschaft" zielt insofern auch nicht nur auf die physischen Attribute von Natur und Landschaft, sondern darüber hinaus auf deren symbolische und kulturelle Bedeutung. Ebenso konzeptualisiert auch Gesler (1992) die Therapeutischen Landschaften, indem er den Akzent seines Konzepts auf die Interpretation kultureller Landschaften durch den menschlichen Geist legt. Es kommt also eher auf die symbolisierende subjektive Bedeutung („*inner meaning*", Gesler 1993) von Landschaft an als auf deren objektive Attribute.

„Therapeutische Landschaft" suggeriert eine gleichsam therapeutische Wirksamkeit von bestimmten Landschaften. Auch wenn man das nicht exklusiv nehmen darf, muss zur Fundierung des Konzepts der Therapeutischen Landschaften doch der Zusammenhang von Landschaft und Gesundheit bzw. Wohlbefinden genauer unter die Lupe genommen werden. Dieser war grundsätzlich bereits in der Antike bekannt („Salubrität von Orten"). Und die aktuelle Forschung liefert nun gehäuft empirische Hinweise darauf, dass Landschaftserleben einen eigenständigen Beitrag zu Gesundheit und Wohlbefinden bieten kann. Dabei werden ökologische, ästhetische, physisch aktivierende, psychische, soziale, pädagogische und symbolische Wirkkomponenten unterschieden (Gebhard 2010). Für die physische Gesundheit (Claßen 2016b, in diesem Band Kapitel 6) gibt es nachgewiesene Effekte z.B. bezüglich des Herz-Kreislauf-Systems, Motorik, Stresssymptomen, Kondition und Diabetes mellitus. Und für die psychische Gesundheit (Völker 2016a, in diesem Band Kapitel 7) gibt es nachgewiesene Effekte v.a. in den Bereichen Stress, geistige Müdigkeit, Konzentration, Stimmungsaufhellung, subjektives Gefühl von Sicherheit und Vertrautheit. Auch sozial-integrative Effekte konnten nachgewiesen werden.

Erklärt werden diese Effekte gemeinhin vor dem Hintergrund des anthropologisch-umweltpsychologischen Grundgedankens, dass die Resonanz des Menschen auf Landschaften aus Überlebensanforderungen der frühen Menschheitsgeschichte resultiere (Völker 2016b, in diesem Band Kapitel 8). Im Prinzip hierauf basieren verschiedene Erklärungsansätze der letzten Jahrzehnte: Bevorzugt werden demnach Landschaften, die Nahrung, Schutz und Zuflucht bieten (Appleton 1975); die wie weitläufige Savannen das Überleben von Jägern und Sammlern begünstigen (Orians 1986); die gleichzeitig Kohärenz, Komplexität, Lesbarkeit und Rätselhaftigkeit bieten (Kaplan und Kaplan 1989); die mit erholungsfördernden Eigenschaften (Komplexität, Struktur, Fokalität, Weiträumigkeit, Textur, Gefahrenpotential, Wasser) ungerichtete Aufmerksamkeit provozieren (Ulrich 1983); die Abwechslung, Faszination und zur Exploration anregende Ausdehnung bieten (Kaplan und Kaplan 1989). Nach Wilsons (1984) Biophilie-Hypothese haben Menschen grundsätzlich eine emotionale Affinität zu Leben und Lebensprozessen, wodurch die beruhigenden, erholsamen und sogar heilenden Effekte lebendiger Natur zu erklären seien.

Indem wir Orte und Landschaften als „gut" bzw. „therapeutisch" mit Gesundheit und Wohlbefinden in Verbindung setzen, sind Entwicklung, Verständnis und Diskurs über diese kulturell erzeugten Begriffe für unsere Argumentation von essentieller Bedeutung und müssen geklärt werden.

Gute Orte als *landscapes of the mind*

Der Landschaftsbegriff hat immer wieder Bedeutungsverschiebungen und -erweiterungen erlebt. Dabei bestand nie ein exklusiver Bezug zum Naturraum, sondern es wurden auch regional praktizierte Verhaltensweisen und soziale Normen einbezogen. Im Konzept der Kulturlandschaft wird diese spezifische Verbindung kultureller und natürlicher Gegebenheiten realisiert. Im aktuellen Verständnis von Landschaft werden im Allgemeinen vier Bedeutungsstränge unterschieden: Landschaft als räumliche Einheit biotischer und abiotischer, in der Regel anthropogen geprägter Elemente, als abstrahierendes Deutungsmuster zur physiognomischen Charakterisierung eines Ausschnitts der Erdoberfläche, als ästhetisch-bildhafter Idealzustand und als abstrakter Ausdruck für eine komplexe Ganzheit.

Landschaft ist ein Konstrukt. Das Verständnis von Landschaft ist Spiegel gesellschaftlicher Verhältnisse, indem ein kulturell erzeugter Habitus die Landschaftswahrnehmung prägt. Landschaftswahrnehmung und -bewusstsein produzieren ästhetische, soziale und ökonomische Potenziale, spiegeln in der räumlichen Planung und Ordnung die „Welt-Anschauung" einer Gesellschaft wider. „*Landscapes of the mind*" sind nicht Abbild der physischen Landschaft. Landschaften ‚entstehen' erst durch ihre Wahrnehmung. Wir betrachten sie von außen: In Landschaften leben wir nicht, wir blicken auf sie (Cresswell 2004; siehe Claßen 2016a, in diesem Band Kapitel 3).

Auch der Begriff *place* (Ort) spielt im Konzept der Therapeutischen Landschaften mit seinen vielschichtigen Bedeutungen und Konnotationen eine zentrale Rolle (siehe Lengen 2016a, in diesem Band Kapitel 2). Insofern ist es für unsere Argumentation bedeutsam, die verschiedenen Deutungen von *place* zu klären, wozu verschiedene Disziplinen in den letzten Jahrzehnten entscheidend beigetragen haben.

Indem wir mit einem Ort interagieren, entstehen bewusste und unbewusste Sinn- und Bedeutungszuschreibungen: Raum wird zu Ort/*place* transformiert, indem persönliche, soziale und kulturelle Prozesse der Aneignung dem Raum Bedeutungsschichten aufsetzen. *Spaces*/Räume konstruieren sich durch funktionale Beziehungen, *places*/Orte konstruieren sich um Sinn und Sinne (Ipsen 2006). *Place* ist ein komplexer Aspekt der menschlichen Erfahrung der Welt.

Raum ist die notwendige, aber nicht die hinreichende materielle Voraussetzung von Ort. Mehrere Raumkonzepte aufsteigender Komplexität werden unterschieden: primitiver (=basaler) Raum, (egozentrischer) Wahrnehmungsraum, existentieller (=innerer) Raum, kognitiver (=euklidischer) Raum und abstrakter (=topologischer) Raum. Globalisierung und neue Technologien verändern die Erfahrungen mit *space* und *place*.

Die *Bedeutsamkeit* von Orten manifestiert sich in drei Ebenen: als durch Koordinaten definierter Ort auf der Erdoberfläche(=*location*), als materielles setting für ein Ensemble sozialer Beziehungen (=*locale*), und schließlich als subjektive und emotionale Bande zu einem Ort (=*sense of place*). Orte sind Räume mit Menschen, die *dort* ihr Leben leben (Gesler 1991). Sie sind Kristallisationspunkte der Mensch-Umwelt-Beziehung, in denen Menschen bedeutsame Ereignisse ihrer Existenz erfahren (Norberg-Schulz 1971), gefärbt durch den Charakter der Orte. Sie sind auch Ausdruck von Macht und Unterdrückung, von individuellem und kollektivem Aushandeln zwischen Natur und Kultur, zwischen innen und außen, Physis und Psyche. Wir sehen Orte durch die Linse unserer eigenen Haltungen, Erfahrungen und Intentionen.

Therapeutische Landschaften konstituieren Gesundheit und Wohlbefinden nicht einfach entlang deterministisch zu verstehender Wirkungen bestimmter grüner, blauer oder sonstiger Landschaftselemente, auch nicht vor dem Hintergrund anthropologischer Konstanten, sondern die Konstituierung von Gesundheit und Wohlbefinden muss vor allem kulturwissenschaftlich verstanden werden. Insofern geht es auch nicht nur um die gesundheitlichen Effekte im engeren Sinne. Es geht um das besagte „gute Leben", zu dem die ganze Person einschließlich ihrer Identität und Entwicklung gehört.

Neuere neurowissenschaftliche Befunde können unseren Gegenstand von einer ganz anderen Seite her beleuchten (siehe Lengen und Kistemann 2016, in diesem Band Kapitel 13). Zur Interaktion zwischen *place* und menschlichem Gehirn, von der Wahrnehmung und Kodierung eines *place*-Stimulus bis zu dessen Wiedererkennung und Repräsentation, liegen inzwischen umfangreiche neurowissenschaftliche Erkenntnisse vor. *Place* stellt demnach eine sehr spezifische Dimension im neuronalen Prozess dar. Das Gehirn verfügt über hochspezialisierte Strukturen und Prozesse zur Verarbeitung räumlicher Information. Spezifische Hirnareale, Subregionen und Nervenzellarten konnten identifiziert werden. Hochinteressant sind Analogien zwischen den räumlichen Funktionen von *place cells* und den sogenannten Spiegelneuronen, die das Verhalten des sozialen Gegenübers spiegeln. Wir können Orte wiedererkennen, uns vorstellen und, weil bei der Wahrnehmung und Erinnerung von Orten stets auch emotionale Anteile des limbischen Systems stimuliert werden, mit Emotionen und Bedeutungen assoziieren. Diese neurowissenschaftlichen Erkenntnisse sind bedeutsam für ein besseres Verständnis des *sense of place*-Phänomens: Für die Entwicklung eines *sense of place* sind Emotion und Intuition ebenso relevant wie die kognitiven Prozesse zur Schaffung symbolischer Repräsentationen und kognitiver Karten. Semantisches Wissen ermöglicht sogar, einen *sense of place* für einen Ort zu entwickeln, der nie persönlich besucht wurde.

Indem Therapeutische Landschaften im Hinblick auf Gesundheit und Wohlbefinden wirksam sind, haben sie auch eine persönlichkeitswirksame Dimension (Gebhard 2016b, in diesem Band Kapitel 11). Die Persönlichkeit des Menschen wird allerdings in den meisten psychologischen Schulen exklusiv als das Ergebnis der Beziehung zu sich selbst und der Beziehung zu anderen Menschen verstanden. In der jeweils aktuellen Persönlichkeitsstruktur verdichten sich nach dieser Auffassung die Erfahrungen mit sich selbst und den anderen; die nichtmenschliche Umwelt — also Gegenstände, Pflanzen, Tiere, Natur, Landschaft, Bauten — spielen in einem solchen zweidimensionalen Persönlichkeitsmodell keine oder jedenfalls nur eine sehr untergeordnete Rolle. Wir werden also zur theoretischen Fundierung des Konzepts der Therapeutischen Landschaften Überlegungen anstellen müssen, die die psychodynamische Bedeutung der nichtmenschlichen Umwelt betreffen. Das Ziel ist in diesem Zusammenhang die Etablierung eines gewissermaßen dreidimensionalen Persönlichkeitsmodells (Gebhard 1993), das die Bedeutung der menschlichen Umwelt ebenso berücksichtigt wie die der nichtmenschlichen Umwelt.

Dabei ist zu bedenken, dass der Mensch als Teil und Gegenüber von Natur, Orten und Landschaften untrennbar mit all diesen nichtmenschlichen Objekten verbunden ist. Bezüglich der biologisch-ökologischen Verflochtenheit des Menschen mit der nichtmenschlichen Umwelt bestehen heute keine Zweifel. Operationalisiert wird dieser Zusammenhang im Konzept der Ökosystemdienstleistungen, wonach Güter und Dienstleistungen von Ökosystemen bereit gestellt werden und von der menschlichen Gesellschaft genutzt werden, um menschliches Wohlbefinden („*human well-being*") zu erhöhen (MEA, 2005). Dieses Konzept schließt explizit menschlich modifizierte Ökosysteme ein. Ein zweidimensionales Pesönlichkeitsmodell suggeriert hingegen, dass man sich die psychische Genese der menschlichen Persönlichkeit unabhängig von der nichtmenschlichen Umwelt vorstellen könne.

Als ein entscheidender Grundgedanke muss in diesem Zusammenhang herausgestellt werden, dass das Verhältnis von Mensch und nichtmenschlicher Umwelt, das Verhältnis von Mensch und Natur, von Mensch und Ort als ein Interaktionsgefüge, geradezu als eine Beziehung gedacht werden muss, und nicht als ein Verhältnis des mehr oder weniger unverbundenen Gegenüber. Landschaft, Natur und Ort sind eben mehr als eine Bühne des menschlichen Lebens. Dieser Beziehungsaspekt ist im Hinblick auf die lebendige Umwelt ebenso grundlegend wie bei der unbelebten Umwelt, bei Landschaften und Orten. Dieses Interaktionsgefüge ist nur mit dem besagten dreidimensionalen Persönlichkeitsmodell beschreibbar. Der Beziehungsaspekt wird besonders spürbar in Situationen, in denen wir „Atmosphären" (Böhme 1995) erleben, wie eben bei Therapeutischen Landschaften. Bei Landschafts- und Naturerlebnissen erfahren wir nämlich sowohl uns selbst als auch die Landschaft bzw. Natur (Gebhard 2005). In Atmosphären fließen insofern Subjekt- und Objektanteile zusammen. Dieses Amalgam aus Erfahrung der äußeren Welt („äußere Landschaften") und Erfahrung des eigenen Selbst („innere Landschaften") und die sich dadurch eröffnende „Resonanz" postulieren wir als ein zentrales Moment der Mensch-Umwelt-Interaktion, also auch der Therapeutischen Landschaft.

Offensichtlich hat die Interaktion von Menschen mit Orten und Landschaften etwas zu tun mit der Konstitution von Identität und in diesem Kontext auch mit Gesundheit und Wohlbefinden. Zum Verständnis der identitätswirksamen Rolle von Landschaft und Natur ist es deshalb wichtig, den jeweils zugrunde gelegten Identitätsbegriff zu explizieren (Lengen und Gebhard 2016, in diesem Band Kapitel 4). Es wird in diesem Band um vier Identitätsaspekte gehen: Patchwork-Identität (Identitätsarbeit), narrative Identität, Kohärenz und schließlich den Selbst-Begriff der Psychoanalyse. Die Entwicklung des Selbst ist danach mit der Entwicklung der Beziehung zu Objekten, menschlichen wie nichtmenschlichen, eng verbunden.

Die Aufgabe der Identitätsbildung ist es in gewisser Weise, dass man trotz der Notwendigkeit des ständigen Wandels immer „dieselbe/derselbe" bleibt. Diese Kontinuität im Wandel ist eine paradoxe Forderung an das Subjekt. Das Konzept der Therapeutischen Landschaften beansprucht in diesem Zusammenhang eine moderierende Rolle, indem zum einen besondere Landschaften dieses Paradox gewissermaßen aushaltbar machen und zum anderen Landschaft und Natur selbst eine Rolle bei der Identitätskonstituierung spielen können: Hier berühren sich die Konzepte von Therapeutischen Landschaften und *place identity* (Lengen 2016b, in diesem Band Kapitel 12).

Das Ausgestoßen- und Ausgeschlossen-Werden, die Erfahrung von außen und innen, von Grenzüberschreitung sind Kernerfahrungen, die Identität stiften und auch gefährden können. Draußen oder drinnen, zu Hause oder in der Fremde zu sein, ist eine Herausforderung und als solche auch eine Gelegenheit für Identitätsarbeit.

Dieses Drinnen-Sein, Sich-Identifizieren-mit, das Gefühl von Gleich-Sein, aber eben auch das Außen-Sein, Ausgeschlossen- und Wurzellos-Sein, das Gefühl von Anders-Sein kann intensiv räumlich erfahren werden. Das Gefühl von Draußen- und Drinnen-Sein ist über unser Wohlbefinden mit psychischer und auch physischer Gesundheit verbunden. Solche Vertrautheits- oder eben auch Fremdheitserfahrungen können identitätsstiftend und herausfordernd sein.

So bezieht sich Gesler (1991, S. 164) bei der Konzeptualisierung der Therapeutischen Landschaften ausdrücklich auf *sense of place* als die „Übertragung von moralischer und ästhetischer Wertung einzelner Stätten" und unterstreicht, dass Erlebnisse und positive Bedeutung und Wertung von *places* (Orten) Menschen auch emotional an *places* binden und auf diese Weise zum Erhalt von Gesundheit und Wohlbefinden beitragen können. So können die symbolischen Bedeutungen und Wertungen von Landschaften als Erfahrungen im Sinne von *sense of place* interpretiert und als Quelle für Gesundheit und Wohlbefinden gesehen werden.

Buen vivir, Degrowth, Erdung – ein erstes Fazit

Um abschließend noch einmal auf das gute Leben zurück zu kommen: Wir haben den Ansatz der Therapeutischen Landschaften konzeptionell verknüpft mit dem Nachhaltigkeitsbegriff und der damit aus unserer Sicht verbundenen Vision des guten Lebens. Es geht nicht nur um individual-psychologisch oder gar -therapeutisch zu verstehende günstige Effekte von Landschaft und Natur auf die körperliche und seelische Gesundheit und ein entsprechendes Wohlbefinden. Vielmehr zielt die Verbindung des Konzepts der Therapeutischen Landschaften mit den Möglichkeiten und Bedingungen eines guten Lebens für alle auf den politischen Kern des Nachhaltigkeitsbegriffs. Nachhaltigkeit als uneingelöstes und sehr anspruchsvolles Politikkonzept braucht nämlich die Anbindung an Vorstellungen von Gerechtigkeit und gutem Leben. Der Akzent unseres Beitrags ist der Gedanke, dass zum guten Leben eben auch „gute Orte" gehören. Dazu kommt, dass diese „guten Orte" nicht primär durch ihre materiellen Attribute gekennzeichnet sind, sondern eher durch ihre kulturelle und symbolische Aufladung. Diese symbolische Note der Therapeutischen Landschaften ist nicht etwa als bloßer illusionärer projektiver Akt misszuverstehen, vielmehr entspricht diese kulturell zu interpretierende symbolische Aufladung der Seinsweise des „*animal symbolicum*" im Sinne von Cassirer.

Der damit notwendig zu verbindende kulturelle und auch politische Anspruch des guten Lebens wird in der südamerikanischen Version des „*buen vivir*" noch deutlicher akzentuiert: Unter Rückgriff auf Philosophien indigener Völker Südamerikas wird ein Gleichgewicht mit der Natur und ein Abbau sozialer Ungleichheit angestrebt. Damit verbunden ist explizit eine nicht wachstumsorientierte Sozial- und Wirtschaftspolitik (Fatheuer 2011). In Ecuador und Bolivien hat „*buen vivir*" sogar Verfassungsrang erhalten, wonach es ein Recht auf ein gutes Leben gibt. Gemäß der Präambel der ecuadorianischen Verfassung geht es um ein „Zusammenleben in Vielfalt und Harmonie mit der Natur". Landschaft und Natur sind Träger von Rechten.

Buen vivir wird als Teil einer globalen *Degrowth*-Bewegung gesehen, als Beispiel für einen radikalen Paradigmenwechsel von industrieller Wachstumsgesellschaft zu etwas Lebenserhaltenderem (Pennock et al. 2015). Ein solcher Wandel hätte zweifellos auch für Gesundheit und Wohlbefinden, für Public Health, wichtige Konsequenzen. Es ist für unser Anliegen besonders bemerkenswert, dass im Zusammenhang mit einer solchen „Soziologie der kreativen Transformation" (Poland et al. 2011) die Qualität der ‚Erdung' (‚*groundedness in place*') als wichtiger Faktor hervorgehoben wird: *living well in place*. Nichts anderes möchte Therapeutische Landschaft ermöglichen.

Literatur

Antonovsky, A. (1979). *Health, stress, and coping. New perspectives on mental and physical well-being.* San Francisco: Jossey-Bass Publishers.

Antonovsky, A. (1987). *Unraveling the mystery of health. How people manage stress and stay well.* San Francisco: Jossey-Bass Publishers.

Antonovsky, A. (1997). *Salutogenese. Zur Entmystifizierung der Gesundheit. Erweiterte deutsche Ausgabe von A. Franke.* Tübingen: dgvt-Verlag.

Appleton, J. (1975b). Landscape evaluation: the theoretical vacuum. *Transactions of the Institute of British Geographers 66*, 120-123.

ARL (Akademie für Raumforschung und Landesplanung) (Hrsg.)(2014). *Umwelt- und Gesundheitsaspekte im Programm Soziale Stadt – Ein Plädoyer für eine stärkere Integration.* Hannover: ARL. (=Positionspapier aus der ARL 97).

Bengel, J., Strittmatter, R., & Willmann, H. (1998). *Was erhält Menschen gesund? Antonovskys Modell der Salutogenese – Diskussionsstand und Stellenwert.* Köln: Bundeszentrale für gesundheitliche Aufklärung. (=Schriftenreihe der BZgA: Forschung und Praxis der Gesundheitsförderung, Band 6).

Böhme, G. (1995). *Atmosphäre. Essays zur neuen Ästhetik*, Frankfurt am Main: Suhrkamp.

Boorse, C. (1977). Health as a theoretical concept. *Philosophy of Sciences* 44(4), 542-573.

Claßen, T. (2016a). Landschaft. In U. Gebhard, & T. Kistemann (Hrsg.), Landschaft – Identität – Gesundheit. Zum Konzept der Therapeutischen Landschaften. Wiesbaden: Springer VS.

Claßen, T. (2016b). Empirische Befunde zum Zusammenhang von Landschaft und physischer Gesundheit. In U. Gebhard, & T. Kistemann (Hrsg.), Landschaft – Identität – Gesundheit. Zum Konzept der Therapeutischen Landschaften. (S. 71-91) Wiesbaden: Springer VS.

Cassirer, E. (1969). *Wesen und Wirkung des Symbolbegriffs*. Darmstadt: Wissenschaftliche Buchgesellschaft.

Conradson, D. (2005). Landscape, care and the relational self: Therapeutic encounters in rural England. Health & Place 11, 337-348.Cresswell (2004).

Diener, E., Suh, E. M., Lucas, R. E., & Smith, H. L. (1999). Subjective well-being: Three decades of progress. *Psychological Bulletin* 125, 276–302.

Di Giulio, Antonietta Rico Defila Ruth Kaufmann-Hayoz (2010). Gutes Leben, Bedürfnisse und nachhaltiger Konsum. *Umweltpsychologie* 14(2), 10–29.

Doughty, K. (2013). Walking together: The embodied and mobile production of therapeutic landscape. Health & Place 24, 140-146.

Fatheuer (2011). *Buen Vivir. Eine kurze Einführung in Lateinamerikas neue Konzepte zum guten Leben und zu den Rechten der Natur.* (=Band 17 der Schriftenreihe Ökologie). Berlin: Heinrich-Böll-Stiftung.

Fenner, D. (2007). *Das Gute Leben*. Berlin, New York: Walter de Gruyter.

Gebhard , U.(1993). Erfahrung von Natur und seelische Gesundheit. In H.-J. Seel, R. Sichler, & B. Fischerlehner (Hrsg.), *Mensch und Natur. Psychologische Aspekte einer problematischen Beziehung* (S. 127-147). Opladen: Westdeutscher Verlag.

Gebhard, U. (2005). Naturverhältnis und Selbstverhältnis. *Scheidewege* 35, 243-267.

Gebhard, U. (2010). Wie wirken Natur und Landschaft auf Gesundheit, Wohlbefinden und Lebensqualität? In: Bundesamt für Naturschutz (Hrsg.), *Naturschutz & Gesundheit* (S. 22-28). Bonn: Bundesamt für Naturschutz.

Gebhard, U. (2013). *Kind und Natur. Zur psychischen Bedeutung von Naturerfahrungen. Wiesbaden*: Springer VS (4. Auflage)

Gebhard, U. (2014). Wie viel „Natur" braucht der Mensch? „Natur" als Erfahrungsraum und Sinninstanz . In G. Hartung, & T. Kirchhoff (Hrsg.), *Welche Natur brauchen wir? Analyse einer anthropologischen Grundproblematik des 21. Jahrhunderts* (S. 249-274). Freiburg: Alber

Gebhard, U. (2015). Glücksmomente in der Natur?. In: U. Eser, R. Wegerer, H. Seyfang, A. Müller (Hrsg.): *Klugheit, Glück, Gerechtigkeit. Warum Ethik für die konkrete Naturschutzarbeit wichtig ist* (S. 154-163). BfN-Skipten 414. Bonn: Bundesamt für Naturschutz.

Gebhard, U. (2016a). Natur und Landschaft als Symbolisierungsanlass. In U. Gebhard, & T. Kistemann (Hrsg.), *Landschaft – Identität – Gesundheit. Zum Konzept der Therapeutischen Landschaften* (S. 151-167). Wiesbaden: Springer VS.

Gebhard, U. (2016b). Zum Zusammenhang von Persönlichkeitsentwicklung und Landschaft. In U. Gebhard, & T. Kistemann (Hrsg.), *Landschaft – Identität – Gesundheit. Zum Konzept der Therapeutischen Landschaften* (S. 169-184). Wiesbaden: Springer VS.

Gebhard, U., & Kistemann T. (Hrsg.). (2016). *Landschaft – Identität – Gesundheit. Zum Konzept der Therapeutischen Landschaften.* Wiesbaden: Springer VS

Gesler, W.M. 1991: *The Cultural Geography of Health Care*. Pittsburgh: University of Pittsburgh Press.

Gesler, W.M. (1992). Therapeutic landscapes: Medical issues in light of new cultural geography. *Social Science and Medicine* 34(7), 735-746.

Gesler, W.M. (1993). Therapeutic landscapes: theory and a case study of Epidauros, Greece. *Environment and Planning D: Society and Space 11*, 171-189.

Giddens, A. (1984). *The Constitution of Society*. Cambridge: Polity Press.

Hornberg, C. (2016). Gesundheit und Wohlbefinden. In U. Gebhard, & T. Kistemann (Hrsg.), *Landschaft - Identität - Gesundheit. Zum Konzept der Therapeutischen Landschaften* (S. 63-69). Wiesbaden: Springer VS.

Hurrelmann, N. (2010). *Gesundheitssoziologie*. Weinheim: Beltz Juventa.

Ipsen, D. (2006). *Ort und Landschaft*. Wiesbaden: Springer VS.

Kant, I. (1790, 1977). Kritik der Urteilskraft (Werkausgabe Band X), Frankfurt am Main: Suhrkamp

Kaplan, R., und Kaplan, S. (1989). *The experience of nature: a psychological perspective*. New York.

Kistemann, T. (2016). Das Konzept der Therapeutischen Landschaften. In U. Gebhard, & T. Kistemann (Hrsg.), *Landschaft - Identität - Gesundheit. Zum Konzept der Therapeutischen Landschaften* (S. 123-149). Wiesbaden: Springer VS.

Lengen, C. (2016a). Places: Orte mit Bedeutung. Identitätskonstituierende Funktionen von Ort und Landschaft. In U. Gebhard, & T. Kistemann (Hrsg.), *Landschaft - Identität - Gesundheit. Zum Konzept der Therapeutischen Landschaften* (S. 19-29). Wiesbaden: Springer VS.

Lengen, C., (2016b). Place Identity. Identitätskonstituierende Funktionen von Ort und Landschaft. In U. Gebhard, & T. Kistemann (Hrsg.), *Landschaft - Identität - Gesundheit. Zum Konzept der Therapeutischen Landschaften* (S. 185-199). Wiesbaden: Springer VS.

Lengen, C., & Gebhard, U. (2016). Zum Identitätsbegriff. Identitätskonstituierende Funktionen von Ort und Landschaft. In U. Gebhard, & T. Kistemann (Hrsg.), *Landschaft - Identität - Gesundheit. Zum Konzept der Therapeutischen Landschaften* (S. 45-61). Wiesbaden: Springer VS.

Lengen, C., & Kistemann, T. (2016). Neurowissenschaftliche Befunde zur Raumaneignung. In U. Gebhard, & T. Kistemann (Hrsg.), *Landschaft - Identität - Gesundheit. Zum Konzept der Therapeutischen Landschaften* (S. 201-218). Wiesbaden: Springer VS Verlag.

Luks, F. (2006). Das Glück der Nachhaltigkeit und die Nachhaltigkeit des Glücks. *GAIA* 15/4, 249-250.

Maslow, A. H. (1970). *Motivation und Persönlichkeit. Reinbek bei Hamburg: Rowohlt (Englische Erstausgabe. Motivation and Personality*. New York 1954)

MEA (Millenium Ecosystem Assessment), (2005). *Ecosystems and human well-being: current state and trends*. Island Press.

Norberg-Schulz, C. (1971). *Existence, Space and Architecture*. New York: Praeger.

Nussbaum, M.C. (1992). Human Functioning and Social Justice: In Defense of Aristotelian Essentialism. *Political Theory* 20(2), 202–246.

Nussbaum, M. C. (2000). *Women and Human Development: The Capabilities Approach*. Cambridge: Cambridge University Press

Orians, G. H. (1986). An ecological and evolutionary approach to landscape aesthetics. In: J. S. Lockard (Hrsg.), *The evolution of human social behavior* (S. 49-66). Chicago.

Paech, N. (2005). *Nachhaltiges Wirtschaften jenseits der Innovationsorientierung und Wachstum*. Marburg: Metropolis.

Poland B., Dooris M., & Haluza-Delay R. (2011). Securing 'supportive environments' for health in the face of ecosystem collapse: meeting the triple threat with a sociology of creative transformation. *Health Promotion International 26 (S2)*, ii202-ii215.

Pennock, M., Poland, B, & Hancock, T. (2015). Ressource depletion, peak oil and public health: Planning for a slow growth future. In Luginaah und Kerr (Hrsg.), Geographies of Health and Development (S. 177-196). Ashgate's Geographies of Health Series, Farnham, Burlington: Ashgate Publishing Company.

Rosa, H. (2012). *Weltbeziehungen im Zeitalter der Beschleunigung. Umrisse einer neuen Gesellschaftskritik*. Frankfurt: Suhrkamp

Schlossberger, M. (Hrsg.) (2015). *Die Natur und das gute Leben*. Bonn: Bundesamt für Naturschutz (=BfN-Skripten 403).

Schott, T., & Hornberg, C. (2011). Vorwort. In T. Schott, & C. Hornberg (Hrsg.), *Die Gesellschaft und ihre Gesundheit* (S. 13-19). Wiesbaden: Springer VS.

Seel, M. (1991). *Eine Ästhetik der Natur*. Frankfurt: Suhrkamp

Sen, A. (1999). *Commodities and Capabilities*. New Delhi: Oxford University Press.

Seneca L.A. Epistulae morales ad Lucilium 41 (Brief 41 über Ethik an Lucilius) In: *Philosophische Schriften*. (Deutsche Übersetzung mit Anmerkungen von Otto Apelt, 2004). Wiesbaden: Marix Verlag.

Trojan, A, & Legewie, H. (2001). *Nachhaltige Gesundheit und Entwicklung: Leitbilder, Politik und Praxis der Gestaltung gesundheitsförderlicher Umwelt- und Lebensbedingungen*. Frankfurt am Main: Verlag für Akademische Schriften.

Ulrich, R. S. (1983). Aesthetic and affective response to natural environments. In: I. Altman und J. F. Wohlwill (Hrsg.), *Behaviour and the Natural Environment 6* (S. 85-125). New York, London.

Völker, S. (2016a). Natur, Landschaft und mentale Gesundheit. In U. Gebhard, & T. Kistemann (Hrsg.), *Landschaft – Identität – Gesundheit. Zum Konzept der Therapeutischen Landschaften* (S. 93-108). Wiesbaden: Springer VS.

Völker, S. (2016b). Anthropologische Aspekte des Verhältnisses von Mensch und Natur (-landschaft). In U. Gebhard, & T. Kistemann (Hrsg.), *Landschaft – Identität – Gesundheit. Zum Konzept der Therapeutischen Landschaften* (S. 109-122). Wiesbaden: Springer VS.

Williams, A. (1999). Introduction. Williams, A. (Hrsg.), *Therapeutic Landscapes: The Dynamic between Place and Wellness* (S. 1-11). Lanham: University Press of America.

Williams, A. (2008). *Therapeutic Landscapes*. Farnham, Burlington: Ashgate's Geographies of Health Series, Ashgate Publishing Company.

Wilson, K. (2003). Therapeutic landscapes and First Nations peoples: an exploration of culture, health and place. *Health & Place* 9, 83-93.

WHO (World Health Organization) (1946). *Preamble to the Constitution of the World Health Organization*. http://www.who.int/about/definition/en/print.html (Zugegriffen: 09. Dezember 2015).

Places: Orte mit Bedeutung 2

Charis Lengen

Seit der Antike haben sich Menschen in Philosophie, Wissenschaft, Medizin, Religion und Kunst immer wieder mit der Bedeutung, die Orte und Landschaften für das Individuum, für Bevölkerungsgruppen und ganze Völker haben, auseinander gesetzt und hierbei stets vor dem Hintergrund des Zeitgeistes die Begriffe „Ort" und „Landschaft" definiert. Im Rahmen dieses Buches würde es zu weit führen, die verschiedenen Epochen und deren Interpretationen in Bezug auf den Begriff „Ort" auszuführen. Vielmehr beschränken wir uns auf ausgewählte Positionen, die das heutige Ortsverständnis geprägt haben und auch die aktuelle Diskussion zu „*place*" und Gesundheit in Geographie, Soziologie und Psychologie beeinflussen.

Autoren unterschiedlicher Disziplinen (Tuan 1974; Relph 1976; Kearns und Joseph 1993; Cresswell 2004, 2009; Kaufmann 2005; Ipsen 2006) haben versucht, die Begrifflichkeiten von Raum, Ort und Landschaft oder im Angelsächsischen *space*, *place* und *landscape* gegeneinander abzugrenzen. Auf deren Darstellung wollen wir uns beziehen und den Begriff „Ort" soweit verstehbar und handhabbar machen, dass wir uns in der Diskussion um Identität, Gesundheit und Wohlbefinden auf dieses Verständnis beziehen können. Wir sind uns bewusst, dass wir insbesondere in der Definition des deutschen Wortes „Ort" einen Bedeutungstransfer aus dem angelsächsischen Begriff „*place*" vornehmen und den Ort ähnlich wie Ipsen (2006) mit einer im deutschsprachigen Raum nicht so geläufigen Begrifflichkeit und Bedeutung belegen.

Ein Kinderzimmer, ein Vorgarten, ein Markt, eine Straße, ein Wald, ein See – was lässt diese Orte zu einem „*place*" werden? Warum ist das nicht einfach im physisch-materiellen Sinne ein Zimmer, eine angelegt bewachsene Fläche, ein Platz in der Siedlung, ein Verkehrsweg, eine baumbestandene Fläche oder ein Gewässer? Es sind alles Orte und Räume, die die Menschen mit Bedeutung und Sinn belegt und „aufgeladen" haben: *Place* ist also ein „bedeutsamer Ort" (Relph 1976; Cresswell 2004). Wie kann etwas ortsbedeutsam werden? Indem wir „vor Ort", physisch anwesend sind, mit dem Ort, seiner materiellen Beschaffenheit, seiner Raumausdehnung, seinen sozialen Akteuren und deren Produkten interagieren, erfahren wir Orte. Durch Wahrnehmung, Lernen, emotionales Aufladen, Werten Wiedererkennen und Erinnern des Ortes entstehen bezüglich des Ortes kollektive und individuelle, bewusste und unbewusste Sinn- und Bedeutungszuschreibungen. Dies können wir nur, wenn wir physisch und psychisch „da sind". „Das Dasein hat selbst ein eigenes „Im-Raum-Sein", das aber seinerseits nur möglich ist auf dem Grunde des In-der-Welt-Seins überhaupt." (Heidegger 1927, S. 56). Das In-Sein in einer Welt braucht Körperlichkeit, ist also nicht nur ein geistiges Ding. Über diese Körperlichkeit wird Räumlichkeit generiert (Heidegger 1927).

Bezogen auf Heideggers Daseins-Philosophie diskutieren Tuan (1974), Relph (1976), Cresswell (2004) und Ipsen (2006) die Transformation von Raum in Ort. Danach ist „Raum" ein abstrakteres Konzept als „Ort". Ein undefinierter Raum wird zum Ort, indem wir ihn mit unserem ganzen Sein kennenlernen und mit Werten belegen. Die Begriffe Raum und Ort brauchen einander, um verstanden und definiert zu werden. Nach Tuan (1974) brauchen wir für die Stabilität und Sicherheit des Ortes ein Bewusstsein für die Offenheit, den Frieden oder die Bedrohung im Raum und umgekehrt. Somit ist auch der Raum mit Bedeutung belegt und wird durch das Sich-vor-Ort-physisch-mit-dem-Raum-Beschäftigen zum Ort. Wie sich die Definition von Raum und Ort auch kulturell und insbesondere durch Beschäftigung, Kenntnis und Bedeutung unterscheidet, zeigt Cresswells (2004) Beispiel von Kolonialisten in der Begegnung mit der einheimischen Bevölkerung. Wie unterschiedlich wird doch in diesen beiden Bevölkerungsgruppen das Meer wahrgenommen und damit interagiert! Die Einheimischen bewegten sich mit ihren Kanus nicht einfach direkt von A nach B, sondern nutzten komplizierte Routen, was für die Kolonialisten keine sichtbare Logik hatte. Auf Nachfragen machte dann diese komplizierte Routenführung sehr wohl Sinn, da die Einheimischen das Meer als ein Set von Orten begriffen, die mit besonderem Geist, aber auch besonderer Gefahr assoziiert waren. Wo also die Einheimischen im Meer differenzierte Orte sahen, bestand für die Kolonialisten einfach nur ein leerer Raum (Cresswell 2004, S. 9). Wenn somit Individuen oder Gruppen mit einem bestimmten Raum vertraut werden und diesen mit ihren kulturellen Werten, sozialen Bedeutungen und persönlichen Erfahrungen verbinden, wird „*space*" zu „*place*" (Tuan 1974). Mit anderen Worten, persönliche, soziale und kulturelle Prozesse der Aneignung setzen dem Raum eine Bedeutungsschicht auf (Altman und Low 1992) und lassen damit Raum zum Ort werden. „Ort" ist somit ein profunder und komplexer Aspekt der menschlichen Erfahrung der Welt. Der Weg vom Ort zum Raum ist nicht einfach, und nicht minder einfach ist der Weg vom Raum zum Ort (Läpple 1991). Ipsen (2006) betrachtet den Raum als Begriff der Moderne; Orte finden sich hingegen, seit es sozial agierende Gruppen und Gesellschaften gibt. Räume sind mess- und verstehbar, Orte sind erlebbar, mit Orten verbinden sich direkte Wahrnehmungen und Emotionen; sie werden entsprechend gestaltet und genutzt. Orte beinhalten Ereignisse, während Räume funktional und abstrakt sind. „Räume konstruieren sich durch funktionale Beziehungen. Orte konstruieren sich um Sinn und Sinne" (Ipsen 2006, S. 64).

Raumkonzepte und ihre Abgrenzung zum Ort

Um den „Ort" zu verstehen und zu definieren, wollen wir uns, insbesondere Relph (1976) folgend, mit verschiedenen Raumkonzepten beschäftigen, die eben diese Bedeutungsschichten über Zeit und Kulturen hinweg erhalten haben und diese jeweils direkt vom Ortkonzept differenzieren. Dabei sind wir uns bewusst, dass wir hier nur die abendländische Kultur berücksichtigen. Relph (1976) spricht vom pragmatischen bzw. primitiven Raum, vom Wahrnehmungsraum, vom existentiellen Raum, vom kognitiven und vom abstrakten Raum.

Der primitive Raum ist unbewusst strukturiert durch basale individuelle Erfahrungen, die in der Kindheit beginnen und mit der Körperbewegung und den Sinnen assoziiert sind. Diese stellen fundamentale Raumdimensionen dar: links und rechts, oben und unten, vorne und hinten, innerhalb einer Strecke oder über einen Abstand hinaus, innerhalb des Hörbereichs oder darüber hinaus, innerhalb oder außerhalb des Gesichtsfeldes (Tuan 1974). Diese unbewussten räumlichen Strukturen sind nach Lévi-Strauss (1958) die Basis des räumlichen Kontextes aller kulturellen Gruppen und basieren auf unseren physischen Erfahrungen, die sich in der Interaktion mit der Umwelt als mentale Repräsentationen in uns gebildet und damit z. B. Vorstellungen von oben und unten, links und rechts hervorgebracht haben. Dabei sind nicht unbedingt konkrete mentale Bilder entwickelt worden. Auf diesem basalen Niveau sind Orte die Voraussetzung für eine primitive Raumvorstellung und ein gesundes menschliches Verhalten (Spivak 1973). Dabei werden Grundbedürfnisse wie Schlaf, Ernährung, Ausscheidung, Spiel und Schutz gewährleistet (Portmann 1959). Diese Orte müssen sicher und geschützt sein und können am besten als „Heim" (*home*) verstanden werden. Wenn Spivak (1973) und Portmann (1959) richtig argumentieren, dann existiert eine tiefe und vorsymbolische Bindung an den Ort, die wahrscheinlich mehr eine allgemein-biologische als eine besonders speziell menschliche Charakteristik ist. Erst auf der kulturellen und symbolischen Ebene nehmen Ortserfahrungen eine unverwechselbar menschliche Qualität an.

Der Wahrnehmungsraum ist ein aufgrund von Wahrnehmung und verschiedenen Bewusstseinsebenen vom primitiven Raum abstrahierter Raum, der Reflexion ermöglicht. Dieser egozentrische Raum wird durch das Individuum wahrgenommen, bzw. das Individuum wird mit ihm mehr oder weniger bewusst konfrontiert. Er ist finit, heterogen und subjektiv definiert, verändert sich durch die Bewegung des Körpers, je nach Bedürfnis und Aktion (Norberg-Schulz 1971). Der Wahrnehmungsraum ist also der Bereich der direkten emotionalen Begegnungen mit dem Raum der Erde, des Meeres, des Himmels oder mit gebauten und kreierten Räumen. Matoré (1962, S. 22-23) schrieb dazu: „*We do not grasp space only by our senses... we live in it, we project our personality into it, we are tied to it by emotional bonds; space is not just perceived ... it is lived.*" Somit ist der Raum nie leer. Er hat Inhalt und Substanz von beidem, von der menschlichen Intention und Imagination einerseits und vom Charakter des Raums andererseits. Je nachdem, welche Sinne bei uns stärker ausgebildet sind und aufgrund welcher Erfahrungen wir Wahrnehmungsmuster entwickelt haben, konstruieren wir unbewusst, aber auch bewusst die Ordnung des Raumes immer wieder neu und gleichen ihn mit Erinnerungen ab. Ipsen (2006) bringt die Gestaltpsychologie ins Spiel, die sich auf die Sinneswahrnehmung bezieht. Gegenstand zu Raum verhält sich demnach wie „Figur" (Vordergrund) zu „Grund" (Hintergrund). „Ohne ein wechselseitiges Verständnis entzieht sie sich der Wahrnehmung, in ihrem Verständnis konstruieren sie eine spezifische Bedeutung: wechselt der Grund, ändert sich die Bedeutung der Figur" (Ipsen 2006, S. 22).

Grenzen wir den Wahrnehmungsraum von Ort im Sinne von „*place*" ab, so ist durch einzelne Begegnungen, Erfahrungen und Verarbeitungsprozesse der Wahrnehmungsraum reich differenziert in Orte, in Zentren von speziellem persönlichem Stellenwert. Für jedes Individuum ist die Organisation des Denkens, der Wahrnehmung und der Bedeutung ganz genau auf spezifische Orte bezogen. Somit haben wir zweifellos private Orte, in die wir uns zurückziehen können, um nachzudenken (Shepard 1967). Gerade bei Kindern konstituieren Orte wie z. B. Höhlen, Bäume oder eine Ecke im Haus die Basis zur Entdeckung des Selbst (Cobb 1993). Diese Kindheitsorte haben einen großen Stellenwert und werden gerne erinnert. Neu angeeignete und erinnerte wichtige Orte sind in erster Linie Konzentrationen von Bedeutung und Intention in der breiteren Struktur des Wahrnehmungsraums. Sie sind fundamentale Elemente der gelebten Geographie der Welt, in der unser ganzes Sein *da ist.* Orte sind nach Ipsen (2006) „Kristallisationspunkte" der unmittelbaren Wahrnehmung, und somit auch der Physis, der kulturellen Deutung und Bedeutung sowie des sozialen Handelns.

Relph (1976) differenziert einen weiteren Raum, den existenziellen Raum. Dieser existenzielle oder gelebte Raum ist die innere, unbewusst erfahrene und kreierte

Raumstruktur, wie sie uns in konkreten Erfahrungen mit der Welt als Teil einer kulturellen Gruppe erscheint (Schütz 1962). Dieser Raum ist intersubjektiv und wird geteilt von allen Gruppenmitgliedern, die über ein gemeinsames Set von Erfahrungen, Zeichen und Symbolen verfügen (Berger und Luckmann 1967). Die Bedeutungen des existentiellen Raums sind demzufolge eher jene einer Kultur, wie sie durch ein Individuum erfahren werden, als die Summe der Bedeutungen der individuellen Wahrnehmungsräume, wobei wahrscheinlich beides koinzidiert. Der existentielle Raum, der für eine bestimmte kulturelle Gruppe Bedeutung hat, muss nicht unbedingt auch für andere kulturelle Gruppen Bedeutung haben sowie verstehbar sein. So war der Raum für unsere Vorfahren und ist er heute noch für Aborigines geprägt durch Mythen, Zeremonien und Rituale von sakraler Bedeutung, während wir in unserer modernen technologischen Gesellschaft den Raum immer mehr durch materielle Objekte und Funktionen definieren und ihm darüber Bedeutung zuschreiben. Diese „Desakralisierung" bewirkte auch eine Fragmentierung in der Raumbedeutung. In der postmodernen westlichen Gesellschaft prägt nicht mehr eine Ideologie die existentielle Raumbedeutung, sondern verschiedene individuelle und kollektive Interessen definieren den Raum. Dies kann sich dann in der Ortsbenennung oder in der Funktion des Ortes niederschlagen. Orte können somit als Bedeutungszentren des existenziellen Raums interpretiert werden, die den Fokus auf Intention und Ziele ermöglichen. Die Bedeutungs- und Funktionstypen, die den Ort definieren, müssen nicht in allen Kulturen dieselben sein, müssen nicht eine eindeutige physische Beschaffenheit haben, aber sie müssen eine Bedeutung haben, die eine Abgrenzung gegenüber anderen Orten und Bedeutungen ermöglicht (Relph 1976).

Der kognitive Raum ist ein abstraktes Raumkonstrukt, das zur Reflexion dient und worüber Theorien entwickelt werden können. Wesentliche Beiträge dazu lieferten die Philosophie und auch die Physik. Aristoteles' (384-322 v. Chr.) Ansatz, den Raum zu konzeptionalisieren, basiert auf der Argumentation des Archytas von Tarent (ca. 435-350 v. Chr.), der meinte, dass jeder Körper einen Ort belegt und nicht existieren kann, ohne dass dieser Ort existiert. Ebenso ist die Bewegung des Objekts von seinem Ort abhängig. Aristoteles erweiterte diese Ansicht, indem er einen Ort durch die Grenzen davon, was der Ort umfasst, definierte. Ort ist, wo ein Objekt ist oder sein könnte. Die Essenz dieses Konzepts liegt in der relativen Verortung der Dinge und wird umgesetzt im Euklidischen Raum, bei dem Ort als eine durch Koordinaten beschriebene Lokalisierung verstanden wird. Insofern wird die Begrifflichkeit „Ort" hier erheblich enger gefasst als in den vorangegangenen Raumkonstrukten. Der kognitive Raum ist ein homogener Raum mit gleichen Werten überall und in alle Richtungen. Er ist uniform und neutral, ein Raum der Geometrie, Karten und Theorien der räumlichen Organisation. In der deutschen

Umgangssprache verstehen wir unter dem Begriff „Ort“ meistens einen Aspekt des kognitiven Raums. Orte sind demnach geometrische Punktbestimmungen, Koordinaten eines Himmelskörpers oder auch Ortschaften.

Die Unterscheidung zwischen abstraktem und kognitivem Raum wurde erst in jüngster Zeit vorgenommen. Hintergrund ist die Erkenntnis, dass der Euklidische Raum nicht eine notwendig wirklichkeitsgetreue Reflexion eines absoluten Raums ist, sondern dass es nur ein einfaches menschliches Konstrukt ist, und dass andere Geometrien und Topologien nicht nur möglich, sondern unter gewissen Umständen vielleicht sogar genauer und hilfreicher sind. Der abstrakte Raum ist ein Raum der logischen Relationen und erlaubt uns, Raum ohne reale Objekte zu beschreiben. Er ist eine freie Schöpfung menschlicher, symbolisierender Vorstellung. Gemäß Cassirer (1990) hat der abstrakte Raum kein Gegenüber und keine Begründung in der physikalischen und psychologischen Realität und ist somit „ortlos“ (*placeless*).

Die bisherigen Ausführungen zu Raumkonzepten können folgendermaßen zusammengefasst werden:

- Der primitive Raum integriert den Menschen in seiner natürlichen, organischen Umwelt.
- Der Wahrnehmungsraum ist für seine Identität als Person bedeutsam.
- Der existentielle Raum macht ihn einer sozialen und kulturellen Einheit zugehörig.
- Der kognitive Raum befähigt ihn, über den Raum nachzudenken.
- Der abstrakt-logische Raum offeriert ihm Möglichkeiten, andere Raumdimensionen und deren Relationen untereinander zu beschreiben.

Diese Räume sind uns Menschen mehr oder weniger bewusst. Für das Verständnis von Ort im Sinne von *place* sind alle beschriebenen Raumkonstrukte relevant, die erstgenannten drei (insbesondere der Wahrnehmungsraum und der existenzielle Raum) erfordern ein erweitertes Ortsverständnis und eine intensivere Reflexion. Ort ist nicht nur ein einfaches, undifferenziertes Phänomen von Erfahrungen, das in allen Situationen konstant ist, sondern hat eine so große Spannbreite von Feinheiten und Bedeutungen, wie es eine Abfolge von menschlichen Erfahrungen und Intentionen gibt.

Räume und Orte in unserer Kommunikationsgesellschaft

Kearns und Joseph (1993) verbinden den Relph'schen Ansatz von *space* und *place* mit sozial-räumlichen Theorien, grenzen ihn aber von geometrischen Räumen ab. *Space* hat für sie seine Wurzeln in einem mehr abstrakten Denken, *place* ist für sie mehr ein „Sein-in-der-Welt", wie dies Heidegger (1927) formuliert. Gesler (1991, S.165) bringt dies folgendermaßen zum Ausdruck: „*... place is studied with an eye for its meaning for people; space is analysed in terms of its quantifiable attributes and patterns". In other words, space, at least in its geometric sense, is a necessary but not sufficient ingredient of place, which is „space filled with people acting out their lives."*

Die Kommunikationstechnologien und sich verändernde Wirtschaftsmuster im Arbeits-, insbesondere Dienstleistungssektor haben die persönlichen Erfahrungen mit *space* und *place* in der westlichen Gesellschaft verändert. In der Kommunikationsgesellschaft werden Netzwerke, ein Geflecht von Linien, Knoten, Kanälen, Kreuzungen, physisch und virtuell zum betonenden raumstrukturierenden Moment. Mit diesen Aspekten könnten wir den oben definierten kognitiven, abstrakten Raum noch erweitern. Mittels der Netzstruktur formuliert Castells (1996) eine neue Raumtheorie der Informationsgesellschaft: Nähe und Distanz treten in den Hintergrund, dafür treten die Verbindungen der Orte und die Bewegung über diese Verbindungen in den Vordergrund. Der Fokus liegt auf den sogenannten *flows* und *relations*. Kaufmann (2005) grenzt in diesem Zusammenhang „*space of flows*" von „*space of place*" ab und lässt an den Bedeutungsverlust der Territorialisierung z.B. der Nationalstaaten denken. Dabei geht es auch um Ängste, durch den *flow* würden Kultur und Identität zerbrechen und die *places* zerstört. Die *flows* begünstigen Veränderungen wie die Reorganisation sozialer Raumverhältnisse und die Umverteilung von Machtverhältnissen. Durch die Betonung einer anderen Raumkomponente, z.B. jene der Netzwerke, entsteht eine Art Fragmentierung der uns vertrauten Räume und Orte und mit ihr ein neues Bedürfnis nach Einheit und Beheimatung, aber nicht im ursprünglichen Sinne von *place*, sondern vermehrt in virtuellen Räumen über *flows* und *relations* im *World Wide Web* (Kaufmann 2005). Dies kann dann lokal zu Ereignissen führen und *places* mit neuer individueller, sozialer, kultureller und politischer Bedeutung entstehen lassen. Durch *flows* und *relations* entstehen auch neue *scapes* wie die von Appadurai (1990) genannten „*Mediascapes*", „*Ideoscapes*", „*Financescapes*", „*Technoscapes*", „*Ethnoscapes*". „Die unterschiedlichen „*scapes*" erinnern nicht zufällig an „*landscapes*", an das kulturell Gemachte, Gestaltete, Geschaffene und zugleich an das Perspektivische der Landschaftskonstruktion, abhängig von der historischen, ökonomischen, politischen und linguistischen Situiertheit der Akteure" (Kaufmann 2005, S.22).

Differenzierung von *places*

Den bedeutsamen Ort (*place*) differenzieren wir analog den Ausführungen verschiedener Autoren (Lukermann 1964; Relph 1976; Giddens 1985; Agnew 1987; Ipsen 2006) nach drei Hauptaspekten: Erstens „*location*", zweitens „*locale*" und drittens „*sense of place*".

Mit *location* ist ein Ort gemeint, der objektiv durch Koordinaten der Erdoberfläche definiert ist. Diese Ortsbedeutung finden wir in den oben erwähnten primitiven Räumen, den existentiellen, vor allem geographischen, aber auch in den kognitiven und abstrakten Räumen wieder. Mit einer gegebenen Skalierung können wir einen Ort auf einer Karte finden. Er ist als primitiver Ort z. B. in einem Haus mit postalischer Adresse verortet. Im kognitiv übertragenen Sinn kann er aber auch einen aufgrund ordinal skalierter Daten kreierten Punkt im euklidischen Raum darstellen. Dieser euklidische Raum kann beispielsweise einen sozialen Raum symbolisieren (Bourdieu 1984; Lengen und Blasius 2007). Ort kann somit mit Begriffen der internen Merkmale und externen Verbindungen mit anderen *locations* beschrieben werden. Diese Orte haben eine räumliche Ausdehnung, ein Innen und ein Außen. Sie sind durch ihre Lokalisierung auch Teile räumlicher Einheiten und somit abgrenzbar.

Mit *locale* ist das materielle Setting für soziale Beziehungen gemeint. *Places* zeichnen sich dadurch aus, dass sie, neben Lokalisierung und materiell sichtbarer Form, auch eine Beziehung zu Menschen und deren Fähigkeit, Bedeutung zu produzieren und aufzunehmen, besitzen (Cresswell 2004). Diesen Ortsaspekt finden wir in der Diskussion um den existentiellen Raum wieder. Jeder Ort *ist* einzigartig, und zugleich sind Orte untereinander durch ein System räumlich-menschlicher Interaktionen und Transfers verbunden. Mit historischen und kulturellen Veränderungen werden neue Elemente hinzugefügt, alte hingegen verschwinden. Diese *places* haben in ihrem *locale*-Aspekt eine unterscheidende historische Komponente. In jedem Ort sind Elemente von Natur und Kultur integriert: jeder Ort hat seine eigene Ordnung, sein spezielles „Ensemble", welches es von dem nächsten Ort unterscheidet. Dies impliziert, dass jeder Ort eine einzigartige Entität darstellt.

Mit *sense of place* werden schliesslich die subjektiven und emotionalen Bande angesprochen, die Menschen zu einem Ort entwickeln. *Places* sind mit Bedeutung belegt. Sie sind charakterisiert durch menschliche Annahmen und Glaubenssätze. So interessieren uns nicht nur Orte als sachliches Ereignis im menschlichen Bewusstsein, sondern auch die Vorstellungen und Annahmen bezüglich eines Ortes, die aufgrund des direkten Erlebens vor Ort und des Erzählens über den Ort entstehen. Dieses allein gibt nach Lukermann (1964) dem Ort seinen Charakter. Dieser Ortsaspekt beruht auf Anteilen des primitiven Raumes und des Wahrnehmungsraums, aber auch auf Teilen des reflektierten kognitiven Raums (Relph 1976). Dieser Sinn für den Ort oder die Ortsidentität, die wir entwickeln können, werden wir vertieft in Kapitel 12 dieses Bandes (Lengen 2016b) bezüglich *place identity* und *sense of place* diskutieren.

Die Essenz eines Ortes ist ein *place*, ein Zentrum der Aktion und Intention. Der Ort ist ein Fokus, in dem wir die bedeutsamen Ereignisse unserer Existenz erfahren (Norberg-Schulz 1971). In der Tat sind Ereignisse und Aktionen nur in einem Kontext von Orten möglich und wichtig. Sie sind gefärbt und beeinflusst durch den Charakter dieser Orte. Orte sind in die intentionalen Strukturen aller menschlichen Erfahrung und des Bewusstseins eingebunden. Orte sind auch Kristallisationspunkte eines steten Wandels oder Widerstands gegen Wandel bedingt durch Modernisierungsprozesse. Dabei geht es um ein ständiges Aushandeln von Abgrenzung und Randgebieten. Orte sind somit Ausdruck von Macht, von Dominanz und Minoritäten, von Glaubenssätzen und den darin verankerten Kulturen (Kühne 2008). Orte beinhalten ein Aushandeln von Natur und Kultur, von innen und außen, von Physis und Psyche im individuellen und kollektiven Bereich. Ein Ort wird in seiner kulturellen Prägung individuell erfahren und auch individuell und natürlich zugleich im gesellschaftlichen Kontext wiedererkannt. Wir sehen ihn durch die Linse unserer eigenen Haltung, Erfahrungen und Intentionen und durch unsere eigenen, einzigartigen Umstände.

Fazit

Ein *place*, ein Ort mit Bedeutung, kann als Kristallisationspunkt der Mensch-Umwelt-Beziehung gesehen werden. Wir haben das Bedürfnis, Objekten nach dem Wahrnehmungs- und Memorierungsprozess eine Bedeutung zu zuweisen, um damit individuell und kollektiv umzugehen. Die Abgrenzung von *space* und *place* oder Raum und Ort hilft, den „Ort mit Bedeutung" noch besser heraus zu arbeiten. So können verschiedene Raumkonzepte abstrahiert werden: Erstens der primitive Raum, unter dem der Mensch integriert in seiner natürlichen, organischen Umwelt gesehen wird; zweitens der Wahrnehmungsraum, der für die Verarbeitung der Sinneswahrnehmung und Orientierung auf verschiedenen Bewusstseinsebenen und vom primitiven Raum abstrahiert wird. Im Wahrnehmungsraum ist Reflexion möglich und somit auch die Entwicklung von Bedeutung und Symbolen. Drittens der existentielle Raum, eine innere, unbewusst erfahrene intersubjektive, einer sozialen und kulturellen Einheit zugehörige Raumstruktur, die über ein gemeinsames Set von Erfahrungen, Zeichen und Symbolen von allen Gruppenmitgliedern geteilt wird. Viertens der kognitive Raum, der zur Reflexion in einem noch abstrakteren Sinn als der Wahrnehmungsraum z. B. Raumkonzepte und -theorien zu entwickeln befähigt. Und schliesslich der abstrakt-logische Raum, der Definitionen neuer Begrifflichkeiten und Beschreibung neuer, über den Wahrnehmungsraum nicht nachvollziehbarer Raumdimensionen und deren Relationen untereinander ermöglicht. Diese fünf Raumaspekte finden wir auch im Verständnis eines Ortes wieder, nur dass sie im *place* „verortet" sind, sich nicht in der Illusion, sondern in der Realität abspielen, in der *location*, im *locale* und im *sense of place* oder der *place identity*, die nur im physischen Raum über Wahrnehmungs-, Memorierungs-, Wiedererkennungs- und Symbolisierungsprozesse entwickelt werden kann. Dieses auf Heidegger zurückgehende und in der Gesundheitsgeographie implizit rezipierte „Sein-in-der-Welt" umfasst alle menschlichen Qualitäten des bedeutungsvollen Verortet-Seins. Dass sich die Qualität des Verortet-Seins individuell und kollektiv verändern kann, zeigen *flows* und *relations* der Ortsbedeutung in der postmodernen Zeit. Trotzdem bleibt ein Bedürfnis, Orte oder Ortsrelationen mit Bedeutung zu belegen und sie uns anzueignen.

Literatur

Agnew, L. (1987). *Place and Politics: The Geographical Mediation of State and Society*. Boston: Allen and Unwin.

Altman, I., & Low, S. (1992). *Place attachment*. New York: Plenum Press.

Appadurai, A. (1990). Disjuncture and difference in the global cultural economy. *Theory, Culture and Society 7*, 295-310.

Aristoteles. *Physics. Book 3-4*. Engl. von E. Hussey (1983). Oxford: Clarendon Press.

Berger, P. L., & Luckmann, T. (1967). *The Social Construction of Reality*. Garden City NY: Doubleday.

Bourdieu, P. (1984). *Distinction: A social critique of the judgement of taste*. Cambridge, MA: Harvard University Press.

Cassirer, E., (1990). *Versuch über den Menschen. Einführung in eine Philosophie der Kultur*. (Engl. Erstveröffentlichung: An Essay on Man, 1944). Frankfurt am Main: Fischer.

Claßen, T., (2016). Landschaft. In U. Gebhard, & T. Kistemann (Hrsg.), *Landschaft – Identität – Gesundheit. Zum Konzept der Therapeutischen Landschaften* (S. 31-43). Wiesbaden: Springer VS.

Cobb, E. (1993). *The ecology of imagination in childhood*. U. S.: Spring Publications.

Castells, M. (1996). *The Rise oft he Network Society. The Information Age: Economy, Society and Culture*. Vol. I., second edition, 2000. Cambridge, MA, Oxford, UK: Blackwell.

Cresswell, T. (2004). *Place. A short introduction*. Malden, Oxford, Victoria: Blackwell Publishing.

Cresswell, T. (2009). Place. In N. Thrift, & R. Kitchen (Hrsg.), *International Encyclopedia of Human Geography* (Vol. 8, S. 169-177). Oxford: Elsevier.

Gesler, W. (1991). *The Cultural Geography of Health Care.* Pittsburgh: University of Pittsburgh Press.

Giddens, A. (1985). Time, space and regionalization. In D. Gregory, & J. Urry (Hrsg.), *Social Relations and Spatial Structures* (S. 265-295). New York: St. Martin's Press.

Heidegger, M. (1927). *Sein und Zeit.* (Unveränderter Nachdruck 1953, 2006 der 15. Gesamtausgabe). Tübingen: Max Niemeyer Verlag.

Ipsen, D. (2006). *Ort und Landschaft.* Wiesbaden: VS Verlag für Sozialwissenschaften/Springer Fachmedien.

Kaufmann, S. (2005). *Soziologie der Landschaft.* Wiesbaden: VS Verlag für Sozialwissenschaften.

Kearns, R. A., & Joseph, A. E. (1993). Space in its place: developing the link in medical geography. *Social Science & Medicine 37(6)*, 711-717.

Kühne, O. (2008). *Distinktion – Macht – Landschaft. Zur sozialen Definition von Landschaft.* Wiesbaden: VS Verlag für Sozialwissenschaften.

Läpple, D. (1991). Gesellschaftszentriertes Raumkonzept. Zur Überwindung von physikalisch-mathematischen Raumauffassungen in der Gesellschaftsanalyse. In M. Wentz (Hrsg.), *Stadt-Räume, Zukunft des Städtischen* (Bd. 2, S. 35-46). Frankfurt am Main/New York: Campus.

Lengen, C., (2016b). Place Identity. Identitätskonstituierende Funktionen von Ort und Landschaft. In U. Gebhard, & T. Kistemann (Hrsg.), *Landschaft – Identität – Gesundheit. Zum Konzept der Therapeutischen Landschaften* (S. 185-199). Wiesbaden: Springer VS.

Lengen, C., & Blasius, J. (2007). Constructing a Swiss health space model of self perceived health. *Social Science & Medicine 65(1)*, 80-94.

Lévi-Strauss, C. (1958). *Anthropologie structural.* Dt. v. Hans Naumann, 1967: *Strukturale Anthropologie I.* Frankfurt am Main: Suhrkamp.

Lukermann, F. (1964). Geography as a formal intellectual discipline and the way in which it contributes to human knowledge. *Canadian Geographer 8(4)*, 167-172.

Matoré, G. (1962). *L'Espace Humain.* Paris: La Columbe.

Norberg-Schulz, C. (1971). *Existence, Space and Architecture.* New York: Praeger.

Portmann, A. (1959). The seeing eye. *Landscape 9*, 14-21.

Relph, E. (1976). *Place and Placelessness.* London: Pion.

Schütz, A. (1962). *Collected Papers. Volumes I and II.* The Hague: Martinus Nijhoff.

Shepard, P. (1967). *Man in the Landscape.* New York: Ballantine Books.

Spivak, M. (1973). Archetypal place. In F. E. Preiser (Hrsg.), *Proceedings of the 4th Environmental Design Research (EDRA) Conference* (S. 33-46). Stroudsberg, PA: Hutchinson & Ross.

Tuan, Y.-F. (1974). *Topophilia: A study of environmental perception, attitudes and values.* New York, Englewood cliffs: Prentice-Hall.

Landschaft

3

Thomas Claßen

Einleitung

Dieses Kapitel beschäftigt sich mit dem grundlegenden Begriff der *Landschaft* und der Frage, welchen Beitrag Landschaften leisten können, um Identität zu konstituieren und zu Gesundheit und Wohlbefinden beizutragen. Hierbei wird der Versuch unternommen darzulegen, wie die Konzepte zu den Begrifflichkeiten *Place* und *Landschaft* ineinandergreifen, sich gegenseitig stützen oder gar miteinander verschmelzen, und welche Unterschiede andererseits bestehen. Allerdings kann nicht der Anspruch bestehen, alle Facetten und Bedeutungshorizonte des Landschaftsbegriffs darzulegen oder gar ein neues Konzept zu Landschaften zu entwickeln. Hierzu sei auf jüngere Übersichtsarbeiten von Kaufmann (2005) und insbesondere Ipsen (2006) verwiesen. Vielmehr werden die unterschiedlichen theoretischen Herangehensweisen an den Begriff *Landschaft* dargestellt und dahingehend geprüft, welchen Beitrag sie leisten können, um die Bedeutung von Landschaft für Identität und Gesundheit zu erklären. Dabei erfolgt auch hier eine Beschränkung auf ausgewählte Positionen, die das heutige Landschaftsverständnis geprägt haben und die aktuelle Diskussion in Geographie, Soziologie, Philosophie und Psychologie bestimmen.

In diesem Zusammenhang werden allerdings nicht nur die bestehenden Landschaftskonzepte von Konzepten zu *places* abgegrenzt. Vielmehr muss bedacht werden, dass der Begriff des *Raums* – nicht nur im Sinne des englischen *Space* als physischer Raumcontainer verstanden – in seinen vielfältigen individuellen, kulturellen und gesellschaftlichen Wahrnehmungs- und Aneignungsformen sowie Bedeutungsdimensionen erst die Voraussetzungen dafür schafft, dass die Transformation in „Orte mit Bedeutung" oder Landschaften (*„tranformation from space into place"*, vgl. Tuan 1977, S. 6; Relph 1976; Cresswell 2004; Ipsen 2006) gelingen kann. Verschiedene Raumkonzepte (primitiver Raum, Wahrnehmungsraum, existenzieller Raum, kognitiver und abstrakter Raum) wurden in Kapitel 2 dieses Bandes (Lengen 2016) vorgestellt.

Landschaft: ein Begriff mit vielen Bedeutungen

Die Herkunft des Wortes ***Landschaft*** lässt sich bis ins Mittelalter zurückverfolgen. Dabei hat der Begriff in seiner historischen Entwicklung eine stetige und nachhaltige Wandlung erfahren. Aus den germanischen Sprachen wurde das Wort aus zwei Wortstämmen abgeleitet, einerseits *Land/Lant* und andererseits *skapjan/ skafti* (vgl. Müller 1977; Kühne 2008). Während *Land* ein umgrenztes Gebiet bezeichnete, verwies *-schaft* auf die Beschaffenheit und Gestalt von Personengruppen oder Räumen (siehe auch *scape* im Englischen). Mit *Landschaft (lantscaf)* wurde somit im frühen Mittelalter die Gestalt eines Raumes angesprochen. Interessant ist hierbei jedoch, dass kein klarer Bezug zum Naturraum bestand, sondern der Begriff eher Qualitäten von Siedlungsräumen beschrieb und „sich vielmehr [...] auf eine Grundbedeutung von den in einem Gebiet üblichen Verhaltensweisen und sozialen Normen der Bewohner" bezog (Kühne 2008, S. 20).

Im Laufe des Mittelalters gewann der Begriff *Land* ebenso wie *Landschaft* mehr an politischer Bedeutung. Da das Land nunmehr auch die Menschen, die das Land bewirtschafteten, sowie deren sozialen Verband umfasste, vollzog sich eine Bedeutungsentwicklung von den „sozialen Normen in einem Land" zu dem „Land, in dem solche Normen Gültigkeit haben" (Müller 1977, S. 7). Bereits im neunten Jahrhundert bezog sich *„Landscaf"* auf einen rechtlich-politisch definierten Raum (z. B. ein Herrschaftsbezirk, gleichbedeutend mit dem lateinischen *regio* oder *provincia*, vgl. Müller 1977). Im 12. Jahrhundert wurden schließlich alle politisch Handlungsfähigen einer Region als „Repräsentanten der ganzen Landschaft" (Hard 1977, S. 14) zusammengefasst.

Seit dem 15. und 16. Jahrhundert erfolgte ein erneuter Bedeutungswandel des Wortes *Landschaft*: Er wurde *terminus technicus* der bei Dürer erstmals erwähnten und von Goethe als Fachbegriff etablierten Landschaftsmalerei und bezeichnete Bilder, auf denen nunmehr primär „ländliche", also rurale Raumausschnitte dargestellt waren. Damit wurde ein wesentlicher Schritt vollzogen in der Entwicklung zu einer der heutigen Wortbedeutungen einer ästhetisierten Raumbetrachtung (vgl. Gröning und Herlyn 1996; Ipsen 2006; Kühne 2008). Hierdurch ergaben sich zwei bedeutsame Begriffsverständnisse: Landschaft als die Beschaffenheit eines Raumes und „als bildhafter Ausdruck oder ein Symbol dieser Beschaffenheit" (Ipsen 2006, S. 73).

Ipsen (2006) zufolge führen die beiden Begriffslinien bis heute in den Wissenschaften nicht selten zu Konfusionen. Gerade die Geographie meinte immer gleichzeitig Unterschiedliches, wenn von Landschaft die Rede war, wie Gerhard Hard wiederholt darlegte. So gingen Ökosysteme genauso in das Landschaftsverständnis ein wie die Wahrnehmungseinheit oder die Abgrenzung des Natürlichen gegenüber der Zivilisation (Hard 2002). In der Soziologie hingegen wurde, und dies wird kaum verwundern, von Anfang an die soziale Konstruktion besonders betont, die in die Vorstellung von Landschaft einfließt (Gröning und Herlyn 1996; Ipsen 2006). Simmel (1913) verglich die Wahrnehmung einer Landschaft mit der Schaffung eines Kunstwerks, indem sich der Blick von der unendlichen Reihung der Einzelheiten löse und durch die Betonung des einen und die Vernachlässigung des anderen ein neues Ganzes schaffe (vgl. Ipsen 2006, S. 73). Hard (1970) zufolge hat sich ein großer „semantischer Hof" gebildet, der eine eindeutige Bestimmung als Terminus einer Landschaftswissenschaft unmöglich macht. Doch welche verschiedenartigen Landschaftsverständnisse herrschen bis zum heutigen Tage in den verschiedenen Wissenschaftsdisziplinen vor? Hierzu müssen wir zunächst einen Schritt zurücktreten und zwei weitere Bedeutungsdimensionen von Landschaft beleuchten, die im 19. und 20. Jahrhundert hinzugetreten sind.

Ein wesentliches Element in der Konstruktion des heutigen Begriffs von *Landschaft* war das Konzept der *Kulturlandschaft*, welches bereits Mitte des 19. Jahrhunderts durch den Volkskundler und Sozialtheoretiker Wilhelm Riehl (1854) entwickelt wurde (Kühne 2008). Riehl vertrat die These, es gäbe eine unentwirrbare Verbindung zwischen Volk und Landschaft. Es entwickelte sich schließlich ein deutsches Kulturlandschaftsideal, in dem regionale Vielfalt und Alltagslandschaften als *die* Grundlagen deutscher Kultur und des Umgangs mit Landschaft stilisiert wurden (Lekan und Zeller 2005). Dieses Denken findet sich auch in der aktuell gültigen UNESCO-Definition des Begriffs *Kulturlandschaft* von 1993 wieder. Demnach ist ein wesentliches Element von Kulturlandschaft ihre Abgrenzbarkeit, die aus einer spezifischen Verbindung kultureller und natürlicher Gegebenheiten herrührt (Kühne 2008, S. 21f).

Im ausgehenden 20. Jahrhundert vollzog sich – zumindest im wissenschaftlichen Diskurs, weniger im Laiendiskurs (vgl. Hokema 2013) – eine weitere wesentliche Verbreiterung des Landschaftsbegriffs. Die bisherige Vorstellung einer Landschaft draußen vor der Stadt baute „auf das längst überkommene Bild der mittelalterlichen europäischen Stadt auf, wonach die Stadtmauer innen von außen abgrenzt" (Ipsen 2006, S. 75). „Galten bis dato Stadt und Landschaft als konstitutive Gegensätze, wird nun das Städtische, das Rand- bzw. Zwischenstädtische in die begriffliche Bestimmung von Landschaft einbezogen", zumal Suburbanisierungsprozesse „die Grenze zwischen städtischem und ländlichem (bzw. landschaftlichem) Raum verschwimmen lassen“ (Kühne 2008, S. 22, vgl. Sieverts 1997). Darüber hinaus wird die landschaftliche Qualität in Zeiten veränderter Lebensbedingungen (demographischer Wandel und Klimawandel), Lebensstile und Statussymbole als Ressource einer Stadt verstärkt zum weichen Standortfaktor (vgl. Ipsen 2006, S. 72). Entscheidend hierbei ist, dass *Stadtlandschaften* konstruiert werden und in diesen die bisher gültige Dichotomie von Stadt als kompakter, vom Menschen besiedelter und bebauter Fläche auf der einen und Landschaft als spärlich oder nicht besiedeltem Raum auf der anderen Seite und damit die Bindung des Landschaftsbegriffs an das Land im Gegensatz zur Stadt aufgelöst wird (Kaufmann 2005; Ipsen 2006; Kühne 2008). Landschaft ist somit auch in der Stadt zu finden, und der *Naturraum* wird nicht mehr begrifflich aus der Stadt externalisiert, sondern in die Stadt integriert und damit die Emanzipation des Städtischen von der Natur aufgehoben (Ipsen 2006). Diese Neuinterpretation von Landschaft hatte erhebliche Auswirkungen nicht zuletzt auf die Debatte und den raumwissenschaftlich-planerischen Diskurs um die Wirkungskomplexe zwischen Landschaft und Nachhaltigkeit, die bisher einem bipolaren Denkmuster (ressourcenverbrauchende Städte versus Landschaftsreservat) gefolgt war und nun in Frage gestellt wurde (Kaufmann 2005; Ipsen 2006; Hokema 2013).

Im gegenwärtigen Verständnis von Landschaft lassen sich nach Jessel (2005, S. 581) *vier Bedeutungsmuster* unterscheiden, „die sich in verschiedenen Stufen von der am konkreten Topos fassbaren zumindest qualitativ beschreibbaren Wirklichkeit bis hin zur abstrakten Idee erstrecken“ (siehe auch Kühne 2008, S. 23):

- Interpretation von *Landschaft* in analytischer Weise *als* eine auf unterschiedlichen maßstäblichen Ebenen abgrenzbare *physisch-räumliche Einheit*, die sich aus einzelnen biotischen und abiotischen Bestandteilen, unter differenziertem Einfluss des Menschen, relativ einheitlicher Ausprägung „mitsamt den zwischen ihnen bestehenden stofflichen und energetischen Wechselwirkungen zusammensetzt“ (Jessel 2005, S. 581).
- *Landschaft als integrierendes Deutungsmuster in der Beschreibung eines physiognomischen Gestaltcharakters eines Teils der Erdoberfläche*: „Die Charakterisierung von Landschaft beschränkt sich nicht auf die in Einzelheiten zergliedernde Beschreibung von Strukturen und Funktionen, sondern wird einer Abstraktion unterworfen, die ihren Ausdruck in der Verallgemeinerung von angeeigneten physischen Landschaften mit ähnlicher klimatischer, geologischer, geomorphologischer, pedologischer Ausstattung und ggf. anthropogener Überformung in Landschaftstypen ([Alpenlandschaft,] Geestlandschaft etc.) findet“ (Kühne 2008, S. 23).
- Beschreibung von *Landschaft als ästhetische Kategorie und als bildhafter (Ideal-) Zustand*, „der über die Wahrnehmung der materiellen Gegebenheiten hinaus

in diese hineininterpretiert wird“ (Jessel 2005, S. 581; vgl. Ritter 1978). Dieser Typus ist u. a. Grundlage und Zielkriterium für die Erhaltung einer kleinteiligen Kulturlandschaft, die in Landschaftsprogrammen und -plänen gern als Soll-Zustand definiert wird.

- Auffassung von *Landschaft als abstrakter Ausdruckswert einer komplexen Ganzheit*, der einerseits als Schema des Fühlens und Erlebens und als subjektiver Erlebnisraum (z. B. Seelenlandschaft, vgl. Rose 2012) gekennzeichnet wird, andererseits das Wort Landschaft metaphorisch in andere Interpretationsbereiche überträgt (z. B. Parteien- oder Medienlandschaft).

Landschaften als individuelles und gesellschaftlich-kulturelles Konstrukt von Räumen

Die Landespflege richtet einen besonderen Fokus auf die deskriptiv-analytische Betrachtung von Landschaften (Jessel 2005). Allerdings werden wesentliche Komponenten und Prozesse vor allem der individuellen und gesellschaftlichen Konstruktion von Landschaften nur am Rande betrachtet (vgl. Kritik von Gröning und Herlyn 1996). Dabei hatte schon Hard (1970, S. 16) konstatiert: „Der Mensch reagiert [...] nicht auf Flussterrassen, Bodentypen, Pflanzengesellschaften, Besonnungsdauer und naturräumliche Einheiten, er reagiert nicht auf ‚die Wirklichkeit‘, sondern auf *seine* Wirklichkeit, d. h. die Wirklichkeit, wie er glaubt, dass sie sei“. Und Lobsien (1981, S. 1) postulierte mit Blick auf die Landschaftsästhetik: „Landschaft wird nicht in der Welt vorgefunden, die Welt wird vielmehr in eine Landschaft verwandelt, sobald sie sich der ästhetischen Erfahrung erschließt.“ Bourdieu (1991) schlug mit seinem Raumkonzept, wenn wir es auf das Landschaftsverständnis übertragen, die Brücke zum Verständnis des physischen Raums und dessen Wechselwirkungen mit dem sozialen und dem angeeigneten Raum. Dies gilt auch für die Weiterentwicklung des auf systemtheoretischen Überlegungen fußenden Konzeptes durch Kühne (2008), der den Zweiklang Bourdieus in einen Dreiklang aus der gesellschaftlichen, der individuell aktualisierten gesellschaftlichen Landschaft und der angeeigneten physischen Landschaft aufspaltete, um hiermit auch der individuellen Interpretation und Konstruktion von Landschaft Rechnung zu tragen.

Ipsen zufolge ergibt sich eine „Doppelseitigkeit des Landschaftsbegriffs [...], der sich sowohl auf die Materialität des Raumes als auch auf die Konstruktion eines Bildes von einem Raum bezieht“, wobei das „Verständnis von Landschaft und der Umgang mit Landschaft Ausdruck spezifischer gesellschaftlicher Verhältnisse ist“ (Ipsen 2006, S. 72). Deshalb „wird Landschaft als ein notwendigerweise interdisziplinäres Konzept der Raumanalyse entfaltet" (Ipsen 2006, S. 72), wobei Ipsen selbst zwischen Raumanalyse und Sozialanalyse differenziert.

Weitere Positionen, die in der Tradition der Medizinischen Geographie und Geographie der Gesundheit stehen, haben die verschiedenen Verständnisse und Konzepte von Landschaft mit Blick auf die Erklärung gesundheitlicher Prozesse im Raum in anderer Weise dargestellt, obgleich die bereits dargestellten Bedeutungsdimensionen stets aufgegriffen werden. Der vielschichtige Landschaftsbegriff der Kulturgeographie, den Gesler (1992) kategorisiert und den Williams (1998) ergänzt hat, erlaubt demnach, Landschaften in nachfolgender Weise zu sehen und zu interpretieren (Kistemann und Claßen 2012, S. 115f.):

- als naturalistische Landschaften, in der die Mensch-Umwelt-Wechselbeziehung als Kern der Kulturökologie im Mittelpunkt steht;
- aus strukturalistischer Perspektive betrachtet als kulturelle Landschaften, welche soziale Konstrukte sind, die von den Institutionen, die die Gesellschaft errichtet hat, produziert werden;
- als individuell wahrgenommenes, mentales Konstrukt dessen, was in kulturellen Landschaften wesentlich erscheint;
- anthropologisch interpretiert als Landschaften von Glauben und Überzeugungen;
- als Landschaften sozialer Beziehungen;
- als symbolische Landschaften, um humanistischen Elementen (Bedeutung, Wert, Erfahrung, Subjektivität, Individualität, Kreativität) Geltung zu verschaffen (vgl. Cosgrove 1989; Williams 1998; Backhaus 2009) – im Sinne einer ganzheitlichen, salutogenetisch orientierten Interpretation.

Die Ausführungen zeigen, dass Landschaften erst durch individuelle und gesellschaftliche Konstruktion entstehen. In diesem Kontext kommt der Raumwahrnehmung eine entscheidende Bedeutung zu. Diese kann als eine aktive (und damit motivationale), bewusste oder unbewusste Konstruktionsleistung des Raumes verstanden werden. Allerdings erfolgt diese interpersonell unterschiedlich, da „die Wahrnehmung selbst stark von Interesse und kulturell gelerntem Habitus geleitet ist" (Ipsen 2006, S. 23). Der Komplexitätstheorie in Bezug auf unseren Wahrnehmungsraum folgend finden unbewusste Raumwahrnehmungen bei geringer Komplexität der Raumausstattung statt, der man aber aus Gründen der Nutzungsinteressen oder eines äußeren Zwanges nicht entgehen kann. Allerdings gibt es eine selbstverstärkende Dynamisierung und Intensivierung der Raumwahrnehmung, bei der stetig „ästhetische, soziale und ökonomische Potentiale des Raumes entdeckt oder produziert [werden]. Die Suche nach neuen Eindrücken im Raum wird durch eine aktivierende Wahrnehmung wach gehalten" (Ipsen 2006, S. 27). Eine

Reizüberflutung (wie im dichten Innenstadtverkehr) kann jedoch aufgrund zu hoher Komplexität auch Rückzugsreaktionen hervorrufen. Aus wahrnehmungspsychologischer Sicht spielt der Raum „im Wahrnehmungsraum die zentrale Rolle, weil nur über ihn die Auseinandersetzung jedes einzelnen Menschen mit der äußeren Natur und der gesellschaftlichen Wirklichkeit stattfinden kann, die seine Existenz bedingt. Der Wahrnehmungsraum wird als Ergebnis eines ständigen Lernens mit einer „Raumordnung gefüllt", die die Vielzahl von Raumeindrücken strukturiert und letztendlich die Anschauung der Welt ergibt" (Ipsen 2006, S. 29). An dieser Stelle wird der Bezug zur Landschaft als „Anschauungsraum" deutlich, denn die Landschaftswahrnehmung kann mittel- und langfristig dazu beitragen, ein differenziertes Landschaftsbewusstsein zu entwickeln, bei dem die „Landschaften im Kopf" (‚*landscapes of the mind*', vgl. Williams 1998) durch Reorganisation und die eigene „Raumordnung" möglicherweise nur noch wenig mit der physischen Landschaft gemein haben.

Das Landschaftsbewusstsein ist wiederum nicht nur individuell, sondern auch gesellschaftlich determiniert und spiegelt gerade in der räumlichen Planung und Ordnung von Häusern, Gärten, Städten und Regionen die „Weltanschauung" von Gesellschaften wider. „Die Gestalt eines Hauses, eines Gartens, die regionale Verteilung der Siedlungen, das Bild der Landschaft sind nicht zufällig und bedeutungslos für die Menschen. Im Gegenteil: Durch die Architektur ihrer Gebäude, Gärten und Landschaften, durch das Arrangement der Dinge im Raum und durch konzeptionelle Planung schafft sich jede Gesellschaft für eine bestimmte Zeit ihre Muster der räumlichen Orientierung" (Ipsen 2006, S. 37; vgl. Bourdieu 1991). Dieser Gedanke verweist auf die grundlegenden individuellen und gesellschaftlichen Wahrnehmungsmuster in Bezug auf Räume, spezifische Orte und Landschaften. Allerdings stellt sich die Frage, in welchem Verhältnis Landschaft zu Ort und Raum steht.

Zur Unterscheidung von Landschaft und Ort/Place

Wie komplex das *place*-Konzept auch immer sein mag mit seinen unterschiedlichen beschriebenen räumlichen Dimensionen und seinen prozesshaften, sich durch die Zeit hindurch verändernden Qualitäten (siehe Lengen 2016, in diesem Band Kapitel 2), *place* hat eine physische, visuelle Form und kann sich in einer *Landschaft* manifestieren. Landschaft kann somit als eine besondere Ausprägung eines Ortes angenommen werden (Kaufmann 2005). Ipsen (2006, S 67) führt hierzu folgendes aus: „[Landschaft] ist wie der Ort an die unmittelbare Wahrnehmung und kulturelle

Deutungen gebunden. Nicht überall ist Landschaft, sondern nur dort, wo Menschen sich ein Bild von ihr gemacht haben und machen. Noch ausgeprägter als bei Orten gilt, dass Landschaften Namen haben und als Raumpersönlichkeiten aufgefasst werden." Landschaften sind „ästhetisch emotionale Konstruktionen und ebenso wie Orte Teil der Lebenswelt. Anders als beim Ort haben Landschaften aber immer auch einen herausragenden Naturbezug" (Ipsen 2006, S. 67). In Landschaften ist die „Arbeit und Bearbeitung von Jahrhunderten zu Form geronnen. [...] Daher erklärt sich die vorherrschende Vorstellung, Landschaft sei ein Zustand, ein Bild, das man sich nicht nehmen lassen will" (Ipsen 2006, S. 67) und das man gegebenenfalls – wie im Falle des Kulturlandschaftsschutzes – einer modernen Nutzung durch Unterschutzstellung entzieht. Das dahinterstehende Landschaftskonzept fußt auf der Interdependenz von Landschaftsentwicklung, die durch Natur und Nutzung bestimmt ist, und der Entstehung von Landschaftsbildern (vgl. Ipsen 2006, S. 76).

Die visuellen Strukturen von Orten und Landschaften sind meist sehr gut kartierbar und werden in der Geographie gerne als physiognomische Merkmale beschrieben. Cresswell (2004) hat ausgeführt, worin die Unterscheidungsmöglichkeiten zwischen *Place* und *Landschaft* liegen. Demnach werden Landschaften zumeist definiert als ein Raumausschnitt, der (von außen) betrachtet wird, wohingegen Places eher aus einer Binnensicht gesehen werden und damit auch stärker als direkte Lebensumwelt zu verstehen sind (vgl. Ausführungen bei Lengen 2016, in diesem Band Kapitel 2). **„We do not live in landscapes – we look at them"** (Cresswell 2004, S. 10f). *Place* wird zudem eher prozessorientiert verstanden, und Landschaft ist das Bild, ist ein Teil des Wahrnehmungsraums, dem wir auch Bedeutung zuschreiben. Für Orte und Landschaften gilt aber gleichermaßen, dass sie vor allem Ergebnis eines kommunikativen Prozesses sind, bei dem sie in Wert gesetzt oder gegebenenfalls entwertet werden (Ipsen 2006: 69). In diesem Kontext besonders wichtig ist, dass Landschaften oft zum Symbol werden (Cosgrove 1989; Williams 1998; Backhaus 2009): Sei es, dass wir mit Landschaften gewisse Erlebnisse verbinden, dass wir Traumlandschaften entwickeln oder, dass wir Landschaft als sprachliches Konstrukt für ein zusammenhängendes, inhaltlich verbundenes Muster (Seelenlandschaften, Bürolandschaften) nutzen.

Zur Bedeutung von Landschaften für Gesundheit und Wohlbefinden

Seit den 1970er Jahren verdichten sich Hinweise darauf, dass das Landschaftserlebnis einen eigenständigen Beitrag zu Gesundheit und Wohlbefinden von Menschen leisten kann. Aufgrund vermuteter unterschiedlicher Wirkungen werden dabei urbane Landschaften, rurale (ländlich geprägte) und natürliche sowie naturnahe Landschaften oftmals differenziert betrachtet (vgl. u. a. Kaplan und Kaplan 1989). In den vergangenen Jahren sind auch im deutschsprachigen Raum Übersichtsarbeiten entstanden, die sich eingehender mit dem Thema befasst haben. Abraham et al. (2007, S. 16ff.) identifizieren verschiedene Wirkkomponenten von Landschaft auf Gesundheit:

- Ökologische Komponente: natürlich gegebene oder anthropogen erzeugte, physisch-materielle Landschaftseinflüsse, die gesundheitsfördernde oder -beeinträchtigende Wirkungen mit sich bringen können;
- Ästhetische Komponente: eine Landschaftsgestaltung, welche dem gesellschaftlichen Ästhetikempfinden entspricht, funktionalen Charakter aufweist und demnach zu einer gesundheitsfördernden Infrastruktur beiträgt (Stadtplanung, Landschaftsarchitektur etc.);
- Physische Komponente: Aspekte von Landschaftsräumen, welche physische Betätigung im Sinne von Bewegung, Freizeitaktivitäten und Sport im Freien ermöglichen und somit ein physisches Wohlbefinden fördern;
- Psychische Komponente: Aspekte von Landschaftsräumen, welche das psychische und mentale Wohlbefinden der Menschen beeinflussen;
- Soziale Komponente: Aspekte von Landschaftsräumen, welche soziale Begegnungen und sozialen Austausch ermöglichen und somit zu einem sozialen Wohlbefinden und zur Integration und Inklusion beitragen;
- Pädagogische Komponente: Aspekte von Landschaftsräumen, welche die gesundheits- und landschaftsrelevante Sozialisation insbesondere von Kindern und Jugendlichen zu beeinflussen vermögen.

Hier sollte man noch eine symbolische Komponente ergänzen, die die individuellen und gesellschaftlich-kulturellen Bedeutungszuschreibungen von Landschaftsräumen thematisiert (Claßen und Kistemann 2010).

Nohl (2010, S. 3) führt aus: „Wohlbefinden in einer Landschaft setzt demnach ein, wenn es einem Menschen mittels seines Körpers, seiner Sinne, seiner Symbolisierungs- und sozialen Fähigkeiten gelingt, in vielen, sich ergänzenden Einzelakten Erfahrungen zu sammeln, die das wesentliche dieser Landschaft widerspiegeln.“ Demnach eignet sich der Mensch Landschaften um der Gesundheit und des Wohlbefindens willen an. Das Wohlbefinden in der Landschaft ist ein Gefühl. Da Gefühle immer mit Bedürfnissen verbunden sind, sind insbesondere solche Landschaftsfaktoren für das Wohlbefinden verantwortlich, die spezifischen Bedürfnissen der Menschen in der Landschaft entgegenkommen. Hieraus ergeben sich wichtige Bedürfniskomplexe, deren Erfüllung zum Wohlbefinden beitragen (vgl. Nohl 2010):

- Bedürfnis nach Naturerfahrung
- Bedürfnis nach Heimaterlebnissen
- Bedürfnis nach Freiheit
- Bedürfnis nach Ruhe und Erholung.

Bei dem Bedürfnis nach Naturerfahrung geht es dem Menschen nicht um das Erfahren und die Aneignung einer möglichst unberührten Natur. Vielmehr werden Kulturlandschaften und Stadtlandschaften, die Natürlichkeit vermitteln und als Identifikationspunkt dienen können, als angenehm empfunden (vgl. Abraham et al. 2007). In diesem Zusammenhang kommt urbanen Grünräumen und Gewässerelementen, aber auch ästhetischen architektonischen Besonderheiten eine große Bedeutung als Ankerpunkt zu (Claßen et al. 2012; Völker und Kistemann 2013).

Landschaft im Kontext dieses Bandes

Das Verständnis von Landschaft umfasst nicht nur die Wahrnehmung und Beschreibung des physisch-materiellen Raums (Jessel 2005). Entscheidend ist vielmehr die subjektive, individuelle und gesellschaftlich-kulturelle Konstruktion von Landschaft über die Verschneidung des visuell und nicht-visuell (z. B. über charakteristische Gerüche, Geräusche) wahrgenommenen Raums mit Erfahrungen, Wertvorstellungen und Bedeutungszuschreibungen (Ipsen 2006; Kühne 2008; Köhler und Preiß 2000). In diesem Kontext spielen auch saisonale Charakteristika von Landschaften (natürlich bedingt durch Jahreszeiten, aber auch aufgrund menschlichen Handelns im Jahresgang) eine wesentliche Rolle, wie Palang et al. (2007) im Herausgeberband „Seasonal Landscapes" zeigen. Und schließlich tragen auch regionalkulturelle Besonderheiten (z. B. im Vergleich der kulturellen Eigenheiten in Nordfriesland, in der Kölner Bucht und im Oberallgäu) zum differenzierten Verständnis und Erlebnis von Landschaften bei (vgl. Hokema 2013). Das Landschaftsbild ‚entsteht' erst durch die menschliche Wahrnehmung und die individuelle und gesellschaftliche Konstruktion (Kühne 2008) und wird sich dadurch als verinnerlichte Landschaft (mental landscape, vgl. Rose 2012; Lengen 2015) vom physischen Original (z. B. festgehalten in einer Fotographie) von Individuum zu Individuum, auch im Hinblick auf die Bedeutungszuschreibung von Farben, Formen und Grenzen (Lengen 2015), erheblich unterscheiden. Hierbei ist auch wesentlich, wie stark sich Menschen mit einem Raum und ggf. mit einem Landschaftstypus identifizieren (‚Place Identity', vgl. Kap. 13) und in welchem Ausmaß Landschaftsbilder – oftmals einer eigenen Raumästhetik folgend (vgl. Ritter 1978; Kaufmann 2005) – als Metapher für Erinnerungen und Sehnsüchte (z. B. Traumwelt Südsee...) genutzt werden (vgl. Abraham et al. 2007; Backhaus 2009). Dabei fungiert der Mensch sowohl stets als Erzeuger als auch als Element von Landschaft (Simmel 1913).

Die Ausführungen belegen die Notwendigkeit, Landschaft als interdisziplinäres und diskursives Konzept zu verstehen (Ipsen 2006; Hokema 2013), um die zahlreichen Facetten, in denen Landschaften gesundheitlich wirksam werden können, erfassen und beschreiben zu können.

Literatur

Abraham, A., Sommerhalder, K. Bolliger-Salzmann, H., & Abel, T. (2007). *Landschaft und Gesundheit. Das Potential einer Verbindung zweier Konzepte.* Bern: Universität Bern Institut für Sozial- und Präventivmedizin Abteilung Gesundheitsforschung.

Backhaus, G. (2009). The Problematic of Grounding the Significance of Symbolic Landscapes. In: G. Backhaus, J. Mrungi (Hrsg.), *Symbolic Landscapes* (S. 3-31). Dordrecht: Springer.

Bourdieu, P. (1989). Sozialer Raum, symbolischer Raum. In: J. Dünne, & S. Günzel (2006) (Hrsg.). *Raumtheorie. Grundlagentexte aus Philosophie und Kulturwissenschaften* (S. 354-368). Frankfurt a. M.: Suhrkamp.

Bourdieu, P. (1991). Physischer, sozialer und angeeigneter physischer Raum. In: M. Wentz (Hrsg.), *Stadt-Räume. Die Zukunft des Städtischen* (S. 25-34). Frankfurt a. M. und New York: Campus.

Claßen, T., Heiler, A., Brei, B. (2012). Urbane Grünräume und gesundheitliche Chancengleichheit – längst nicht alles im „grünen Bereich". In: G. Bolte, C. Bunge, C. Hornberg, H. Köckler, & A. Mielck (Hrsg.), *Umweltgerechtigkeit durch Chancengleichheit bei Umwelt und Gesundheit Konzepte, Datenlage und Handlungsperspektiven* (S. 113-123). Bern: Huber Verlag.

Claßen, T., Kistemann, T. (2010). Das Konzept der Therapeutischen Landschaften. *Geographische Rundschau* 62(7/8), 40-46.

Cosgrove, D. (1989). Geography is everywhere: culture and symbolism in human landscapes. In: D. Gregory, & R. Walford (Hrsg.), *Horizons in Human Geography* (S. 118-135). Totowa, NJ: Barnes and Noble.

Cresswell, T. (2004). *Place. A short introduction.* Malden, Oxford, Victoria: Blackwell Publishing.

Gesler, W. (1992). Therapeutic landscapes: medical issues in light of the new cultural geography. *Soc. Sci. Med.* 34(7), 735-746.

Gröning, G., Herlyn, U. (1996). Zum Landschaftsverständnis im ausgehenden 20. Jahrhundert. In: G. Gröning, & U. Herlyn (Hrsg.), *Landschaftswahrnehmung und Landschaftserfahrung* (S. 7-27). Münster: Lit Verlag,. (= Arbeiten zur sozialwissenschaftlich orientierten Freiraumplanung, Bd.10).

Hard, G. (1970). *Die „Landschaft" der Sprache und die „Landschaft" der Geographen.* Bonn. (= Colloquium Geographicum Bd. 11).

Hard, G. (1977). Zu den Landschaftsbegriffen der Geographie. In: A. H. v. Wallthor, H. Quirin (Hrsg.), *„Landschaft" als interdisziplinäres Forschungsproblem* (S. 13-24). Münster.
Hard, G. (2002). *Landschaft und Raum*. Osnabrück.
Hokema, D. (2013). *Landschaft im Wandel? Zeitgenössische Landschaftsbegriffe in Wissenschaft, Planung und Alltag*. Wiesbaden: Springer VS Verlag (= RaumFragen Stadt – Region – Landschaft).
Ipsen, D. (2006). *Ort und Landschaft*. Wiesbaden: VS Verlag für Sozialwissenschaften.
Jessel, B. (2005). Landschaft. In: E.-H. Ritter (Hrsg.), *Handwörterbuch der Raumordnung* (S. 579-586). Hannover.
Kaplan, R., Kaplan, S. (1989). *The Experience of Nature*. Cambridge.
Kaufmann, S. (2005). *Soziologie der Landschaft*. Wiesbaden: VS Verlag für Sozialwissenschaften/Springer Fachmedien.
Kistemann, T., Claßen, T. (2012). Therapeutische Landschaften – Schlüsselkonzept einer post-medizinischen Geographie der Gesundheit. *Berichte zur Deutschen Landeskunde* 86(2), 109-124.
Köhler, B., Preiss, A. (2000). Erfassung und Bewertung des Landschaftsbildes: Grundlagen und Methoden zur Bearbeitung des Schutzguts „Vielfalt, Eigenart und Schönheit von Natur und Landschaft" in der Planung. Hildesheim: NLÖ Fachbehörde für Naturschutz.
Kühne, O. (2008). *Distinktion – Macht – Landschaft. Zur sozialen Definition von Landschaft*. Wiesbaden: VS Verlag für Sozialwissenschaften/Springer Fachmedien.
Lekan, T., Zeller, T. (2005). The Landscapes of German Environmental History. In: T. Lekan, & T. Zeller (Hrsg.), *Germany's Nature. Cultural Landscapes and Environmental History* (S. 1-16). New Brunswick, New Jersey, London: Rutgers University Press.
Lengen, C. (2015). The effects of colours, shapes and boundaries of landscapes on perception, emotion and mentalising processes promoting health and well-being. *Health & Place* 35, 166-177.
Lengen, C., (2016). Places: Orte mit Bedeutung. In U. Gebhard, & T. Kistemann (Hrsg.), *Landschaft – Identität – Gesundheit. Zum Konzept der Therapeutischen Landschaften* (S. 19-29). Wiesbaden: Springer VS.
Lobsien, E. (1981). *Landschaft in Texten. Zur Geschichte und Phänomenologie der literarischen Beschreibung*. Stuttgart: Metzler.
Müller, G. (1977). Zur Geschichte des Wortes Landschaft. In: A. H. v. Wallthor, & H. Quirin (Hrsg.), *„Landschaft" als interdisziplinäres Forschungsproblem. Vorträge und Diskussionen des Kolloquiums am 7./8. November 1975 in Münster* (S. 3-13). Münster.
Nohl, W. (2010). Bleibt der Faktor Gesundheit" in der Landschaft auf der Strecke? Verspargelung, Zerschneidung, Mehrfachnutzung. In: Landschaftsverband Rheinland (Hrsg.): *Landschaft und Gesundheit*. Tagungsdokumentation der 19. Fachtagung des Landschaftsverbandes Rheinland vom 13.-14.10.2008 (S. 74-87). Köln: LVR-Fachbereich Umwelt. (= Beiträge zur Landesentwicklung 62).
Palang, H., Printsmann, A., Sooväli, H. (2007). Seasonality and Landscapes. In: H. Palang, H. Sooväli, & A. Printsmann (Hrsg.), *Seasonal Landscapes* (S. 1-16). Dordrecht: Springer.
Relph, E. (1976). Place and Placelessness. London: Pion.
Riehl, H. W. (1854). *Die Naturgeschichte des Volkes als Grundlage einer deutschen Social-Politik. Erster Band: Land und Leute*. Stuttgart und Tübingen: I. G.Cotta'scher Verlag.
Ritter, J. (1978). Landschaft. Zur Funktion des Ästhetischen in der modernen Gesellschaft. In: G. Gröning, & U. Herlyn (Hrsg.)(1996), *Landschaftswahrnehmung und Landschaftserfah-*

rung (S. 28-68). Münster: Lit-Verlag. (= Arbeiten zur sozialwissenschaftlich orientierten Freiraumplanung, Bd. 10).

Rose, E. (2012). Encountering place: A psychoanalytic approach for understanding how therapeutic landscapes benefit health and wellbeing. *Health & Place* 18(6), 1381-1387.

Sieverts, T. (1997). *Zwischenstadt. Zwischen Ort und Welt, Raum und Zeit, Stadt und Land.* Braunschweig: Vieweg.

Simmel, G. (1913). Philosophie der Landschaft. In: G. Gröning, & U. Herlyn (Hrsg.)(1996), *Landschaftswahrnehmung und Landschaftserfahrung* (S. 91-105). Münster: Lit-Verlag. (= Arbeiten zur sozialwissenschaftlich orientierten Freiraumplanung, Bd. 10).

Tuan, Y.-F. (1977). *Space and place: the perspective of experience.* Minneapolis: University of Minnesota Press.

Völker, S., & Kistemann, T. (2013). "I'm always entirely happy when I'm here!" Urban blue enhancing human health and well-being in Cologne and Düsseldorf, Germany. *Social Science & Medicine* 78, 113-124.

Williams, A. (1998). Therapeutic landscapes in holistic medicine. *Social Science & Medicine* 46, 1193-1203.

Zum Identitätsbegriff

4

Charis Lengen und Ulrich Gebhard

Was hat Identität mit Ort, Landschaft, Gesundheit und Wohlbefinden zu tun?

Therapeutische Landschaften sind *places* (siehe Lengen 2016a, in diesem Band Kapitel 2), in denen das Individuum in Körper und Geist belebt und unterstützt werden und so Gesundheit und Wohlbefinden erfahren kann. Humanistische Konzepte wie *sense of place*, *place identity* und *symbolic landscapes* spielen in der gesundheitsgeographisch orientierten Forschung eine wichtige Rolle (Relph 1976; Tuan 1974; Gesler 1992; Kearns und Gesler 1998; Williams 2008; Claßen und Kistemann 2010; Völker und Kistemann 2011, 2012; Lengen und Kistemann 2012; Lengen 2015).

Die Interaktion von Menschen mit Orten und Landschaften hat etwas zu tun mit der Konstitution von Identität und in diesem Kontext auch mit Gesundheit und Wohlbefinden. Orte werden einerseits als stabiles Zuhause, als individuelle und gesellschaftliche *home places* verstanden, bilden somit den Wohnplatz unseres Seins und sind die Basis unserer Identität (Relph 1976; Buttimer 1978, siehe Lengen 2016a, in diesem Band Kapitel 2). Andererseits werden in der postmodernen Netzwerk- und Kommunikationsgesellschaft diese stabilen „*places*" durch „*flows*" fragmentiert und flexibilisiert (Kaufmann 2005). Angesichts dieser spannungsreichen Situation entstehen neue Identitätsformen. Die *flows* verstärken möglicherweise durch die ihnen fehlende Kohärenz die Sehnsucht nach *places*, weshalb wir uns gerade heute veranlasst sehen, uns mit „*place identity*" zu beschäftigen. In diesem Zusammenhang soll zunächst ein Einblick in das hier vertretene Identitätsverständnis gegeben werden, wobei diejenigen theoretischen Positionen zusammengestellt werden, die für die heutige Identitätsdiskussion bezüglich *place identity* wichtig sind (siehe Lengen 2016b, in diesem Band Kapitel 12).

Der Begriff der Identität ist in der Philosophie lange in logischer, analytischer oder auch ontologischer Weise verwendet worden und wird nun „im 20. Jahrhundert nicht nur in der Umgangssprache, sondern auch in der Geistes- und Sozialwissenschaft oftmals als hermeneutischer und praktischer Schnittpunkt von individuellen Selbstkonzepten auf der einen und sozialen Erwartungen und Erfordernissen auf der anderen Seite verstanden" (Zirfas 2010, S.11). Die Konjunktur des Identitätsbegriffs hat somit heute neben einer individuellen auch mit einer kollektiven Sicht zu tun. Neben der Fähigkeit des Ichs, angesichts ständig wechselnder Erfahrungen Gleichheit und Kontinuität aufrecht zu halten (Erikson 1964), existieren gesellschaftliche Interessen an dem Thema Identität, die mit Krisenerfahrungen, Heimat- und Ortlosigkeit des Subjekts und ganzer Gesellschaften zu tun haben (Keupp et al. 2008).

In der Moderne wird der Identitätsbegriff vielfältig diskutiert und auch immer wieder mit *places* in Verbindung gebracht. So bringt Elias (1976) den „homo clausus" mit dem gezähmten „wohltemperierten Subjekt" im „häuslich verkapselten" Sein in die Diskussion ein. Vor dem Hintergrund von Ernst Blochs (1985) Konzept des „Sich in der Welt Einrichten" interpretiert Berger (1994) das „Häusliche Einrichten" als Symbol für das „Im Leben Einrichten" überhaupt. Freud (1917) hinterfragt diese häusliche Einrichtung kritisch, benennt das harmonisierende Moment im häuslichen Einrichten. Was wir eben nicht ins Haus bringen wollen, legen wir in „Containern" außerhalb ab, spalten es ab und verdrängen es. Damit werden auch schon in der frühen Psychoanalyse Fragmentierungen angesprochen. Im Gegensatz zum „Häuslichen" sind in literarischen Zusammenhängen auch Entfremdungserfahrungen immer wieder als identitätsstiftend beschrieben worden, wie zum Beispiel „Wandlung und Verwandlung" bei Rilke (XII Sonette an Orpheus, Teil 2, 1922).

Vor diesem Hintergrund werden wir vier Varianten des Identitätsbegriffs, die wir für die Diskussion des Zusammenhangs von Identität und „Ort" für fruchtbar halten, herausstellen:

1. In der Postmoderne wird der Identitätsbegriff bisweilen in Frage gestellt, aber auch wieder mit neuem Inhalt gefüllt. So wird der Erikson'sche (1973) Identitätsbegriff aufgenommen und durch die Reflexion der Identitäts- und Passungsarbeit und somit der heutigen Patchworksicht erweitert (Keupp et al. 2008). Mit dieser soziologisch geprägten Sicht der sogenannten Identitätsarbeit wollen wir uns zuerst beschäftigen.
2. Da Identität und Kontinuität nicht nur durch unser wiederholtes Erleben geprägt ist, sondern auch durch die Erzählungen einzelner Erlebnisse oder ganzer Lebensläufe, beziehen wir die sogenannte narrative Identität (Bruner 1991, 1997a, 1997b; Kraus 1996; Keupp et al. 2008) mit ein. Narration ist ein wichtiges Thema in der Kulturpsychologie und spielt auch in den Neurowissenschaften bezüglich autobiographischem Gedächtnis und Identität eine Rolle (Lengen und Kistemann 2012).

3. Aus Sicht der Psychoanalyse konstituiert sich das Selbst in der Interaktion mit Objekten. Das ist in unserem Zusammenhang insofern wichtig, als damit auch die Bedeutung von nicht-menschlichen Objekten (Landschaften, Orte, *places*) in den Blick gerät (siehe auch Gebhard 2016b, in diesem Band Kapitel 11). Zudem müssen wir davon ausgehen, dass das Gefühl von *„place identity“* unbewusste Quellen hat.
4. Schließlich beziehen wir uns in unserer Argumentation auf das sogenannte „Kohärenzgefühl“. Psychische und physische Gesundheit und Wohlbefinden, in einem Krankheits-Gesundheitskontinuum gedacht, hängen eng mit dem dynamischen Prozess der Identität zusammen. In diesem Kontext beziehen wir uns auf das salutogenetische Modell von Antonovsky (1979).

Konstruktionen der Identitätsarbeit

Die Identitätskonstituierung ist ein offener Prozess. Über Verknüpfung, Konfliktaushandlung, Ressourcen und Narration wird Identität erarbeitet. Der Begriff der „Identitätsarbeit“ (Keupp et al. 2008) verdeutlicht, dass Identität nicht etwas ist, was wir von Geburt an haben, was also genetisch determiniert ist, nur in einer Lebensphase entwickelt werden kann oder nur vom sozialen Status abhängt, sondern, dass wir Identität subjektiv in einem lebenslangen Prozess in der Interaktion mit anderen und anderem entwickeln. Im fortschreitenden Prozess der Lebensgestaltung definieren wir jederzeit Identität neu. Identität kann dabei als eine ständige Passungsarbeit aufgefasst werden, wobei innere und äußere Anforderungen immer wieder neu konfliktbezogen ausgehandelt werden müssen. Unterschiedliche Erfahrungen bzw. Versionen von uns „selbst“ sind dabei nicht immer widerspruchsfrei.

Statische Identitätsmodelle in Anlehnung an Piagets (1969) Assimilations- und Akkommodations-Kreismodell oder das Fünf-Säulen-Identitätsmodell nach Petzold (1988) führen zu einem vereinfachenden und teilweise mechanistisch wirkenden Homöostasemodell. Auch wenn derartige Identitätskonzepte in gewissen Situationen hilfreich sein können, werden sie der Komplexität der Identitätsfrage gerade auch unter den gegenwärtigen gesellschaftlichen Bedingungen nicht gerecht. Im Konzept der Identitätsarbeit von Keupp et al. (2008) werden die Widersprüche und Spannungen vielmehr als Quelle der Dynamik im Identitätsprozess aufgefasst. Im Passungsverhältnis der Identitätsarbeit findet stets eine Dynamik der permanenten Aushandlung der Differenzen statt. Identitätsarbeit zielt auf die Herstellung eines konfliktorientierten Spannungszustandes, bei dem es weder um Gleichgewicht und

Widerspruchsfreiheit noch um Kongruenz geht, sondern um ein subjektives Maß an Ambiguität (Krappmann 1969) und des „Herausgefordertseins" (Keupp et al. 2008).

Anhand einer Längsschnittstudie mit jungen Erwachsenen aus West- und Ostdeutschland zeigten Keupp et al. (2008), wie Identitätsbausteine aus unterschiedlichen Lebensfeldern wie Erwerbsarbeit, Intimität, sozialen Netzwerken und Kultur zum Patchwork einer passförmigen Identitätskonstruktion verknüpft werden, wie diese sinnhaft in der je eigenen Welt verortet werden kann und wie sie handlungsfähig macht. Diese Identitätskonstituierung folgt einer nachvollziehbaren inneren Logik und braucht spezifische psychische, soziale und materielle Ressourcen. Deutlich wird:

> „Identitätsbildung in der Spätmoderne ergibt nur bei oberflächlicher Betrachtung ein Bild postmoderner Beliebigkeit... sie ist eine aktive Leistung der Subjekte, die zwar risikoreich ist, aber auch die Chance zu einer selbstbestimmten Konstruktion enthält" (Keupp et al. 2008, S.7).

Der Identitätsprozess ist nicht mehr nur ein Mittel, um am Ende der Adoleszenz eine gesicherte Identität zu erreichen, sondern als Identitätsarbeit Motor lebenslanger Entwicklung. Der zentrale Ansatz ist hiermit ein relationaler Grundmodus der Identität.

> „Nach diesem besteht die Identitätsarbeit vor allem in einer permanenten Verknüpfungsarbeit, die dem Subjekt hilft, sich im Strom der eigenen Erfahrungen selbst zu begreifen" (Keupp et al. 2008, S. 190).

Es lassen sich zwei Prozesse der Identitätsarbeit differenzieren. Zum einen der retrospektive Prozess, der eine Selbsterfahrung voraussetzt und der ein reaktiver, Erfahrung verarbeitender und bewertender Teil der Identitätsarbeit ist (Keupp et al. 2008). Die situationale Selbstthematisierung (Wer bin ich? Woher komme ich?) besteht einerseits aus komplexen Wahrnehmungen und Erinnerungen mit emotionalen, körperlichen, kognitiven, sozialen und produktorientierten Anteilen, andererseits aus einem prospektiv-reflexiven Prozess, der auf die situationsabhängigen Selbstentwürfe fokussiert und einen aktiven, zukunftsorientierten, kreativen Teil der Identität ermöglicht (Keupp et al. 2008): Wer will ich sein? Anhand von Vorstellungen, Träumen, Identitätsentwürfen, Identitätsprojekten mit innerem Beschlusscharakter als diskursivem Referenzpunkt wird das Identitätsprojekt abgearbeitet, „positioniert sich das Selbst ständig neu und evaluiert die Beziehung zwischen Selbstrepräsentation und kognitiver Repräsentation des Projekts" (vgl. Kraus 1996, S. 152 ff.).

Um in diesen konfliktorientierten Spannungszustand einzutreten und Identitätsarbeit dauerhaft zu leisten, ist ein ständiger Selbstreflexionsprozess notwendig.

Dieser führt neben der situationalen Selbstthematisierung zu vier weiteren Aspekten der Identität: der Handlungsfähigkeit, den Teilidentitäten, dem Identitätsgefühl und den Kernnarrationen (Keupp et al. 2008). In der Auseinandersetzung mit sich selbst entwickelt das Subjekt nicht nur Werte, Ziele und Vorstellungen von sich selbst, sondern auch Vorstellungen (Selbst-Theorien) über das eigene Funktionieren und über die Anpassung, Gestaltbarkeit bzw. die Bewältigung des eigenen Alltagslebens. Dabei entsteht ein Gefühl und Wissen subjektiver Handlungsfähigkeit. Bei der Integration selbstbezogener situationaler Erfahrungen wird immer neu ein Bild von sich selbst konstituiert – eine sogenannte Teilidentität (Keupp et al. 2008). Die Teilidentitäten basieren nicht nur auf Handlungen und den dadurch entstandenen Erfahrungen, sondern auch auf künftigen Entwürfen und Projekten. In der Identitätsforschung wird ein „Set von angewandten Bedeutungen" (Burke 1991, S. 837) angenommen, aus denen eine Teilidentität besteht. Diese „Standards" einer Teilidentität folgen wiederum fünf zentralen Erfahrungsmodi des Selbst, nämlich dem kognitiven, sozialen, emotionalen, körper- und produktorientierten Modus. Subjekte entwickeln Teilidentitäten entlang von Identitätsperspektiven, die einerseits individuell, andererseits gesellschaftlich und durch das soziale Netzwerk geprägt sind. Die Perspektiven hängen vom historisch bedingten Differenzierungsgrad der Lebenswelt(en), von der jeweiligen Lebensphase und dem Verlauf der Biographien, vom „Anmutungscharakter" der sozial-gesellschaftlichen Umgebung und von der subjektiven Entscheidung ab. Eine logische Festlegung oder Begrenzung der Teilidentitäten eines Subjekts gibt es nicht. Teilidentitäten stellen Ausschnitte und Möglichkeiten einer Person dar.

Das Identitätsgefühl ist das Gesamt der Verdichtung sämtlicher biographischer Erfahrungen und Bewertungen der eigenen Person aufgrund zunehmender Generalisierung der Selbstthematisierung und der Teilidentitäten. Bohleber (1997) definiert das Identitätsgefühl als „ein aktives, inneres Regulationsprinzip, das übergeordnet ist und dem die einzelnen Selbstthematisierungen (Selbstrepräsentanzen)" unterliegen. Wie jedes Gefühl ist auch das Identitätsgefühl richtungsweisend und selbstabgleichend, indem es Handlungen und Erfahrungen prüft, ob sie zu einem passen, ob sie also in die zentralen Selbstrepräsentanzen, die für das Identitätsgefühl den Rahmen abgeben, integrierbar sind. Über Bewertungen der Qualität und Art der Beziehung zu sich selbst (Selbstgefühl) als auch Bewertungen darüber, wie eine Person die Anforderungen des Alltags bewältigen kann (Kohärenzgefühl), werden diese neuen Erfahrungen mit den Selbstrepräsentanzen abgeglichen und generell positiv oder negativ bewertet. Positive Gefühle wie Selbstakzeptanz, Selbstwertschätzung und somit auch Zufriedenheit entstehen dann, wenn hoch bewertete Anforderungen und zentrale (selbstevaluative) Standards erfüllt wurden, die auch als wünschenswerte Erfahrungen, Bedürfnissysteme oder Identitätsziele gesehen werden können. Je öfter es gelingt, individuelle Identitätsbedürfnisse zu erfüllen, desto mehr entwickelt das Subjekt einen positiven Bezug zu sich selbst. Dieses Gefühl wird nach Kaplan (1996) als selbstprotektiv, selbstverstärkend und gesundheitsfördernd wahrgenommen. Als solches beeinflusst es auch Bewältigungsprozesse; denn inwieweit ein Individuum Werte entwickelt und diese auch verwirklichen kann, ist eine Funktion seines positiven, salutogenetisch wirksamen Selbstgefühls (Keupp et al. 2008).

Narrative Identität

Teilidentitäten und das Identitätsgefühl sind komplexe Gebilde, die dem Individuum nur teilweise bewusst sind, erst im Erzählen bewusst und auch neu gebildet werden. Biographische Kernnarrationen helfen uns, für uns „Dinge auf den Punkt zu bringen" und dies anderen mitzuteilen. In diesem Sinne wird Identitätsbildung auch durch Selbstnarration erreicht. Die narrative Psychologie geht davon aus, „dass wir unser ganzes Leben und unsere Beziehung zur Welt als Narrationen gestalten" (Bruner 1991, 1997a, b), indem wir alltägliche Interaktion und Erlebtes erzählend bewusst werden lassen und verarbeiten. Somit ist mit der „narrativen Identität" nicht einfach nur ein Aufführen und Erzählen eines Lebenslaufes gemeint, sondern ein „grundlegender Modus der sozialen Konstruktion von Wirklichkeit" (Keupp et al. 2008), in den wir täglich verwickelt sind mit uns selbst und in der Reflexion mit anderen. In dem Maße, wie Ereignisse narrativ verhandelt und wahrgenommen werden, werden sie mit dem Sinn und der Emotionalität einer Geschichte aufgeladen. Ereignisse bekommen die Realität eines Anfangs, Höhepunktes, Tiefpunktes und Endes. Verkörpert sich im Identitätsgefühl das Vertrauen zu sich selbst, so handelt es sich bei den Kernnarrationen um die Ideologie von sich selbst, um den Versuch, sich und seinem Leben einen – anderen mitteilbaren – Sinn zu geben (Keupp et al. 2008). Alle kausalen Erklärungen der menschlichen Existenz – seien sie biologisch, soziologisch, psychologisch können für das Subjekt nach Bruner (1997b) keinen plausiblen Sinn konstituieren, wenn die narrativen und symbolischen Dimensionen und Interpretationen dieser Zugänge nicht in den Blick genommen werden. Dieser narrative, mit Bedeutung belegte und belegende Vorgang konstituiert die menschliche Kultur. Nach Bruner (1997a) existiert kein im Kopf eingesperrter Kern eines Bewusstseins. Es sind die biologischen, sozialen, kulturellen Relationen und ihre Bedeutung, die wir in Erzählungen diesen zuschreiben, die unser Selbst bilden, ihm Wurzeln geben, es wachsen und sich verändern lassen, ihm Identität zuschreiben.

Im Ausagieren von Ereignissen, im Handeln des Selbst, dem Erzählen des Selbst und dem Wiedererzählen ordnen wir und andere diese Ereignisse ein, integrieren sie in unser Identitätsgebilde und geben ihnen Sinn (Gergen und Gergen 1988). Selbstnarrationen bleiben nicht stabil, sondern bilden und verändern sich in sozialen Aushandlungsprozessen. Ihr Inhalt ist kulturspezifisch und deshalb historisch veränderbar. Die Narrationen können als sprachliches Werkzeug, als analytischer Rahmen betrachten werden, der von Individuen in Beziehungen konstruiert und verwendet wird, um verschiedene Handlungen zu stützen, voranzutreiben oder auch zu behindern. Narrationen können soziale Veränderungsprozesse analytisch und imaginativ in kollektive und individuelle Sinnkonstruktionen überführen.

Identitätsstiftende Narrationen sind symbolische Systeme, die für die Rechtfertigung, Kritik und/oder die Produktion von Kohärenz eines Kollektivs verwendet werden. Auch Selbsttäuschungen über die gemeinsame Vergangenheit sind wichtige Anteile der Narration und werden als positive Illusionen zur Grundlage psychischen Wohlbefindens gewertet (Taylor und Brown 1988). Unterschiedliche Lebenswelten und immer wieder im Wandel begriffene soziale und materielle Situationen stellen durch Narration verschiedene Formen von Selbstrepräsentationen zur Verfügung. Narrative Konstruktionen von lebensweltlich und situativ unterschiedlichen alten und neuen Diskursen können von Kindheit an in eine Patchwork-Identität integriert werden.

Die narrative Identität kann auch als Lebenseinheit eines Individuums gesehen werden. Wie eine Person ihre Identität in den Geschichten entwirft, sie artikuliert und zum Ausdruck bringt, kann in zeitlicher Distanz, je nach Situation und Intention ganz unterschiedlich sein. Das Empfinden, in einem erneuten Erzählvorgang trotzdem ein Identitätsgefühl zu haben, „derselbe zu sein", ist wohl eine Illusion, die wir in unserer Entwicklung als Orientierung brauchen und die uns im Innersten zusammen und gesund hält.

Kraus (1996) kommt aufgrund seiner Analyse der durch Narration ermöglichten Identitätskonstruktionen und Identitätsprojekte zu dem Ergebnis, dass auf Selbsterzählungen nicht verzichtet werden kann. Das Ende der Mythen- und Märchen-Erzählungen bedeutet nicht, dass Individuen davon absehen können oder wollen, sich selbst zu erzählen. Allerdings ist es schwieriger geworden, „aus einem Guss" zu erzählen. Brüche sind an der Tagesordnung. Ein soziales, gesellschaftliches Regelwerk, das Kontinuität in Rollen, Meinungen oder Haltungen anbietet, wird nur noch fragmentarisch geboten. Gerade deshalb brauchen wir den narrativen Selbstentwurf und damit eine konstruierte Kohärenz. Wenn diese Kohärenz fehlt, löst sich das Individuum auf, wird psychisch krank. Die Auseinandersetzung mit uns selbst und die Bemühung um Kohärenz ermöglicht uns psychische Gesundheit (Frosh 1991). Das Selbst ist kein fester Besitz, der einfach mal entsteht, ist und für immer bleibt, sondern ein Konstrukt, das stets in der Entwicklung bleibt und gewissermaßen ein Leben lang vorläufig bleibt.

Identität und Selbst aus Sicht der Psychoanalyse

Wie das Verhältnis von Identitäts- und Selbstentwicklung zu denken ist, ist ein klassisches Thema der Psychoanalyse. Spätestens nach Eriksons „*Identität und Lebenszyklus*" (1959) ist die Frage der Identität auch ein Thema für die Psychoanalyse, wobei hier allerdings eher der Begriff des Selbst im Mittelpunkt steht. Danach ist das Selbst stets als ein Werdendes zu verstehen. Zudem ist die Entwicklung des Selbst unauflöslich mit der Entwicklung der Beziehung zu Objekten verbunden. Das „Selbst und die Welt der Objekte" (Jacobsen 1978), Selbstrepräsentanzen und Objektrepräsentanzen hängen unauflöslich miteinander zusammen, sind gewissermaßen als zwei Seiten derselben Medaille zu verstehen (Mahler 1975). Der Ursprung des Selbst liegt in der Beziehung, ist dialogisch zu denken: „Am Anfang des Lebens ist das Selbst nur ein potentielles. Zu seiner Aktualisierung bedarf es der dialogischen Beziehung. Um ins Leben gerufen zu werden, muss es angesprochen werden, und ist dies der Fall, dann antwortet das Selbst. Nur so kann es sein und leben" (Knapp 1988, S. 101). Das damit entstehende Selbst-Verhältnis ist somit zugleich auch als ein Verhältnis zu anderen zu verstehen und ist eine Folge eines fundamentalen Getragen- und Gehaltenseins. Mit der Konstituierung des sogenannten „Kernselbst" verbunden ist ein Gefühl, das Erikson (1968) mit dem Begriff des „Urvertrauens" bezeichnet hat.

Schon hier sei darauf hingewiesen, dass damit aus Sicht der Psychoanalyse nur die Beziehung zu menschlichen Objekten gemeint ist. Die für unser Thema wichtige Dimension der Beziehung zu nicht-menschlichen Objekten – also eben auch Landschafts- und Naturphänomenen – gerät damit nicht in den Blick (siehe Gebhard 2016 b, in diesem Band Kapitel 11).

Sigmund Freud hat aus triebtheoretischer Perspektive die Begriffe des Selbst und des Ichs oft noch gleichbedeutend verwendet. Auch Erikson (1973) hat mit seinem einflussreichen Identitätskonzept in Anlehnung an Freud die Identitätsdimension vor allem als eine Art Ich-Identität begründet. Die Psychoanalyse spricht dabei in der Regel vom „Selbst" und nicht oder zumindest nur selten von Identität. Jedoch können für unseren Zusammenhang die Begriffe „Selbstgefühl" und „Identitätsgefühl", wenn auch nicht als synonyme Begriffe, so doch zumindest als sehr verwandte Konzepte verstanden werden.

So erlangte das Selbst und damit die Identität im Zuge der Entwicklung der Objektbeziehungs- und Narzissmustheorie eine eigene Dignität. Die Selbst-Bedürfnisse bzw. narzisstischen Bedürfnisse werden unabhängig von triebtheoretischen Überlegungen als ein eigenes System betrachtet. Die ausgeglichene seelische Befindlichkeit angesichts eines gesicherten Identitätsgefühls und regulierten Selbstwertgefühls sind damit zu unterscheiden von der Entspannung, die sich aus der Befriedigung von Trieben ergibt. Die Struktur und die Bedürfnisse des Selbst werden damit zu einem der zentralen Bezugspunkte der Psychoanalyse.

Obwohl das Selbst also zu einer zentralen Kategorie der Psychoanalyse geworden ist, ist es trotzdem sehr schwierig, es begrifflich zu fassen. Das Selbst ist gewissermaßen eher eine regulative Idee als eine ontologisch zu definierende Essenz. Das muss auch einer der prominentesten Selbstpsychologen einräumen: „Das Selbst ist, ob man es im Rahmen der Psychologie des Selbst im engeren Sinne als spezifische Struktur des psychischen Apparats auffasst oder im Rahmen der Psychologie des Selbst im weiteren Sinne als Mittelpunkt des psychologischen Universums des Individuums, wie alle Realität (…) in seiner Essenz nicht erkennbar. Wir können mit Introspektion und Empathie nicht das Selbst per se erreichen" (Kohut 1979, S. 298).

Das Selbst ist insofern nicht in seiner „eigentlichen Eigenart", in seiner Essenz beschreibbar oder auch nur denkbar, wohl allerdings in seinen psychischen Manifestationen (vgl. Knapp 1988). Insofern gibt es so etwas wie eine subjektiv als wirksam empfundene psychische Realität, dass wir uns als ein Selbst empfinden, dass wir eine Identität erleben, nach der wir gleichsam stets bei allen Wandlungsprozessen „dieselben" sind. Deshalb sollen im Folgenden eingedenk aller essentialistischer Vorbehalte die Funktionen und Attribute des „Selbst" dargelegt werden.

Das Selbst im Kontext der Narzissmustheorie dient der Erhaltung des narzissti schen Gleichgewichts. Wenn eine entsprechende Selbststruktur nicht hinreichend ausgebildet ist, wenn das Selbst gewissermaßen nicht hinreichend in sich ruht, entsteht ein Hunger nach Objekten, die die fehlende eigene Struktur ausgleichen sollen. Das Selbst als struktureller Mittelpunkt der Person verursacht insofern im Idealfall ein Gefühl von Kohärenz und zugleich ein grundlegendes Selbstwertgefühl. Das Kohärenzgefühl wird in der salutogenetischen Konzeption von Antonovsky (1979) eine zentrale Rolle einnehmen, die wir im folgenden Abschnitt behandeln.

Das Selbst im Sinne der psychoanalytischen Narzissmustheorie ist zum einen eine Instanz für die psychische Grundstruktur (die, wie bereits ausgeführt, als eine Funktion von haltenden Objektbeziehungen zu verstehen ist) und zum anderen eine Instanz zur Regulierung des Selbstwertgefühls. Das Selbst kann vor diesem Hintergrund stark, stabil oder kohärent sein. Damit kann ein Gefühl von Identität entstehen und zugleich das besagte Selbstwertgefühl reguliert werden. Es wird im Kontext der theoretischen Fundierung des Konzepts der Therapeutischen

Landschaften (Gesler 1992) zu überlegen sein, welche Bedeutung Natur, *places* und Landschaft bei der Konstituierung der Stabilität und Kohärenz des Selbst haben können. Ein wesentliches theoretisches Konzept wird dabei der Begriff der „Selbstobjekte" sein, ein Gedanke, der im Kapitel über die psychodynamische Bedeutung der nicht-menschlichen Umwelt ausgeführt wird (siehe Gebhard 2016b, in diesem Band Kapitel 11).

Im Unterschied, zum Teil auch im Gegensatz zu der klassischen psychoanalytischen Auffassung vom werdenden, aus der Beziehung geborenen Selbst wird neuerdings vor dem Hintergrund empirischer Forschungen an Säuglingen postuliert, dass es ein zwar rudimentäres, aber doch aktives, intentionales Selbst von Anfang an gäbe. Im Gegensatz zur Annahme des symbiotischen Ursprungs der psychischen Entwicklung (Mahler 1975), nach der eine anfängliche symbiotische Ungeschiedenheit bzw. Verschmelzung von Selbst und Objekt durch fortschreitende Differenzierung erst zu Selbst- und Objektrepräsentanzen führe, wird hier davon ausgegangen, dass es ein „auftauchendes" Selbst („*emergent self*") als Mittelpunkt des individuellen Selbst bereits bei Neugeborenen gibt, und zwar im Zusammenhang mit angeborenen Fähigkeiten, im Hinblick auf Wahrnehmung und Erinnerung und vor allem der damit verbundenen kognitiven Leistung, Ordnungen zu erkennen. Nach den empirischen Befunden der Säuglingsforschung (Stern 1985; Lichtenberg 1983; Dornes 1993, 1997) muss das Konzept des „normalen Autismus" und das der Symbiose aufgegeben werden. Vielmehr muss angenommen werden, „dass das Gefühl vom Selbst und die Wahrnehmung vom Objekt von Anfang an wesentlich einheitlicher, integrierter und kohärenter ist, als bisher angenommen wurde" (Dornes 1997, S. 37). Neben der Phase des „auftauchenden" Selbst („*emergent self*") in den ersten beiden Lebensmonaten postuliert Stern (1985) ein sogenanntes Kernselbstempfinden („*sence of a core self*"), das es gestattet, sich als abgegrenztes kohärentes Selbst zu fühlen („*self-versus-other*"). Das Primäre ist demnach die Getrenntheit. Erst vor diesem Hintergrund eines gleichsam „gesicherten" Selbst kann es intensive Gemeinsamkeitserlebnisse geben. Die Phase des subjektiven Selbstempfindens geht mit etwa 18 Monaten in das verbale Selbstempfinden über. Damit einher geht die Fähigkeit, sich selbst zum Objekt zu machen, in Symbolen zu reflektieren und kommunizieren zu können (vgl. Deneke 1989). Ab einem Alter von etwa drei Jahren spricht Stern vom narrativen Selbstempfinden, ein Gedanke, den wir im Abschnitt zur narrativen Identität bereits dargestellt haben.

Mit den Befunden der Säuglingsforschung sind freilich die klassischen bindungstheoretischen Annahmen der Psychoanalyse bezüglich der Bedeutung einer haltenden förderlichen Umwelt nicht obsolet geworden: natürlich bleibt die Beziehung zu Objekten weiter ein wesentlicher Bedingungsfaktor für die Beschaffenheit, die Kohärenz, gleichsam die Identität des Selbst. Es gibt ein grundlegendes Bedürfnis nach Bindung und Zugehörigkeit (Lichtenberg 1983). Allerdings wird das Selbst durch diese Objektbeziehungen nicht gleichsam erschaffen, sondern „nur" geformt. Auch die Säuglingsforschung beobachtet natürlich intensive Gemeinsamkeitserlebnisse zwischen Mutter und Kind. Bei solchen „*experiences of self-with-other*" (Stern 1985) kann man nicht von symbiotischen Zuständen sprechen, sondern es gibt von Anfang an ein abgrenzbares Selbst. Der zentrale Gedanke dabei ist, dass dieses Selbst von Anfang an anerkannt werden will und dass eben diese Erfahrung die Konstitution des Selbst grundlegend formt. Die fundamental notwendige Funktion der Anerkennung wird von der empirischen Säuglingsforschung und der Bindungstheorie gleichermaßen betont und auch von Klassikern der Selbstpsychologie zum Zentrum ihrer Theoriebildungen gemacht (vgl. Dornes 1997): Zu nennen wäre hier das Kohutsche (1975) „Größenselbst", das im Hinblick auf eine gute Selbstentwicklung Bestätigung und empathische Spiegelung braucht, die Winnicott'sche (1960) Unterscheidung von „wahrem" und „falschem" Selbst und nicht zuletzt das Konzept der „primären Liebe" von Balint (1968), der zufolge es primär nicht nur um Bedürfnisbefriedigung, sondern zugleich und vor allem um die Anerkennung der ganzen Person, eben des Selbst, geht.

Kohärenzgefühl

Aufgrund des Identitätsgefühls gewinnt ein Subjekt ein Gefühl dafür, das Alltagsleben zu bewältigen. Es erlangt Einschätzungen über die Sinnhaftigkeit seiner Projekte. Genau diese Bewertungsprozesse bilden die Grundlage für das sogenannte Kohärenzgefühl. Antonovsky (1979) hat im Rahmen seiner Überlegungen zur Salutogenese drei wesentliche Komponenten des Kohärenzgefühls (‚*sense of coherence*') entwickelt: Sinnhaftigkeit oder Bedeutsamkeit (*meaningfulness*), Machbarkeit oder Handhabbarkeit (*manageability*) und Verstehbarkeit (*comprehensibility*). Mit Verstehbarkeit ist die Möglichkeit gemeint, interne und externe Stimuli sinnhaft wahrzunehmen, als geordnete, konsistente, strukturierte und klare Information, die das Individuum in sein Identitätsgefühl integrieren kann. Aufgrund dieser Verstehbarkeit kann das Individuum gewisse Ereignisse voraussehen und so ein Gefühl des Vertrauens dafür entwickeln, dass die Dinge sich in der Zukunft gut entwickeln werden. Die Handhabbarkeit meint das Wahrnehmen von Möglichkeiten und Ressourcen, die man zur Verfügung hat, um den externen Anforderungen begegnen zu können. Dabei spielt die innere und äußere Kontrolle eine wichtige Rolle. Das Gefühl der Handhabbarkeit kann sich auf eigene Ressourcen, die man selbst unter Kontrolle hat, stützen oder sich auch auf das Vertrauen zu anderen beziehen.

Die dritte Komponente repräsentiert das motivationale Element. Die Sinnhaftigkeit bezieht sich auf Lebensbereiche, die Personen wichtig sind, die ihnen am Herzen liegen, die in ihren Augen Sinn machen in einem emotionalen und kognitiven Sinne. Ereignisse können so als Herausforderung und wichtig genug angesehen werden, emotional in sie zu investieren und sich zu engagieren (Antonovsky 1979).

Keupp et al. (2008) gehen davon aus, dass die Verdichtungsprozesse zum Selbst und zum Kohärenzgefühl nicht als einfacher Generalisierungsvorgang vonstatten gehen, sondern entlang zentraler Identitätsziele (z. B. Anerkennung, Wertschätzung etc.) erfolgen. In ihren empirischen Forschungen geht es um den Zusammenhang von Gesundheit und Identität sowie um die Frage, inwiefern erfolgreiche Identitätsarbeit eine zentrale Voraussetzung für Gesundheit darstellt. Die Bedeutung der „inneren Kohärenz" als zentrale Bedingung der Identitätsarbeit kann empirisch belegt werden (Haberlandt et al. 1995; Höfer 1999). So konnte in einer Untersuchung mit 744 Jugendlichen und jungen Erwachsenen im Alter zwischen 12 und 24 Jahren quantitativ der Kohärenzsinn als wichtige Bewältigungsressource evaluiert werden. Die Ausprägung des Kohärenzsinnes korrelierte mit dem Gesundheitsstatus, der mit psychosomatischen Stresssymptomen und psychischer Belastung gemessen wurde. Auch die qualitativen Interviews von 60 Jugendlichen zeigten, dass der Kohärenzsinn in den heutigen immer weniger gesicherten und tradierten, aber auch freieren Gesellschaftsbedingungen eine wichtige Rolle in der Identitätsentwicklung von Jugendlichen spielt.

> „In einer Gesellschaft, die für die individuelle Entwicklung nicht ausreichende Sicherheiten zur Verfügung stellt, die Ambivalenz zu einer umfassenden Erfahrung macht, beweist sich der Kohärenzsinn offensichtlich als wesentliche Kompetenz. Der Kohärenzsinn unterstützt die Selbstorganisationsprozesse, er befähigt Jugendliche, für sich selbst ‚Sicherheit' herzustellen, und Ambivalenzen können somit nicht nur als Problem, sondern auch als Herausforderung verstanden werden" (Höfer 1998, S.357).

Der Kohärenzsinn ist nicht durch das Bestreben gekennzeichnet, alles einheitlich zu machen, sondern den Lebensbedingungen einen subjektiven Sinn zu geben und sie mit den eigenen Wünschen und Bedürfnissen in Einklang zu bringen. Auf Gesundheit bezogen, wird Identität zu einer der zentralen Ressourcen, die das Subjekt mobilisieren kann, um mit belastenden, widrigen und widersprüchlichen Alltagserfahrungen produktiv umgehen zu können und nicht krank zu werden (Haberlandt et al. 1995, S.9).

Fazit

Ein bedeutendes Identitätskonstrukt aus Sicht der Psychoanalyse ist das Selbst. Das Selbst wird eher als eine regulative Idee als eine ontologisch zu definierende „Essenz" verstanden. Das Selbst ermöglicht die Empfindung, ein einheitliches sich konsistent fühlendes, denkendes und handelndes Wesen zu sein. Dabei kann dem Selbst nie eine starre Bedeutung zugeschrieben werden. Es ist immer im Wandel und es kann mit noch so großer Introspektion und Empathie letztlich nie vollständig erfasst werden. Das Selbst ist als ein stets Werdendes zu verstehen. Ausdruck davon ist die Keuppsche Identitätsarbeit, die, immer wieder neu geleistet, zu einem Identitäts-"Patchwork" führt und Sinn stiftet. Worauf die Psychoanalyse in der Konstruktion des Selbst ebenfalls Wert legt, ist die Beziehung zu Objekten, die das Selbst gewissermaßen erst entstehen lassen. So ist die Entwicklung des Selbst mit der Entwicklung der Beziehung zu Objekten verbunden. Somit korrelieren Selbst- und Objektrepräsentanzen eng. Das Gefühl vom Selbst und die Wahrnehmung vom Objekt sind von Anfang an wesentlich einheitlicher, integrierter und kohärenter, als bisher angenommen und beginnen schon in den ersten Lebensmonaten. Stern (1985) postuliert einen integrierenden und organisierenden Prozess – „*the emergent sense of self*" -, aufgrund dessen der Säugling seine Fähigkeit zum Lernen und zur Kreativität entwickelt. Nach den ersten zwei Monaten scheint sich ein sogenanntes Kernselbstempfinden („*sence of a core self*") aufgrund des sich entwickelnden episodischen Gedächtnisses (ein Teil des autobiographischen Gedächtnisses) zu bilden, das es gestattet, sich als abgegrenztes kohärentes Selbst zu fühlen („*self-versus-other*"). Das Primäre ist demnach die Getrenntheit, und vor diesem Hintergrund eines gleichsam „gesicherten" Selbst kann es intensive Gemeinsamkeitserlebnisse geben. Die Phase des subjektiven Selbstempfindens, das sich aufgrund intersubjektiver Erfahrungen bildet, geht mit etwa 18 Monaten in die Phase des verbalen Selbstempfindens über. Damit kann das Kind sich selbst zum Objekt zu machen, kann in Symbolen reflektieren und kommunizieren. Ab einem Alter von etwa drei Jahren begleitet uns das narrative Selbstempfinden. Unser ganzes Leben und unsere Beziehung zur Welt gestalten wir als Narrationen, indem wir alltägliche Interaktion und Erlebtes erzählend bewusst werden lassen und verarbeiten. Mit der „narrativen Identität" ist ein grundlegender Modus der sozialen Konstruktion von Wirklichkeit gemeint. Wie das Selbst eben ein stets Werdendes ist, bleiben auch die Selbstnarrationen nicht stabil, sondern bilden und verändern sich in sozialen Aushandlungsprozessen. Narrationen können soziale Veränderungsprozesse analytisch und imaginativ in kollektive und individuelle Sinnkonstruktionen überführen. Somit ist die Identitätskonstituierung ein offener Prozess. Über Verknüpfung, Konfliktaushandlung, Ressourcen und Narration wird

Identität erarbeitet. Der Begriff der Identitätsarbeit verdeutlicht, dass Identität nicht etwas ist, was wir von Geburt an haben, was also genetisch determiniert ist, nur in einer Lebensphase entwickelt werden kann oder vom Soziostatus abhängt, sondern, dass wir Identität subjektiv in einem lebenslangen Prozess in der Interaktion mit Subjekten, Objekten und deren Kontext konstituieren. Dabei entwickeln wir neben den erwähnten Kernnarrationen Teilidentitäten, die wir je nach Situation Mitmenschen und *places* zu einem Patchwork zusammenfügen, ein Identitätsgefühl und Handlungsfähigkeit. Im Zusammenhang mit dem Identitätsgefühl wird auch an das Kohärenzgefühl nach Antonovsky, das Sinnhaftigkeit, Handhabbarkeit und Verstehbarkeit beinhaltet, erinnert. Unterschiedlichen einfachen und schwierigen Lebensbedingungen kann so ein subjektiver Sinn gegeben und mit den eigenen Wünschen und Bedürfnissen in Einklang gebracht werden. Auf Gesundheit bezogen, wird Identität zu einer der zentralen Ressourcen, die das Subjekt mobilisieren kann, um mit belastenden, widrigen und widersprüchlichen Alltagserfahrungen produktiv umgehen zu können und nicht krank zu werden. Je öfter es gelingt, individuelle Identitätsbedürfnisse zu erfüllen, desto mehr entwickelt das Subjekt einen gesunden Bezug zu sich selbst. Als solches beeinflusst es auch den Bewältigungsprozess; denn inwieweit ein Individuum Werte entwickelt und diese auch verwirklichen kann, ist eine Funktion seines positiven, salutogenetisch wirksamen Selbstgefühls.

Literatur

Antonovsky, A. (1979). *Health, stress and coping.* San Francisco: Jossey-Bass Publishers.

Balint, M. (1968.) *Therapeutische Aspekte der Regression. Die Theorie der Grundstörung.* Reinbek bei Hamburg: Rowohlt.

Berger, P. L. (1994). *Sehnsucht nach Sinn. Glauben in einer Zeit der Leichtgläubigkeit.* Frankfurt am Main: Campus.

Bloch, E. (1985). *Das Prinzip Hoffnung.* Werkausgabe: Band 5. Frankfurt am Main: Suhrkamp.

Bohleber, W. (1997). Zur Bedeutung der neueren Säuglingsforschung für die psychoanalytische Theorie der Identität. In H. Keupp & R. Höfer (Hrsg.), *Identitätsarbeit heute* (S. 93-119). Frankfurt am Main: Suhrkamp.

Bruner, J. (1991). The Narrative Construction of Reality. *Critical Inquiry 18(1)*, 1-21.

Bruner, J. (1997a). *Sinn, Kultur und Ich-Identität.* Titel der Originalausgabe *Acts of meaning.* 1990. Übersetzung von Köck, W. K., Carl-Auer-Systeme. Heidelberg: Verlag und Verlag Buchhandlung.

Bruner, J. (1997b). A Narrative Model of Self-Construction. *Annals New York Academy of Science 818*, 145-161.

Burke, P. J. (1991). Identity processes and social stress. *American Sociological Review 56*, 836-849.

Buttimer, A. (1978). Home, reach, and the sense of place. In H. Idskogius (Hrsg.), *Regional identity and change in a regional society* (S. 166-187). Stockholm: Almquist & Wiksell.

Claßen, T., & Kistemann, T. (2010). Das Konzept der Therapeutischen Landschaften, *Geographische Rundschau 7-8*, 40-6.

Deneke, F.-W. (1989). Das Selbst-System. *Psyche 43*, 577-608.

Dornes, M. (1993). *Der kompetente Säugling. Die präverbale Entwicklung des Menschen.* Frankfurt am Main: Fischer.

Dornes, M. (1997). *Die frühe Kindheit.* Frankfurt am Main: Fischer.

Elias, N. (1976). *Über den Prozess der Zivilisation.* Frankfurt am Main: Suhrkamp.

Erikson, E. H. (1964). *Einsicht und Verantwortung.* Stuttgart: Klett.

Erikson, E. H. (1973). *Identität und Lebenszyklus.* Titel der Originalausgabe *Identity and the Life Cycle*, 1959. Übersetzt von K. Hügel. Frankfurt am Main: Suhrkamp.

Erikson, E. H. (1968). *Kindheit und Gesellschaft.* Frankfurt am Main: Suhrkamp.

Freud, S. (1917). Eine Schwierigkeit der Psychoanalye. *Imago. Zeitschrift für Anwendung der Psychoanalyse auf die Geisteswissenschaften Bd. V*, 1-7.

Frosh, S. (1991). *Identity crisis. Modernity, psychoanalysis and the self.* London: Macmillan.

Gebhard, U. (2016b). Zum Zusammenhang von Persönlichkeitsentwicklung und Landschaft. In U. Gebhard/T. Kistemann (Hrsg.), *Landschaft – Identität – Gesundheit. Zum Konzept der Therapeutischen Landschaften* (S. 169-184). Wiesbaden: Springer VS.

Gergen, K. J., & Gergen, M. M. (1988). Narrative and the self as relationship. In L. Berkowitz (Hrsg.), *Advances in experimental social psychology* (S.17-56). New York: Academic Press.

Gesler, W. M. (1992). Therapeutic landscapes: Medical issues in light of new cultural geography. *Social Science & Medicine 34(7)*, 735-746.

Haberlandt, M., Höfer, R., Keupp, H., Seitz, R., & Strauss, F. (1995). Risiken und Chancen der Entwicklung im Jugendalter. In Kolip et al. (Hrsg.), *Jugend und Gesundheit, Interventionsfelder und Präventionsbereiche* (S. 87-109). Weinheim, München: Juventa.

Höfer, R. (1999). *Jugend, Gesundheit und Identität. Studien zum Kohärenzgefühl.* München, Universität Opladen: Leske + Budrich.

Höfer, R. (1998). Jugend, Gesundheit und der „Sense of Coherence". *Zeitschrift für Gesundheitswissenschaften 6 (4)*, 341-357.

Jacobsen, E. (1978). *Das Selbst und die Welt der Objekte.* Frankfurt am Main: Suhrkamp.

Kaplan, H. B. (1996). *Psychosocial stress. Perspectives on structure, theory, life-course, and methods.* San Diego: Academic Press.

Kaufmann, S. (2005). *Soziologie der Landschaft.* Wiesbaden: VS Verlag für Sozialwissenschaften.

Kearns, R. A., & Gesler, W. (1998). Introduction. In R. Kearns, & W. Gesler (Hrsg.), *Putting Health into Place. Landscape, Identity and Well-Being* (S. 1-13). Syracuse: Syracuse University Press.

Keupp, H., Ahbe, T., Gmür, W., Höfer, R., Mitzscherlich, B., Kraus, W., & Straus, F. (2008). *Identitätskonstruktionen. Das Patchwork der Identitäten in der Spätmoderne.* Reinbek bei Hamburg: Rowohlt.

Knapp, G. (1988). *Narzissmus und Primärbeziehung: psychoanalytisch – anthropologische Grundlagen für ein neues Verständnis von Kindheit.* Berlin, Heidelberg, New York: Springer.

Kohut, H. (1975). Formen und Umformungen des Narzissmus. In: Ders.: Die Zukunft der Psychoanalyse: Aufsätze zu allgemeinen Themen und zur Psychologie des Selbst (S. 140-172). Frankfurt am Main: Suhrkamp.

Kohut, H. (1979). *Die Heilung des Selbst.* Frankfurt am Main: Suhrkamp Taschenbuch Wissenschaft [am. Orig.: Kohut, H. (1977). *The Restoration of the Self.* Madison CO: International Universities Press].

Krappmann, L. (1969). *Soziologische Dimensionen der Identität. Strukturelle Bedingungen für die Teilnahme an Interaktionsprozessen.* Stuttgart: Klett-Cotta.

Kraus, W. (1996). *Das erzählte Selbst. Die narrative Konstruktion von Identität in der Spätmoderne.* Pfaffenweiler: Centaurus.

Lengen, C. (2016a). Places – Orte mit Bedeutung. In U. Gebhard/T. Kistemann (Hrsg.), *Landschaft – Identität – Gesundheit. Zum Konzept der Therapeutischen Landschaften* (S.19-29). Wiesbaden: Springer VS.

Lengen, C. (2016b). Place Identity – Zur identitätskonstituierenden Funktion von Landschaft. In U. Gebhard/T. Kistemann (Hrsg.), *Landschaft – Identität – Gesundheit. Zum Konzept der Therapeutischen Landschaften* (S. 185-199). Wiesbaden: Springer VS.

Lengen, C., & Kistemann, T. (2012). Sense of place and place identity: Review of neuroscientific evidence. *Health & Place 18(5),* 1162-1171.

Lengen, C. (2015). The effects of colours, shapes and boundaries of landscapes on perception, emotion and mentalising processes promoting health and well-being. *Health & Place* 35, 166-77.

Lichtenberg, J. D. (1991). *Psychoanalyse und Säuglingsforschung.* Berlin, Heidelberg, New York, London, Paris, Tokyo, Hong Kong, Barcelona: Springer. (englische Erstausgabe *Psychoanalysis and the infant research,* London, New York: Rouledge, 1983).

Mahler, M. S., Pine, F., & Bergman, A. (1978). *Die psychische Geburt des Menschen. Symbiose und Individuation.* Frankfurt am Main: Fischer (englische Erstausgabe *The Psychological Birth of the Human Infant.* New York: Basic Books, 1975).

Mahler, M. S. (1958). Autism and symbiosis, two extreme disturbances of identity. *International Journal of Psychoanalysis 39,* 77-83.

Petzold, H. (1988). *Methoden des therapeutischen Umgangs mit Symbolen und Symbolisierungsprozessen. Überlegungen zu Kernqualitäten des Menschenwesens.* Vortrag auf dem 7. Deutschen Symposium für Kunsttherapie, 27.-30. November 1988. Hückeswagen: Fritz Perls Akademie.

Piaget, J. (1969/1974). *Nachahmung, Spiel und Traum: die Entwicklung der Symbolfunktion beim Kinde.* Stuttgart: Klett (französische Erstausgabe: Imitation, jeu et rêve – Image et representation, Neuchâtel; Paris: Delachaux et Niestlé 1945).

Relph, E. (1976). *Place and Placelessness.* London: Pion.

Rilke, R. M. (1922). *Duineser Elegien. Die Sonette an Orpheus.* Mit den Erläuterungen von Katharina Kippenberg, 1991. Zürich: Manesse.

Stern, D. N. (1992). *Die Lebenserfahrung des Säuglings.* Stuttgart: Klett-Cotta (englische Erstausgabe: The Interpersonal World of the Infant, New York, Basic Books, 1985).

Taylor, S. E., & Brown, J. D. (1988). Illusion and well-being: A social psychological perspective on mental health. *Psychological Bulletin 103,* 193-210.

Tuan, Y.-F. (1974). *Topophilia: A study of environmental perception, attitudes and values.* Englewood cliffs, NJ: Prentice-Hall.

Völker, S., & Kistemann, T. (2011). The impact of blue space on human health and well-being – Salutogenetic health effects of inland surface waters: A review. *International Journal of Hygiene and Environmental Health 214,* 449-460.

Völker, S., & Kistemann, T. (2013). "I'm always entirely happy when I'm here!" Urban blue enhancing human health and well-being in Cologne and Düsseldorf, Germany. *Social Science & Medicine 78*, 113-124.
Williams, A. (2008). *Therapeutic Landscapes.* Ashgate's Geographies of Health Series. Farnham, Burlington: Ashgate.
Winnicott, D.W. (1960). Ich-Verzerrung in Form des wahren und falschen Selbst. In D. Winnicott (1974, Hrsg.), *Reifungsprozesse und fördernde Umwelt* (S. 182-199). München: Kindler.
Zirfas, J. (2010). Identität in der Moderne. Eine Einleitung. In B. Jörissen, & J. Zirfas (Hrsg.), *Schlüsselwerke der Identitätsforschung* (S. 9-17). Wiesbaden: VS Verlag für Sozialwissenschaften.

Gesundheit und Wohlbefinden

5

Claudia Hornberg

Einheitliche bzw. übereinstimmende wissenschaftliche Definitionen von Gesundheit und Wohlbefinden existieren bislang nicht (Ziegelmann 2002). Ein Grund hierfür liegt sicherlich in dem vielschichtigen Verständnis von Gesundheit und Wohlbefinden mit unterschiedlichen theoretischen Rahmungen und Denktraditionen in den diversen Wissenschaftsdisziplinen. Die Literatur stimmt weitgehend darüber ein, dass Gesundheit mehrdimensional ist. Dessen ungeachtet verlaufen die Diskurse zu den einzelnen Dimensionen von Wohlbefinden und Gesundheit vielfach kontrovers (Faltermaier et al. 1998). Beide Begriffe werden je nach kulturellem Hintergrund und Betrachtungsperspektive (ethnologisch, juristisch, medizinisch, philosophisch, psychologisch, soziologisch) unterschiedlich definiert (Ziegelmann 2002). Eine besondere Bedeutung kommt den zugrunde liegenden Bezugssystemen zu.

Gesundheit ist ein Terminus, der je nach Blickwinkel und Fragestellung unterschiedlich verstanden werden kann. Die Versuche, Gesundheit positiv und nicht nur die Abwesenheit von medizinisch definierter Krankheit zu definieren, sind vielfältig.

Gesundheitsdefinition der WHO

Die Weltgesundheitsorganisation (WHO) definiert in der Präambel ihrer Verfassung (WHO 1946) Gesundheit als einen Zustand des vollständigen körperlichen, geistigen und sozialen Wohlbefindens, der sich nicht nur durch die Abwesenheit von Krankheit und Gebrechen auszeichnet.

Das in dieser viel zitierten Definition zum Ausdruck kommende Ideal einer „vollkommenen Gesundheit“ wurde wegen ihrer Unerreichbarkeit und der darin enthaltenen impliziten politischen Handlungsaufforderung vielfach kritisiert. Mit ihrem Schwerpunkt auf dem subjektiven Aspekt von Gesundheit gehört sie zu den kontrovers betrachteten Gesundheitsdefinitionen; nicht zuletzt aufgrund der Tatsache, dass sie zu wenig differenziert zwischen Gesundheit auf der einen und Wohlbefinden („*well-being*") auf der anderen Seite. Fuchs (1993) bewertet den WHO-Gesundheitsbegriff gar als illusorisch, utopisch und bisweilen gefährlich. Er argumentiert, dass der hier beschriebene funktionelle Zustand vollkommener Gesundheit nie erreicht werden könne, überdies überzogene Erwartungen gegenüber menschlichem Handeln fördere und diese Erwartungen in Ansprüche transformiere, ohne praktische Ziele zu formulieren (Schröder-Bäck 2012). Lanzerath (2000) sieht die Stärke der Gesundheitsdefinition der WHO hingegen darin, dass sie Gesundheit in einen breiten Kontext der menschlichen Lebenswelt einordne. Die Ottawa Charta für Gesundheitsförderung schließt daran an, indem sie explizit die Relevanz von Lebensumwelten als sozial-ökologische Größe für die Gesundheit der Menschen herausstellt (WHO 1986).

Wohlbefinden als Teil von Gesundheit

Anknüpfend an die Gesundheitsdefinition der WHO hat der Begriff des Wohlbefindens zahlreiche Präzisierungsversuche durch unterschiedliche Disziplinen erfahren. Während Gesundheit und Wohlbefinden oftmals undifferenziert und in einem Atemzug genannt werden, halten Trojan und Legewie (2001) entgegen, dass der Begriff des Wohlbefindens im Unterschied zum Gesundheitsbegriff einen höchst komplexen subjektiven Bewusstseinszustand abbilde, der sich einer unmittelbaren Beobachtung von außen grundsätzlich entziehe. Diese subjektive Dimension spiegelt sich auch in der Beschreibung von Mayring (1991) wider, der zufolge Wohlbefinden durch vier Faktoren charakterisiert ist:

- Belastungsfreiheit im Sinne der Abwesenheit von subjektiven Belastungen, Krankheitssymptomen und negativen Gefühlen
- Erleben von Freude im Alltag im Sinne kurzfristiger positiver Gefühle
- Zufriedenheit nach Abwägen positiver und negativer Lebensaspekte
- Empfinden von Glück, das über den konkreten Augenblick hinaus mit einem insgesamt positiven Lebensgefühl einhergeht

Der subjektive Gesundheitszustand ist zudem ein guter Indikator für die objektive gesundheitliche Lage, ermöglicht Vorhersagen über die künftige Häufigkeit von

Erkrankungen und zudem über die Inanspruchnahme von Gesundheitsleistungen (RKI und BZgA 2008).

Subjektives Wohlbefinden

Zunehmendes Interesse diverser Wissenschaftsdisziplinen gilt im Kontext Gesundheit der Bewertung des individuellen subjektiven Wohlbefindens (engl. *subjective well-being, SWB*).

Der Begriff des SWB lässt sich bis zum Utilitarismus zurückverfolgen. Die Idee des subjektiven Wohlbefindens greift auf das utilitaristische Prinzip zurück, wonach von allen möglichen Zuständen derjenige der beste sei, bei dem Glück am meisten Übergewicht über den Schmerz hat (Russell 1975). Nach Diener et al. (1999) bildet SWB als Sammelbegriff vier verschiedene, voneinander unabhängige Komponenten subjektiven Wohlbefindens ab: Bereichszufriedenheit, Lebenszufriedenheit, positive und negative Affekte.

Eine steigende Zahl von Studien entwickelt und prüft neue Erhebungsinstrumente und Konstrukte, die geeignet sind, das SWB zu messen und zwischen positivem und negativem (Wohl-)Befinden zu differenzieren. Das psychologische Konstrukt des subjektiven Wohlbefindens und der subjektiven Gesundheit wird von einigen Autoren auch als *Gesundheitsbezogene Lebensqualität (Health-Related Quality of Life, HRQoL)* gefasst, da die Begriffe in ihrer theoretischen Orientierung schwer voneinander abzugrenzen seien (Erhart et al. 2006, Schumacher et al. 2003). Sie wird heute als ein multidimensionales Konstrukt aus physischen, psychischen, emotionalen und sozialen Dimensionen verstanden. Wesentliche Größe ist auch hier die subjektive Wahrnehmung des Einzelnen (Schumacher et al. 2003). Gesundheitsbezogene Lebensqualität ist also die Summe von Bewertungen des eigenen Lebens sowie das Verhältnis von angenehmen und unangenehmen körperlichen und psychischen Empfindungen (Diener 1999).

Beim subjektiven Wohlbefinden handelt es sich um ein mehrdimensionales Konstrukt mit kognitiven und affektiven Komponenten. Die *kognitive* Einschätzung der Zufriedenheit mit dem eigenen Leben (z. B. in einem spezifischen Lebensbereich) wird auf der *affektiven* Ebene ergänzt von den im Alltag erlebten Stimmungen und Emotionen. Die nähere Beschreibung des subjektiven Wohlbefindens bedarf zudem der Unterscheidung zwischen dem aktuellen Status des Wohlbefindens und der allgemeinen Lage des Wohlbefindens. Hierbei ist von besonderer Bedeutung, dass positives und negatives (Wohl-) Befinden sowie psychische Erkrankungen in engem Bezug zueinander stehen (vgl. Bech 2000). Geschlechterdifferenzierende

Untersuchungen zeigen, dass als negativ empfundene Lebensveränderungen von Frauen und Männern unterschiedlich verarbeitet werden und Frauen tendenziell eher mit sinkendem positivem Wohlbefinden auf diese Veränderungen reagieren. Demgegenüber erweist sich ein reduziertes Wohlbefinden für beide Geschlechter als aussagekräftiger prognostischer Faktor für eine Depression (vgl. Bech 2000; Rutz et al. 1995)

In der Beschäftigung mit dem Konstrukt „Wohlbefinden" wird deutlich, dass Gesundheit sich nicht allein durch ein bestimmtes physiologisches Gleichgewicht und biologische Regelgrößen messen lässt. Gesundheit stellt sich vielmehr als ein komplexer, dynamischer Prozess dar, in dem u. a. physische, psychische, soziokulturelle und sozialökologische Komponenten interagieren und so das subjektive Gefühl des Wohlbefindens mit beeinflussen (Abraham et al. 2007). Ein solches Gesundheitsverständnis führt jenseits naturwissenschaftlich-biologisch orientierter Ansätze zum Konzept der Salutogenese, in dem Wohlbefinden als Schutzfaktor eine feste Größe ist.

Das Konzept der Salutogenese

Das salutogenetische Konzept als Basis für Theorie und Praxis in der Gesundheitsförderung geht auf den Medizinsoziologen *Aaron Antonovsky* (1923-1994) zurück. Im Fokus der Salutogenese stehen, im Unterschied zur medizinischen Pathogenese, die Ursachen und Bedingungen zur Herstellung und Erhaltung von Gesundheit. Gesundheit wird als ein dynamischer Prozess gefasst, der einem stetigen Wandel unterliegt und durch gesundheitsfördernde Ressourcen in der Umwelt (Verhältnisse), aber auch durch eigenes Handeln (Verhalten) beeinflussbar ist. Der individuelle Gesundheitsstatus steht insofern für die Fähigkeit eines Menschen, sowohl die inneren, körperlichen und psychischen, als auch die äußeren, sozialen und materiellen Anforderungen zu bewältigen (vgl. Fehr et al. 2005).

Die Vorstellung von Gesundheit als das Ergebnis einer Balance von (pathogenen) Risiko- und (salutogenen) Schutzfaktoren bringt zum Ausdruck, dass Gesundheit und Krankheit keine statischen, einander ausschließenden „Zustände" darstellen. Vielmehr ist nach Antonovsky (1997) davon auszugehen, dass sich der Mensch auf einem gedachten Gesundheits-Krankheits-Kontinuum in stetiger Bewegung befindet. Folgerichtig orientieren sich Gesundheitsmodelle, wie das der Salutogenese, an einer Lebenslaufperspektive, in der Gesundheit und Krankheit immer wieder neu austarieren und durch aktives Zutun des Einzelnen (z. B. über das Gesundheitsverhalten) in einen Gleichgewichtszustand gebracht werden müssen.

Eines der Kernelemente des Konzepts der Salutogenese ist das Kohärenzgefühl (*Sense of Coherence, SOC*), das mit den Komponenten Verstehbarkeit, Handhabbarkeit und Bedeutsamkeit/Sinnhaftigkeit eine Art Wahrnehmungs- und Beurteilungsmuster darstellt: Menschen fühlen sich dann gesund, wenn sie die Welt verstehen, mit dieser Welt „umgehen" können und einen (Lebens) Sinn in ihrer eigenen Existenz sehen. Antonovsky (1997) zufolge ist Gesundheit entscheidend von der Stärke des SOC abhängig, um darüber gesundheitliche Ressourcen zur Krankheitsbewältigung abrufen und zur Abwehr von Stressoren nutzen zu können. Wer über einen stark ausgeprägten Kohärenzsinn verfügt, kann seine Bewältigungsressourcen effizienter und schneller mobilisieren und bewegt sich im Gesundheits-Krankheits-Kontinuum eher in Richtung Gesundheit (Blättner 2007). Die individuellen und gesellschaftlichen Ressourcen für Wohlbefinden und Lebensqualität zu stärken, sind folglich in der Salutogenese zentrale Voraussetzungen, um Gesundheitsrisiken zu reduzieren, potentielle Krankheiten möglichst zu vermeiden und die Gesundheit zu erhalten bzw. zu fördern (Antonovsky 1997).

Selbstbewusstsein, Vertrauen in die eigenen Fähigkeiten und Ressourcen sowie das Gefühl, Kontrolle über das eigene Leben zu haben, erweisen sich im alltäglichen Leben als wichtige, gesundheitsförderliche Komponenten. Sie deuten zudem auf einen Zusammenhang von *Kohärenzsinn* und der Entwicklung von *Widerstandsressourcen* hin. Beide entwickeln und verändern sich über die gesamte Lebensspanne hinweg und unterliegen zahlreichen *Gesundheitsdeterminanten* (Barton und Grant 2006), die auf die menschliche Gesundheit einwirken. Sie umfassen neben individuellen Faktoren (z. B. angeborene genetische Eigenschaften Alter, körperliche und geistige Konstitution, Persönlichkeitsstruktur und Lebensstil) eine Vielzahl sozial-ökologischer Gesundheitsfaktoren, die sich z. B. in den Lebensverhältnissen (z. B. Wohnumwelt, Arbeitsumgebung) ausdrücken (vgl. Trojan und Legewie 2001). Bereits die Ottawa-Charta zur Gesundheitsförderung (WHO 1986) griff die Bedeutung der Lebensumwelt und der Lebensbedingungen explizit auf und verdichtete diese in der Forderung, gesundheitsfördernde Lebens(um) welten zu schaffen und einen nachhaltigen Umgang mit den Ressourcen aus der Umwelt zu realisieren. Sie schloss damit an die Europäische Charta Umwelt und Gesundheit aus dem Jahr 1989 an mit ihrem „Anspruch auf eine Umwelt, die ein höchstmögliches Maß an Gesundheit und Wohlergehen ermöglicht" (WHO 1989).

Literatur

Abraham, A., Sommerhalder, K. ,Bolliger-Salzmann, H. , & Abel, T. (2007). *Landschaft und Gesundheit. Das Potential einer Verbindung zweier Konzepte.* Bern: Universität Bern Institut für Sozial- und Präventivmedizin Abteilung Gesundheitsforschung.

Antonovsky, A. (1997). *Salutogenese. Zur Entmystifizierung der Gesundheit. Erweiterte deutsche Ausgabe von A. Franke.* Tübingen: dgvt-Verlag.

Barton, H., & Grant, M. (2006). A health map for the local human habitat. *Journal of the Royal Society for the Promotion of Health* 126, 252-261.

Bech, P. (2000). The difference in depression in men and women. What do we know about comorbidity today? *Report from lectures and discussions at the Nordic Psychiatric Symposium* (S. 6-19). Stockholm.

Blättner, B. (2007). Das Modell der Salutogenese. Eine Leitorientierung für die berufliche Praxis. *Prävention und Gesundheitsförderung* 2, 67-73.

Diener, E., Suh, E. M., Lucas, R. E., & Smith, H. L. (1999). Subjective well-being: Three decades of progress. *Psychological Bulletin* 125, 276-302.

Erhart, M., Wille, N., & Ravens-Sieberer, U. (2006). Die Messung der subjektiven Gesundheit: Stand der Forschung und Herausforderungen. In M. Richter, & K. Hurrelmann (Hrsg), *Gesundheitliche Ungleichheit. Grundlagen , Probleme, Perspektiven.* (S. 321-338). Wiesbaden: VS Verlag für Sozialwissenschaften/Springer Fachmedien.

Faltermaier, T., Kühnlein, I., & Burda-Viering, M. (1998). *Gesundheit im Alltag. Laienkompetenz in Gesundheitshandeln und Gesundheitsförderung.* Weinheim: Juventa.

Fehr, R., Neus, H., & Heudorf, U. (Hrsg.) (2005). *Gesundheit und Umwelt. Ökologische Prävention und Gesundheitsförderung. Handbuch Gesundheitswissenschaften.* Bern: Verlag Hans Huber.

Fuchs, C. (1993). Allokation der Mittel im Gesundheitswesen Rationalisierung versus Rationierung. *Medizinrecht* 11, 323-366.

Lanzerath, D. (2000). *Krankheit und ärztliches Handeln – Zur Funktion des Krankheitsbegriffs in der medizinischen Ethik.* Freiburg i.Br., München.

Mayring, P. (1991). Die Erfassung subjektiven Wohlbefindens. In A. Abele, & P. Becker (Hrsg.), *Wohlbefinden. Theorie, Empirie, Diagnostik.* (S. 51-71). Weinheim: Juventa.

RKI & BZgA (Robert Koch-Institut & Bundeszentrale für gesundheitliche Aufklärung) (Hrsg.). (2008). *Erkennen – Bewerten – Handeln: Zur Gesundheit von Kindern und Jugendlichen in Deutschland.* Berlin: Robert Koch-Institut.

Russel, B. (1975). *Philosophie des Abendlandes.* Wien: Europaverlag.

Rutz, W., von Knorring, L., Rihmer, Z., & Wålinder, J. (1995). Prevention of male suicides: lessons from Gotland study. *The Lancet* 345, 524.

Schröder-Bäck, P. (2012). Der Krankheitsbegriff als praktisches Kriterium. Gesundheitsphilosophische Überlegungen für die Soziale Arbeit. In Kauderer D. (Hrsg), *Diakoniewissenschaftliches Institut (DWI) Jahrbuch Band 42* (S. 224-245). Heidelberg: Diakoniewissenschaftliches Institut.

Schumacher, J., Klaiberg, A., & Brähler, E. (2003). Diagnostik von Lebensqualität und Wohlbefinden – Eine Einführung. In J. Schumacher, A. Klaiberg, & E. Brähler (Hrsg.), *Diagnostische Verfahren zu Lebensqualität und Wohlbefinden.* (S. 1-18). Göttingen: Hogrefe Verlag.

Trojan, A, & Legewie, H. (2001). *Nachhaltige Gesundheit und Entwicklung: Leitbilder, Politik und Praxis der Gestaltung gesundheitsförderlicher Umwelt- und Lebensbedingungen.* Frankfurt: Verlag für Akademische Schriften.

WHO (World Health Organization) (1946). *Preamble to the Constitution of the World Health Organization.* http://www.who.int/about/definition/en/print.html (Zugegriffen: 07. Februar 2015).

WHO (World Health Organization) (1986). *Health Promotion Ottawa Charter.* Ottawa.

WHO (World Health Organization) (1989). *Europäische Charta zu Umwelt und Gesundheit.* http://www.euro.who.int/__data/assets/pdf_file/0019/136252/ICP_RUD_113_ger.pdf (Zugegriffen: 07. Februar 2015).

Ziegelmann, J. P. (2002). Gesundheits- und Krankheitsbegriffe. In: R. Schwarzer, M. Jerusalem, & H. Weber (Hrsg.), *Gesundheitspsychologie von A bis Z* (S. 149-152). Göttingen: Hogrefe Verlag.

Empirische Befunde zum Zusammenhang von Landschaft und physischer Gesundheit

6

Thomas Claßen

Einleitung

Es ist unbestritten, dass unsere Lebensumwelt[1] in vielfältiger Weise direkt, aber auch indirekt Gesundheit und Wohlbefinden und damit die Lebensqualität der in einem Raum lebenden Bevölkerung beeinflusst. Heutzutage wird in diesem Kontext insbesondere der städtische Raum oftmals assoziiert mit belastenden und gesundheitsschädigenden (pathogenen) Umweltfaktoren (so genannten „environmental bads", z. B. Lärm, Luftschadstoffe, Temperaturextreme, aber auch Unfälle, soziale Isolation oder Gewalterfahrungen). Über direkte gesundheitsschädigende Einflüsse hinaus sind urbane Räume durch die hohe Dichte stark frequentierter Verkehrsinfrastruktur häufig mit Bewegungseinschränkungen und Barrieren in Bezug auf die nicht-motorisierte, so genannte Nahmobilität (zu Fuß gehen, Radfahren etc.) assoziiert, ein Umstand, der negative gesundheitliche Konsequenzen für die Bevölkerung haben kann (Frumkin 2003; Cutts et al. 2009; Claßen et al. 2012). Dieser Aspekt wiegt besonders schwer, da soziale und räumliche Unterschiede in der Verteilung von Umweltnutzen und -lasten und damit einhergehende gesundheitliche Ungleichheiten inzwischen vielfach beschrieben wurden (vgl. u. a. Bolte und Mielck 2004; Hornberg et al. 2011; Bolte et al. 2012).

1 Im gesundheitswissenschaftlichen Kontext wird der Begriff *Umwelt* sowohl an die physikalischen, chemischen und biologischen, als auch an die sozialen, kulturellen, technischen und ökonomischen Lebensbedingungen geknüpft. Damit beschreibt der Umweltbegriff weit mehr als lediglich die „grüne oder natürliche Umwelt" (vgl. Graumann & Kruse 2003).

Den „environmental bads“ stehen gesundheitsförderliche, salutogene[2] Ressourcen aus der Umwelt („environmental goods“) gegenüber. Sie können gesundheitliche Belastungen mildern, das allgemeine Wohlbefinden und die Gesundheit erhalten, aber auch steigern. Zu den salutogenen Ressourcen gehören u. a. urbane Grünräume (Stadtgrün[3]) und Gewässer (Stadtblau[4]), aber ebenso soziale Unterstützung durch Familie und Nachbarschaft sowie eine hohe Dichte an medizinischen Versorgungseinrichtungen (Richardson und Mitchell 2010; Claßen et al. 2012).

Sowohl die belastenden als auch die schützenden Faktoren aus unserer Lebensumwelt können in verschiedenartiger Weise auf unsere physische, mentale und soziale Gesundheit einwirken (vgl. u. a. Hartig et al. 2014):

- direkt aufgrund von unmittelbaren Wechselwirkungen mit Individuen (z. B. durch Inhalation von Feinstaub oder durch Absenkung des Stresshormonpegels und Blutdrucks beim Blick ins Grüne);
- indirekt durch die Beeinflussung weiterer Umweltfaktoren (z. B. Temperaturminderung durch Stadtgrün und Stadtblau in Hitzeperioden, aber auch Förderung der bodennahen Ozonbildung durch Phytochemikalien);
- indirekt durch eine mögliche Beeinflussung des Verhaltens von Individuen sowie unterschiedlichen Bevölkerungsgruppen (z. B. indem physische Aktivität (Bewegung) oder gesunde Ernährungsstile gefördert oder aber auch behindert werden).

---

2 Das von Aaron Antonovsky eingeführte Modell der *Salutogenese* beschäftigt sich mit der Frage, wie Gesundheit entsteht und welche Protektivfaktoren, als Gesundheitsressourcen und Kompetenzen bezeichnet, für die Gesundheit bestehen (vgl. Antonovsky1997).

3 Als *urbane Grünräume („Stadtgrün“)* werden in diesem Beitrag punktuelle Freiräume (z. B. Parkanlagen, Privatgärten und Kleingartenanlagen), lineare Freiräume (z. B. Grünzüge, Alleen) und großflächige, natürliche oder naturnahe Freiräume (z. B. Waldflächen), gemeinhin oft auch heutzutage als „grüne Infrastrukturen“ bezeichnet, verstanden (vgl. Claßen et al. 2012). Primär landwirtschaftlich genutzte Freiräume sind zwar nicht explizit Bestandteil von Stadtgrün, in zahlreichen umweltepidemiologischen Studien zu „green & health“ fließen sie jedoch subsummiert über den „Faktor Grün“ in die Berechnungen mit ein.

4 Als *urbane Gewässer („Stadtblau“)* werden alle öffentlich wahrnehmbaren linienhaften und flächigen Oberflächengewässer (z. B. Bäche, Flüsse, Kanäle, Seen, Teiche, Stauseen) inklusive ihrer Uferbereiche und Rückhalteflächen verstanden, des Weiteren alle dekorativen aquatischen Anlagen, wie Wasserbecken, -spiele und Springbrunnen (vgl. Kistemann et al. 2010). Im weiteren Sinne kann die Typologie von Stadtblau auch um z. B. Freibäder und bei Küstenstädten um das Meer selbst erweitert werden (Heiler et al. 2014).

Mit diesen Aspekten wird sich dieses Kapitel – jeweils im Hinblick auf die Wechselwirkungen mit der physischen Gesundheit[5] und die hierzu bestehende aktuelle Evidenz – eingehender befassen (für die psychisch-mentale Gesundheit siehe Völker 2016, in diesem Band Kapitel 7)

Allerdings sind vor dem Hintergrund des Buchthemas eine gewisse Beschränkung und verschiedene Setzungen erforderlich. Denn einerseits würde die Betrachtung aller Wechselwirkungen der Lebensumwelt mit der physischen Gesundheit viel zu weit führen und den Rahmen sprengen. Andererseits wäre dies auch überhaupt nicht zielführend, denn schließlich stehen in diesem Buch die Wirkungen der Landschaft und insbesondere spezifischer Landschaftsausprägungen und -bestandteile im Vordergrund. Anders als im Kapitel zum Landschaftsverständnis (Claßen 2016, in diesem Band Kapitel 3) dargestellt und im deutlichen Unterschied zu den Befunden zum Zusammenhang von Landschaft und mentaler Gesundheit (Völker 2016, in diesem Band Kapitel 7), beruht die Evidenz zur Wechselwirkung von Landschaft und physischer Gesundheit fast ausschließlich auf experimentellen und epidemiologischen Studiendesigns, in denen physische bzw. naturalistische Landschaften und ihre -bestandteile für räumlich-statistische Analysen – zum Teil sehr unterschiedlich – operationalisiert wurden (vgl. Hartig et al. 2014). Das bedeutet im Umkehrschluss, dass die individuelle und soziokulturelle Konstruktion von Landschaftsbildern und die starke symbolische Aufladung von Landschaften (Gebhard 2016a, in diesem Band Kapitel 10) in ihrer möglichen Bedeutung für die physische Gesundheit aufgrund methodischer Limitationen bislang keine Rolle spielen.

Landschaft und physische Gesundheit: ein kurzer historischer Abriss

Wenn man sich eingehender mit der Frage auseinandersetzt, welche Zusammenhänge zwischen dem Raum, in dem sich Menschen während ihres Lebens aufhalten und bewegen, und dem allgemeinen Gesundheitszustand der Bevölkerung sowie explizit der physischen Gesundheit bestehen, so wird man schnell eines feststellen: mit dieser

5 *Physische Gesundheit* bezieht sich im Kontext dieses Buches auf den aktuellen und langfristigen Zustand der Anatomie und physiologischen Prozesse des individuellen menschlichen Körpers. Sie kann gemessen werden über Selbstauskünfte zum körperlichen Befinden sowie über die objektivierte, arztgestützte Erfassung von Parametern zum körperlichen Befinden.

Frage haben sich Menschen bereits seit der Antike intensiv beschäftigt (Kistemann und Claßen 2003). Denn als sich die antiken Hochkulturen entwickelten, ging dies einher mit vollkommen veränderten Organisations- und Landnutzungsmustern, aus der beispielsweise die Dichotomie zwischen ländlichen Räumen einerseits, die vornehmlich der Exploration natürlicher Ressourcen (land- und forstwirtschaftliche Produkte, Rohstoffe, Wasserversorgung etc.) dienten, und den ressourcenverbrauchenden städtischen Agglomerationen andererseits hervorging. Darüber hinaus gab es noch die unerforschten und während der Expansionszeiten der Großreiche nicht unterworfenen Gebiete, in denen ‚Barbaren' und ‚Wilde' lebten, in denen der größte Feind der Menschen allerdings die Natur selbst war (Honnefelder 1995). Der Begriff der *Landschaft*, wie wir ihn heutzutage intuitiv und oftmals romantisierend benutzen, existierte zu dieser Zeit noch nicht (Claßen 2016, in diesem Band Kapitel 3). Nichtsdestotrotz wurde bereits differenziert zwischen gesundheitsabträglichen und gesundheitsförderlichen sowie therapeutischen Wirkungen, die verschiedene Räume (von großräumigen Gebieten bis hin zu kleinen Landschaftselementen) besaßen.

Hippokrates von Kos (460-377 v.Chr.) war in der europäischen Antike der erste, der in den hippokratischen Schriftdokumenten (in über 60 Einzelschriften, bei denen allerdings nicht einwandfrei geklärt ist, dass alle von ihm verfasst wurden) u. a. Gesundheit und Krankheit in Beziehung zu Natur und Umwelt setzte. Er machte unter anderem auf die Zusammenhänge zwischen klimatischen Elementen, den Jahreszeiten und der Wasserqualität einerseits sowie dem Gesundheitszustand der Bevölkerung andererseits aufmerksam, thematisierte die regionale (und damit räumliche) Differenzierung von Lebensbedingungen und dem Panorama unterschiedlicher Krankheiten und begründete den Begriff von der *Salubrität eines Ortes* (sprich: ‚Gesundheitszustand' eines Ortes, vgl. Kistemann und Claßen 2003). Die Beschreibungen zur spezifischen therapeutischen Wirkung unterschiedlicher Naturelemente wie heilsamen Wässern, Dämpfen sowie Luft- und Bodenqualitäten war – neben ihrer spirituellen Bedeutung – eine wesentliche Vorarbeit für die Entstehung von Heil- und Kurorten (vgl. Gesler 1993, 2003; Schipperges 1994). Auch die Aussagen des in Rom wirkenden Arztes Galenus (129-199 n.Chr.) zum therapeutischen Nutzen des Höhen- und Wüstenklimas für Lungenkranke standen in der hippokratischen Tradition der Salubrität von Orten. Und von dem römischen Architekten und Ingenieur Vitruv ist die Empfehlung überliefert, zunächst den Gesundheitszustand der Einwohner von Quellgebieten genau zu betrachten, bevor man dort eine Wasserleitung zur Versorgung einer römischen Siedlung beginnen lasse (vgl. Kistemann und Claßen 2003). Diese Beispiele zeigen, wie verbreitet zur damaligen Zeit bereits das Wissen war, dass Bestandteile von Natur und Landschaft und Naturphänomenen eine große Bedeutung für die Erhaltung und Wiederherstellung menschlicher Gesundheit haben, als Lebensgrundlage (saubere Luft, klares Wasser) ebenso wie als Therapeutikum (z. B. radonhaltige Luft, Heilquellen, Heilkräuter, Peloide, vgl. Claßen und Kistemann 2004; Kistemann und Claßen 2012). Zudem wurde die Bedeutung für das Wohlbefinden des Menschen insgesamt thematisiert. So finden sich bereits in vielen Briefen Seneca des Älteren (54 v.Chr. – 39 n.Chr.) entsprechende Hinweise, wenn etwa die Schönheit eines Haines und seine Wirkung auf die Seele des Betrachters pantheistisch interpretiert wird (vgl. Kistemann und Claßen 2003). Letzterer Aspekt soll hier jedoch nicht weiter vertieft werden (siehe Völker 2016, in diesem Band Kapitel 7).

Das Wissen um die therapeutische und gesundheitsförderliche Bedeutung von Landschaften und Landschaftselementen sowie von Naturphänomenen auf die Gesundheit bestimmte bereits in der Antike auch die Architektur und Planung von Siedlungen und Städten, auch wenn die Verminderung und Vermeidung gesundheitsabträglicher Bedingungen (Städtehygiene) und insbesondere verkehrstechnische und strategische Überlegungen im Vordergrund standen. Konkret bedeutete dies, dass Siedlungen und Städte bevorzugt an Hochflutufern von Gewässern, am Fuße von Erhebungen oder am Rande von Hochebenen angelegt wurden, da hier der Zugang zu Frischwasser und eine gute Durchlüftung bei gleichzeitig günstigen Voraussetzungen für die Abfall- und Abwasserentsorgung gewährleistet war. Darüber hinaus wurden in den Städten in der Blütezeit der antiken Großreiche in großem Umfang Gärten und Parks zur ‚Erbauung der Bevölkerung' angelegt (vgl. Ward Thompson 2011).

Dieses Wissen ging in der ausgehenden Antike jedoch verloren. Das Mittelalter und die beginnende Neuzeit waren in Europa geprägt durch äußerst kompakte Siedlungen. Gesundheitliche Belange spielten in dieser Phase fast keine Rolle, wodurch erst der Nährboden für die großen Seuchen des Mittelalters gegeben war. Einzig in Klosteranlagen und herrschaftlichen Repräsentativbauten (vgl. z. B. die Serails der Alhambra in Granada oder später die absolutistisch geprägten, barocken Schlossgärten) bestand die Idee der Entwicklung gesundheitsförderlicher Landschaftsbestandteile fort (vgl. Ward Thompson 2011).

Einen deutlichen Wendepunkt markierte in Mitteleuropa die Romantik, in der die weitgehend beherrschte und domestizierte Naturlandschaft – eher als Kulturlandschaft zu bezeichnen – als Gegenpol zur Stadt, als potenzielles Ausflugsziel und in ihrer Erholungseignung erkannt wurde. Im ausgehenden 19. Jahrhundert schließlich wurden überall auf der Welt im Zuge der großflächigen städtischen Erweiterungen Parks und andere Grünräume angelegt und dadurch natürliche Landschaftselemente in den urbanen Raum integriert. Dies geschah nicht zuletzt auch vor dem Hintergrund der erforderlichen Frischluftzufuhr und Luftreinhaltung („Grüne Lunge") sowie als städtische Naherholungsgebiete (Frumkin 2003; Ward

Thompson 2011). Insofern dienten die Grünräume in der Stadt dem Gesundheitsschutz sowie der Förderung des seelischen Wohlbefindens (Völker 2016, in diesem Band Kapitel 7). Zudem wurden die freie Landschaft außerhalb der Städte und der ländliche Raum für die Trinkwasserversorgung (wieder) entdeckt (vgl. u. a. Kistemann und Claßen 2003).

Die Frage, ob und inwieweit Natur und Landschaft einen eigenständigen Beitrag zur Förderung der physischen Gesundheit der Bevölkerung leisten können, entwickelte sich indes erst im späten 20. Jahrhundert im Zuge der so genannten *quantitativen Revolution* der Geographie von der primär beschreibenden Länderkunde hin zu einer analytisch-methodischen Raumwissenschaft, die die Entwicklung und Anwendung vollkommen neuartiger räumlich-statistischer Analysen ermöglichte. Nachfolgend wird die aktuell verfügbare Evidenz dargestellt.

Zusammenhänge zwischen Natur, Landschaft und physischer Gesundheit

Zahlreiche Studien und Übersichtsarbeiten zur Wirkung von Natur und Landschaft (zumeist als Faktor „Grün“ erfasst) gaben deutliche Hinweise auf eine Steigerung des allgemeinen (gesundheitlichen) Wohlbefindens der Bevölkerung (vgl. u. a. Frumkin 2001, 2003; Frank et al. 2004; Bedimo-Rung et al. 2005; Groenewegen et al. 2006; Maller et al. 2006), auch wenn die Quantität und Qualität des betrachteten Grüns zumeist nicht systematisch erfasst wurde. In der jüngeren Vergangenheit haben verschiedene Studien aber auch explizit die Wirkungen von Natur und Landschaft auf die physische Gesundheit untersucht. Hierbei wurden mögliche Effekte auf die Mortalität, die Morbidität oder weitere kurzzeitige körperliche Reaktionen, wie beispielsweise stressmindernde Effekte von Aufenthalten in der Natur, beschrieben. Die Ergebnisse werden nachfolgend vorgestellt.

Takano et al. (2002) fanden in einer Studie aus Japan statistisch signifikante Hinweise, wonach eine gute Versorgung mit und ein guter Zugang zu städtischen Grünflächen signifikant positiv mit Lebensqualität und Lebenserwartung der Menschen assoziiert ist. Diese Studie wurde allerdings aufgrund einer fehlenden Adjustierung für den sozialen Status stark kritisiert.

Demgegenüber fanden Mitchell und Popham (2008) in einer Untersuchung auf der Ebene der kleinsten statistischen Raumeinheiten Englands (32482 lower level super output areas, LSOA) in solchen LSOAs, in denen Menschen mit einem niedrigen Einkommen leben, eine starke Assoziation zwischen einer schlechten Ausstattung mit naturnahen Grünräumen (natural green) und dem gesundheitlichen

Allgemeinzustand ebenso wie der physischen Gesundheit. Abhängig von der Höhe des Einkommens waren die Morbiditäts- und Mortalitätsraten bei den Menschen geringer, die einen besseren Zugang zu einer naturnahen Umgebung hatten.

Richardson und Mitchell (2010) untersuchten anhand von 6432 urbanen *wards*[6] in Großbritannien mögliche Assoziationen zwischen geschlechtsspezifischen Unterschieden im gesundheitlichen Status und dem urbanen Grünanteil. Die Mortalitätsraten durch kardiovaskuläre und respiratorische Erkrankungen waren bei Männern negativ mit dem zur Verfügung stehenden Grünanteil korreliert, d. h. die Sterblichkeit war umso geringer, je größer der Grünanteil in den *wards* war. Diese Assoziation ließ sich jedoch für Frauen nicht nachweisen. Dies erklärten die Autoren mit der geschlechterdifferenzierten Wahrnehmung und Nutzung von Stadtgrün (Richardson und Mitchell 2010).

Maas et al. (2009b) konnten in einer niederländischen Untersuchung, in der das Vorkommen von 24 Krankheitsbildern in Bezug zur Entfernung zu Grünräumen (einschließlich landwirtschaftlich genutzter Flächen) berücksichtigt wurde, folgendes zeigen: Menschen, die im städtischen Umfeld mit größerer Entfernung zu Grünräumen leben, leiden zum Teil signifikant häufiger an den untersuchten Krankheitsbildern (kardiovaskuläre, muskuloskeletale, psychisch-mentale, respiratorische, neuronale und degenerative Erkrankungen) als Personen, die in geringer Entfernung zu Grünräumen leben. Eine besonders starke Assoziation zeigte sich für psychische Erkrankungen (depressiver Formenkreis, Angstzustände). Diese Assoziationen waren zwar bei Berücksichtigung des sozioökonomischen Status etwas abgeschwächt, erklärten aber im Rahmen einer Mehrebenenanalyse weiterhin signifikant einen Teil der Varianz.

In den vergangenen Jahren haben verschiedene Studien untersucht, ob ein Zusammenhang zwischen dem Grünraumanteil in der Wohnumgebung (gemessen über den vielfach verwendeten Normalized Difference Vegetation Index (NDVI)) und dem Geburtsgewicht von Neugeborenen besteht. Das erstaunliche Ergebnis: nach Adjustierung für Luftverunreinigungen, Abstand zu stark befahrenen Straßen, Bevölkerungsdichte und Bildungsgrad verstärkte sich der statistische Zusammenhang (Markevych et al. 2014; vgl. Dadvand et al. 2012; Laurent et al. 2013).

Den bisher vorgestellten Studien ist gemeinsam, dass sie einzig die Quantität von natürlicher Umgebung im Studiendesign zugrunde legten, nicht jedoch qualitative Aspekte. Van Dillen et al. (2012) und de Vries et al. (2013) untersuchten hingegen in 80 niederländischen Wohnquartieren sowohl die Verfügbarkeit als auch Qualität von Grünräumen sowie Straßenbegleitgrün und setzten dies in Beziehung zur

6 Als *wards* werden in Großbritannien statistische Verwaltungseinheiten auf Grundlage der Wahlbezirke bezeichnet.

selbstbewerteten Gesundheit ihrer Studienteilnehmer. Für alle erfassten Gesundheitsindikatoren (darunter „aktuelle gesundheitliche Beschwerden“) zeigten sich positive Assoziationen, wobei diese für den Landschaftsbestandteil Straßenbegleitgrün besonders ausgeprägt waren.

Fast allen Studien ist jedoch gemeinsam, dass sie – als Querschnittstudien angelegt – trotz der Kontrolle für unterschiedlichste mögliche Störfaktoren (Alter, Geschlecht, sozialer Status usw.) nur sehr bedingt Rückschlüsse auf die tatsächlichen Wirkmechanismen zulassen. Oftmals werden weitere vermittelnde Faktoren, wie beispielsweise soziale Kontakte oder Bewegungsaktivitäten während eines Aufenthaltes in Natur und Landschaft, hinsichtlich der beeinflussenden Wirkung diskutiert (vgl. Maas et al. 2008; Maas et al. 2009a; Bowler et al. 2010a; de Vries et al. 2013). Es finden sich allerdings auch einige wenige Studien, die einen direkten Wirkungszusammenhang zwischen Natur und Landschaft sowie der physischen Gesundheit nachgewiesen haben oder zumindest nahelegen (vgl. Bowler et al. 2010a; Lee und Maheswaran 2011).

Erste statistisch abgesicherte Hinweise zu direkten Wirkungen von Natur und Landschaft auf die physische Gesundheit finden sich in den 1980er Jahren. In einer sehr kleinen, aber vielbeachteten Studie, die in *Science* publiziert wurde, untersuchte Ulrich (1984) retrospektiv in einer quasi-experimentellen Studie den Heilungsprozess von frisch operierten, stark bewegungseingeschränkten Menschen nach Gallenblasenentfernung in einem US-amerikanischen Klinikum (n=46, Alter von 20 bis 69 Jahre, ohne ernsthafte Komplikationen oder bekannte psychische Störungen). Bei ansonsten vergleichbaren Bedingungen lag der Unterschied im Blick aus dem Fenster. Denn während eine Gruppe an einer Hauswand entlang auf eine Baumgruppe schaute, fiel der Blick der anderen Gruppe auf eine gegenüberliegende Backsteinwand. Das erstaunliche Ergebnis: diejenigen Patientinnen und Patienten mit Blick auf die Baumgruppe hatten u. a. eine geringere Anzahl postoperativer Krankenhaustage, d. h. sie wurden früher entlassen, nahmen deutlich weniger Schmerzmittel ein, riefen seltener nach dem Krankenhauspersonal und wiesen weniger bzw. leichtere Komplikationen auf (Ulrich 1984).

In einer primär umweltpsychologischen Studie zeigten Hartig et al. (2003), dass neben den psychischen auch die physischen Auswirkungen negativen Stresserlebens durch einen Spaziergang in einer naturnahen Umgebung signifikant stärker gemindert wurden als durch einen Spaziergang entlang einer stark befahrenen Straße oder das Durchblättern eines Buches in einem Raum. So sank der diastolische Blutdruck in der Probandengruppe während des Spaziergangs durch eine naturnahe Landschaft ab, während dieser in der Gruppe entlang der Straße kurzfristig absank, um dann wieder anzusteigen. In der Zwischenzeit sind zahlreiche Studien durchgeführt worden, die die Ergebnisse von Hartig et al. (2003) stützen. Stets geht die Exposition gegenüber natürlichen Umgebungen einher mit einer Absenkung des Blutdrucks sowie des Cortisolspiegels als Indikator für ein reduziertes Stressniveau (vgl. u. a. Park et al. 2007; Bowler et al. 2010a).

Auch Li et al. (2008) bestätigten in einer Vielzahl von Einzelstudien, in der die Wirkung des längeren Aufenthalts im Wald (das sogenannte „forest bathing") analysiert wurde, den Abbau von Stresshormonen. Darüber hinaus wiesen sie jedoch auch eine krebspräventive Wirkung durch den Aufbau von so genannten „Krebskillerzellen" (*human natural killer activity*) sowie die Ausschüttung von intrazellulären Krebsabwehr-Proteinen nach (vgl. auch Bowler et al. 2010a). Diese Wirkung wird direkt mit der erhöhten Konzentration von Phytonziden (pflanzliche Biozide) in Verbindung gebracht.

In den dargestellten Beispielen zur Evidenz wird – wie in den meisten Studien – allerdings auch die Mehrdimensionalität der Wirkungen (psychisch-mental und physisch) belegt, weshalb eine strenge analytische Trennung der Wirkungen wenig sinnvoll ist.

Minderung belastender Umweltfaktoren durch Natur und Landschaft

Naturnahe Räume besitzen insbesondere in Ballungsgebieten ein erhebliches Potenzial, lufthygienische Problemlagen und Lärm zu mindern sowie als klimaökologische Ausgleichsräume zu fungieren (vgl. u. a. Hornberg et al. 2007; Makhelouf 2009; Bowler et al. 2010b).

Zahlreiche Studien belegen die lufthygienische Bedeutung insbesondere von urbanen Grünräumen durch ihre Rolle als Schadstoffsenken (Makhelouf 2009). Besonders laubtragende Gehölze sind in der Lage, Schadstoffe direkt aufzunehmen oder Partikel auf ihrer Oberfläche anzulagern und mit dem nächsten Niederschlag in den Boden abzuleiten (Bruse 2003).

Als klimaökologische Ausgleichsräume sind urbane Grün- und Freiräume sowie Gewässer in mehrfacher Hinsicht wirksam. So können sie erheblich dazu beitragen, die Temperatur an heißen Tagen zu senken (Makhelouf 2009; Bowler et al. 2010b; Mathey et al. 2011; Völker et al. 2013). Tagsüber bietet das Kronendach von Bäumen Schatten und verhindert dadurch die Aufwärmung des darunter befindlichen Areals (z. B. asphaltierte Flächen), und zudem fällt die Wärmespeicherung auf natürlichem Boden geringer aus als auf betonierten Flächen (vgl. Bruse 2003). Darüber hinaus sorgt die Transpiration für eine zusätzliche Kühlung und führt zu einer Erhöhung der absoluten Luftfeuchtigkeit (Makhelouf 2009). In der kälteren

Jahreszeit hingegen wirken insbesondere offene Wasserflächen (zumindest solange sie nicht zufrieren) als Wärmespeicher (Völker et al. 2013). Diese Autoren konnten zudem in einer auf einem systematischen Review basierten Metaanalyse zeigen, dass die Kühlungseffekte durch Wasserflächen in urbanen Räumen an heißen Tagen mit ca. 2,5K um den Faktor 2,5 über durchschnittlichen Annahmen für Grünräume (Reduktion um 1K, vgl. Bowler et al. 2010b; Mathey et al. 2011) liegen.

Die vorgestellten Ergebnisse belegen, dass in Ballungsräumen mit hohen gesundheitsbelastenden Lärmpegeln, Schadstoffimmissionen und ungünstigen klimatischen Bedingungen belastungssenkende und gesundheitsförderliche Landschaftsstrukturen von großer raum- und gesundheitswissenschaftlicher Relevanz sind.

Natur und Landschaft als Raum für körperliche Aktivität

Aus biologisch-medizinischer Sicht ist einer angemessenen körperlichen Aktivität (Bewegung, Sport) *per se* eine gesundheitsförderliche Wirkung zuzuschreiben (vgl. Rütten et al. 2005). So wirkt sich regelmäßige Bewegung, besonders vor Einsetzen der Pubertät, beispielsweise positiv auf den Knochenbau aus (vgl. Sardinha et al. 2008). Darüber hinaus trägt körperliche Aktivität u. a. zur Stärkung des Herz-Kreislauf- und des Immunsystems sowie zur Prävention von Bluthochdruck, Diabetes mellitus Typ II, Darmkrebs, Osteoporose und Rückenschmerzen bei und vermindert das Risiko, einen Schlaganfall zu erleiden (vgl. Rütten et al. 2005).

Verschiedene Studien beschäftigten sich aus diesem Grund mit der Frage, inwieweit urbane Grünräume zu erhöhter körperlicher Aktivität anregen (u. a. Pikora et al. 2003; Coombes et al. 2010). Frank et al. (2004) konnten für Bielefeld zeigen, dass Parkanlagen und Grünzüge von 56 % der Bevölkerung als alternative Verkehrswege genutzt werden und dass für 71 % der Befragten „Bewegung" der Grund dafür ist, Grünräume im urbanen Umfeld aufzusuchen. In einem Review konnten de Vries et al. (2011) anhand zahlreicher Studien die oben genannte Frage eindeutig bejahen und insofern auch einen Beitrag zum Erhalt und zur Förderung der psychisch-mentalen und physischen Gesundheit postulieren. So zeigten einige Studien, dass Personen, die die Möglichkeit haben, sich zu Fuß oder mit dem Rad fortzubewegen, seltener Übergewicht und Adipositas aufweisen und grüne Wege für ihre Nahmobilität präferieren (Saelens et al. 2003; Giles-Corti et al. 2005; Wen et al. 2006; de Vries et al. 2011). Weitere Studien (viele davon im Kontext der „*Walkability*"-Forschung durchgeführt, s. u.) belegten, dass Erwachsene häufiger zu Fuß gehen, wenn sie ihre Ziele (u. a. auch urbane Grünräume und Gewässer) auch fußläufig und schnell erreichen können (u. a. Kistemann et al. 2010; Van Dyck et al. 2010). Dies gilt insbesondere dann, wenn weitere umweltbezogene Stressoren, wie beispielsweise Verkehrslärm, das individuelle körperliche Wohlbefinden einschränken (Gidlöf-Gunnarsson und Öhrström 2010).

In all diesen Fällen stellen naturnahe Landschaften vor allem eine Kulisse und Arena für körperliche Aktivität dar. Es stellt sich allerdings die Frage, ob möglicherweise ein additiver gesundheitlicher Effekt durch die Bewegung in der naturnahen Landschaft besteht (de Vries et al. 2011) und welche Landschaften sich als besonders bewegungsförderlich erweisen. Als Beispiele wären hier die verschiedenen Facetten des Wandererlebnisses sowie im Heilbäder- und Kurortwesen der Spaziergang über Terrainkurwege oder im Kurpark ebenso zu nennen wie die alltägliche Nutzung von so genannten grünen (und ggf. blauen) Infrastrukturen für körperliche Aktivitäten wie Spazierengehen, Fahrradfahren, Joggen oder Nordic Walking (vgl. Frank et al. 2004; Humpel et al. 2004; Giles-Corti et al. 2005; Groenewegen et al. 2006; Maller et al. 2006; Roemmich et al. 2006; Claßen et al. 2009; Coombes et al. 2010).

Einige wenige Studien verglichen gesundheitliche Wirkungen durch körperliche Aktivität in Innenräumen (Fitness-Studios) mit solcher mit Blick auf naturnahe Landschaften (Pretty et al. 2005) sowie mit körperlicher Aktivität in Grünräumen (Hug et al. 2009). Ein zusätzlicher gesundheitsförderlicher Effekt durch die Bewegung in Grünräumen konnte zwar nicht belegt werden (vgl. de Vries et al. 2011). Da Natur und Landschaft jedoch Räume für Bewegung in jeglicher Hinsicht bereitstellen, wird ihnen aus gesundheitswissenschaftlicher Perspektive dennoch zunehmend Aufmerksamkeit zuteil.

Allein die Erkenntnis, dass natürliche und naturnahe Räume bewegungsfördernd sind, bietet verschiedene Möglichkeiten der Gesundheitsförderung und vor allem der Verhältnisprävention, um die Gesundheit der Bevölkerung zu stärken (de Vries et al. 2011; Heiler et al. 2014). Die Evidenz zu diesem Themengebiet wächst deshalb aktuell rasant, weshalb hier nur ein exemplarischer Überblick zur Studienlage geleistet werden kann.[7]

Aufgrund der aktuellen Erkenntnisse gewinnen insbesondere in städtischen Agglomerationen mit hoher Bebauungs- und Wohndichte die Verfügbarkeit und die Aneignungsmöglichkeiten von Grün- und Freiräumen, die unterschiedlichsten Nutzungsbedürfnissen verschiedener Bevölkerungsgruppen entsprechen, immer stärker an Bedeutung (Dannenberg et al. 2003; Pikora et al. 2003; Frank et al. 2004; de Vries et al. 2011; Claßen et al. 2012). Dies gilt umso mehr für Bevölkerungsgruppen, die aufgrund eingeschränkter Mobilität eng an ihr Wohnumfeld gebunden sein

7 Für weitergehende Informationen sei insbesondere auf Reviews und Übersichtsarbeiten von Kaczynski und Henderson (2007), Lee und Maheswaran (2011) sowie de Vries et al. (2011) verwiesen.

können, beispielsweise Kinder, ältere Menschen oder Menschen mit Behinderungen (vgl. Takano et al. 2002; Roemmich et al. 2006; Hornberg et al. 2011).

In den vergangenen Jahren ist deshalb immer wieder die Frage gestellt worden, wie naturnahe Landschaften allgemein und urbane Grünräume im Speziellen beschaffen sein sollten, um die gesundheitsförderlichen Potenziale zu optimieren. Hierbei haben sich folgende Kriterien als besonders wichtig herauskristallisiert (Claßen et al. 2012, S. 119; vgl. Dannenberg et al. 2003; Pikora et al. 2003; Bedimo-Rung et al. 2005; Nordh et al. 2011):

- direkte Erreichbarkeit und Zugänglichkeit öffentlicher Grünräume, möglichst ohne Notwendigkeit der Nutzung eines Autos (z. B. hohe Erschließungsqualität durch nutzbare Bürgersteige, Fahrradwege, Zebrastreifen, Barrierefreiheit, geringeres Verkehrsaufkommen und Erreichbarkeit mit Öffentlichen Personennahverkehrsmitteln;
- gute (möglichst optimale) räumliche Verteilung und Vernetzung von Stadtgrün;
- Möglichkeiten zur Aufnahme und Pflege von Kontakten (insbesondere für Eltern mit kleinen Kindern und ältere Menschen);
- Vermeidung von Angsträumen und Mobilitätsbarrieren (z. B. möglichst geringes Verletzungsrisiko, Beleuchtung von Wegen);
- ästhetisch ansprechende urbane Landschaft mit vielfältig genutzten öffentlichen Grünbereichen (d. h. vielfältige Schutz- und Nutzfunktionen, Diversität an technisch-gebauten und Natur belassenen Bereichen).

Zudem sollten die verschiedenen Wahrnehmungs- und Aneignungsmuster unterschiedlicher soziodemographischer und kultureller Gruppen in Bezug auf urbane und naturnahe Landschaften ebenso wie sozialräumlich differenzierte Problemlagen in der Bevölkerung berücksichtigt werden (Claßen et al. 2012). Denn schließlich kann für sozial benachteiligte Gebiete davon ausgegangen werden, dass Umweltbelastungen im Quartier einerseits sowie eine unzureichende Ausstattung mit Grünräumen andererseits zu einer additiven Verstärkung gesundheitlicher Belastungen führen können (Frumkin 2003; Maas et al. 2006; Mitchell und Popham 2008). Zudem sind für die Bevölkerung in sozial benachteiligten Quartieren die Zugänge zu Grünräumen und damit ihre gesellschaftlichen Teilhabechancen sowohl objektiv als auch in der subjektiven Wahrnehmung oftmals deutlich begrenzt (vgl. Ellaway et al. 2005; Claßen et al. 2012).

Allerdings sollten nicht allein die urbanen Grünräume im Fokus des öffentlichen Interesses stehen, sondern auch kleinere Strukturen wie private Gärten und kleinere Brachflächen (z. B. Baulücken). Denn diese besitzen als kleinräumige Landschaftselemente gerade für die Förderung der Gesundheit von Kindern über das aktive

Naturerlebnis eine besonders große Bedeutung, da viele Kinder in urbanen Räumen nicht mehr die Möglichkeit haben, sich Natur im alltäglichen Spiel anzueignen (vgl. u. a. Gebhard 2013). Dabei ist erwiesen, dass das bewegungsintensive Naturerlebnis im Kindesalter wesentlich zur Persönlichkeitsentwicklung (vgl. Gebhard 2013) und – wie bereits beschrieben – zur Stärkung des Knochenbaus und Immunsystems beiträgt (Sardinha et al. 2008).

Neben den naturnahen, zum Teil urbanen Landschaften besitzt im Zuge der Ideen und Ansätze zur Bewegungsförderung ein übergeordnetes, unmittelbar landschaftsbestimmendes Konzept eine wachsende Bedeutung. Das „Walkability-Konzept" gründet geodeterministisch geprägt auf der These, dass der Gesundheitszustand von Menschen auch davon abhängt, wie das direkte Wohnumfeld aufgrund seiner Physiognomie (oder auch Landschaftsgestalt) und Funktionalität den erlebbaren Bewegungs- und Aktionsraum von Menschen beeinflusst (Macintyre et al. 2002). Vollkommen unabhängig davon, welche Begrifflichkeit verwendet wird (z. B. Walkability, Bikeability, Moveability), wird angenommen, dass die so genannte „Bewegungsfreundlichkeit" eines Gebietes direkt positiv mit der physischen Aktivität der dort lebenden Bevölkerung korreliert und damit über die Vermeidung von Übergewicht und assoziierten Erkrankungen auch mit dem Gesundheitszustand der Bevölkerung (vgl. Pikora et al. 2003, Saelens und Handy 2008, Frank et al. 2010). Mitunter auch beflügelt durch den so genannten „*spatial turn*" in den Gesundheitswissenschaften, d. h. die stärkere Berücksichtigung räumlicher Kontexte und Muster als verhältnispräventiver Komponente zur Erklärung von Verhalten, hat in weniger als zehn Jahren das *Walkability-Konzept* eine rasante Entwicklung erfahren und ist inzwischen eines *der* maßgeblichen Konzepte zur Erklärung von Gesundheitsprozessen im (urbanen) Raum geworden (Andrews et al. 2012; Claßen 2014).

Allerdings lassen sich verschiedene Kritikpunkte in Bezug auf die Tragweite und Aussagekraft von Walkability-Konzepten identifizieren. Dies betrifft die grundsätzliche Annahme, dass eine bewegungsförderliche Wohnumgebung immer einen positiven Beitrag zur körperlichen Aktivität der dort lebenden Bevölkerung leistet und dass durch Bewegung generell Gesundheit und Wohlbefinden gefördert und Krankheiten verhindert oder gemildert werden. Verschiedene Arbeiten zur Walkability offenbaren jedoch einen impliziten Neo-Geo-Determinismus, indem a priori unterstellt wird, dass die objektiv über verschiedene Indikatoren erfassbare Walkability direkt den Bewegungsgrad von Personen beeinflusst (so genanntes *ordered walking*, Andrews et al. 2012) und sich dies auch mittelbar im Körpergewicht und insbesondere der physischen Gesundheit niederschlage. Im Gegensatz zu solchen Verallgemeinerungen wird an anderer Stelle gefordert, ein tieferes, mehrdimensionales Verständnis beispielsweise über die Ökologie von Adipositas zu entwickeln, welches wertneutral nach Gründen auf unterschiedlichen Ebenen der physischen, sozialen und kulturellen Umwelt – im Sinne dieses Buches also auch der Landschaft in ihrem Facettenreichtum, die angeeignet werden kann – sowie individuell personengebundenen Gründen sucht (vgl. Smith und Cummins 2009, Townsend und Lake 2009). Gerade auf der kleinräumigen Ebene kann die Wahrnehmung der Bevölkerung in Bezug auf Walkability unzureichend objektivierten Daten überlegen sein (z. B. in Bezug auf Sicherheitsempfinden oder die Kenntnis von nicht offiziell erfassten Abkürzungswegen). Zudem ist die Übertragbarkeit von methodischen Ansätzen oftmals sehr problematisch, zuweilen unmöglich (z. B. von einer US-amerikanischen Großstadt auf den Kontext einer mittelalterlich geprägten deutschen Großstadt, oder unter Annahme eines identischen, soziodemographisch und kulturell nicht weiter ausdifferenzierten Ästhetikempfindens und Bewegungsverhaltens, vgl. Claßen 2014). Darüber hinaus gibt es aber auch Hinweise darauf, dass das *ordered walking* nur sehr eingeschränkt die verschiedenen Arten und Weisen widerspiegelt, wie Bewegung im urbanen Raum und erst recht in der freien Landschaft erfolgen kann. Gerade für Kinder zeichnen sich andere Strukturen in der Wohnumgebung als bewegungsförderlich aus, z. B. Spiel- und Bolzplätze oder die bereits genannten Brachflächen. Hier wie auch in anderen Fällen wird deutlich, dass die erforderliche Komplexität zur Beschreibung der Walkability umso höher ist, je weniger die reine Wegebewältigung im Vordergrund steht (Andrews et al. 2012). Somit wird ersichtlich, dass die verkürzte Formel: hohe objektive Walkability = hoher Bewegungsgrad = bessere Gesundheit der Bevölkerung nur eine grobe Annäherung an die Realität bedeuten kann (Claßen 2014).

Gesundheitsabträgliche Landschaftsaspekte

Auch wenn der Fokus des vorliegenden Buches auf den salutogenen Aspekten des Zusammenhangs zwischen Landschaft, Identität und Gesundheit liegt, soll der Vollständigkeit halber thematisiert werden, welche gesundheitsabträglichen Wirkungen Landschaften haben können. Neben den eingangs bereits erwähnten *environmental bads* betrifft dies zum einen das Konzept der *obesogenic environments* (vgl. Smith und Cummins 2009, Townsend und Lake 2009), welchem die Annahme zugrunde liegt, dass verschiedene Raummerkmale wie beispielsweise eine ausgeprägte Autofreundlichkeit bzw. geringe *Walkability*, eine sozioökonomisch-kulturelle Benachteiligung und die hohe Dichte an Fast Food-Einrichtungen so genannte *sedentäre* Lebensstile fördern (vgl. MacIntyre et al. 2002). Das Konzept ist eng mit dem der *food deserts* – d. h. Orten und Lebensumwelten defizitären

Nahrungsmittelangebots aus Sicht der Gesundheitsförderung – verzahnt (Sperk und Kistemann 2012). Hier besteht die Annahme, dass neben individuellen, zum Teil bevölkerungsgruppenspezifisch unterschiedlich geprägten Mustern des Ernährungsverhaltens auch das Nahrungsmittelangebot vor Ort beispielsweise mit dem sozioökonomischen Status der Wohnbevölkerung korreliert und deren Ernährungsverhalten mitbestimmt (vgl. Shaw 2006). Wie auch schon beim *Walkability Konzept* wohnt den Konzepten der *obesogenic environments* und der *food deserts* ein geodeterministisches Konzept inne, und sie erklären dann auch nur zu einem geringen Teil die Faktoren, die der Pandemie des Übergewichts und des Bewegungsmangels und den damit assoziierten Herz-Kreislauf- und Stoffwechselerkrankungen der heutigen Zeit zugrunde liegen (vgl. Andrews et al. 2012).

Innerhalb eines ausgewogenen Methodenmixes können die Konzepte allerdings sehr wohl dazu genutzt werden, den kleinräumig, individuell und soziokulturell differenzierten Facettenreichtum ernährungs- und bewegungsbeeinflussender Faktoren zu beschreiben.

Als ein weiterer abträglicher Faktor für alle Dimensionen von Gesundheit stellen sich Landschaften der Gewalt und Kriminalität dar (vgl. Ellaway et al. 2005). Diese werden in besonders ausgeprägter Weise zum Teil im kollektiven Bewusstsein ganzer Nationen stigmatisiert (z. B. im Musical *West Side Story*) oder beziehen sich stets auf konkrete Gebiete und Gebietsstrukturen sowie gesellschaftliche Gruppierungen (z. B. Camorra, Mafia). Auf jeden Fall gehen diese Landschaften mit einer erheblichen imaginierten oder tatsächlichen Gefahr für Leib und Leben der dort lebenden oder betroffenen Bevölkerung sowie ggf. einer fortschreitenden sozialen Disruption einher. Allerdings gibt es auch hier Gegenkonzepte, beispielsweise durch eine Gestaltung des Landschaftsraums dahingehend, dass die Aufenthaltsqualität im Wohnumfeld, das soziale Miteinander und letzten Endes auch die soziale Kontrolle gesteigert wird (Ellaway et al. 2005; De Jong et al. 2012). Hier kommt auch der Förderung grüner Landschaftselemente eine zentrale Bedeutung zu (Kuo und Sullivan 2001, siehe ausführlich Völker 2016, in diesem Band Kapitel 7).

Anforderungen an Natur und Landschaft zur Förderung der physischen Gesundheit – ein Fazit

Es wurde aufgezeigt, in welcher Weise aktuell die Wirkungen von Landschaften und Landschaftsbestandteilen auf die physische Gesundheit von Menschen beschrieben werden. In diesem Kontext wurden sowohl direkte als auch indirekte Wirkungen differenziert betrachtet. Sofern möglich, wurde die Evidenz zu Landschaften und physischer Gesundheit systematisch zusammengestellt. Hierbei erwies es sich als recht problematisch, dass die methodischen Ansätze zur Analyse von förderlichen Zusammenhängen zwischen Landschaften und physischer Gesundheit weitgehend auf räumlich-statistische Verfahren limitiert sind und deshalb die Operationalisierung von Landschaft zumeist über den Faktor „Grün" erfolgte. Die Ausnahme bilden Annahmen zur Förderung von körperlicher Aktivität über verschiedene Landschaftsausprägungen wie grünen Infrastrukturen oder der Walkability, die zwar Schnittmengen aufweisen, aber keinesfalls identisch sind.

Des weiteren wurde darauf hingewiesen, dass mit dem Ziel einer gesundheitsförderlichen Gestaltung von unterschiedlichen Räumen und Landschaften die individuelle und soziokulturelle Dimension im Hinblick auf die Wahrnehmung und Aneignung (oder auch ggf. Ablehnung) dieser Räume nicht unterschätzt werden darf und stets berücksichtigt werden sollte. Gerade in diesem Zusammenhang greifen primär geodeterministische Ansätze zur Beschreibung von Landschaftswirkungen auf die physische Gesundheit ebenso wie für weitere Gesundheitsdimensionen zu kurz. Somit zeigen sich hier Defizite der bisherigen Forschung, aber ebenso große Chancen für die weitere Forschung, wenn es darum geht, Landschaften und Landschaftsbestandteile als salutogene Ressourcen zu begreifen, zu entwickeln und hinsichtlich ihrer Stellung im humanökologisch für den Siedlungsbereich erweiterten Konzept der Gesundheitsdeterminanten nach Barton und Grant (2006) zu bewerten. Denn auch wenn in diesem Modell nicht explizit die Landschaft als Determinante verstanden wird, so lassen sich doch klar zuvor dargestellte Aspekte des Landschaftsverständnisses bzw. Landschaftsbestandteile identifizieren, für die ein positiver gesundheitlicher Beitrag zu erwarten ist.

Literatur

Andrews, G. J., Hall, E., Evans, B., Colls, R. (2012). Moving beyond walkability: On the potential of health geography. *Social Science & Medicine* 75, 1925-1932.

Antonovsky, A. (1997). *Salutogenese Zur Entmystifizierung der Gesundheit.* Forum für Verhaltenstherapie und psychosoziale Praxis, Bd. 36. Tübingen: dgvt-Verlag.

Barton, H., Grant, M. (2006). A health map for the local human habitat. *Journal of The Royal Society for the Promotion of Health* 126 (6), 252-253.

Bolte, G., Mielck, A. (2004). *Umweltgerechtigkeit. Die soziale Verteilung von Umweltbelastungen.* Weinheim: Juventa Verlag.

Bedimo-Rung, A. L., Mowen, A. J., Cohen, D. A. (2005). The Significance of Parks to Physical Activity and Public Health A Conceptual Model. *American Journal of Preventive Medicine* 28 (2), 159-168.

Bolte, G., Bunge, C., Hornberg, C., Köckler, H., Mielck, A. (Hrsg.)(2012). *Umweltgerechtigkeit durch Chancengleichheit bei Umwelt und Gesundheit Konzepte, Datenlage und Handlungsperspektiven*. Bern: Huber Verlag.

Bowler, D. E., Buyung-Ali, L. M., Knight, T. M., Pullin, A. S. (2010a). A systematic review of evidence for the added benefits to health of exposure to natural environments. *Biomedcentral Public Health* 10, S. 456-466.

Bowler, D. E., Buyung-Ali, L. M., Knight, T. M., Pullin, A. S. (2010b). Urban greening to cool towns and cities: A systematic review of the empirical evidence. *Landscape and Urban Planning* 97(3), 147-155.

Bruse, M. (2003). Stadtgrün und Stadtklima Wie sich Grünflächen auf das Stadtklima auswirken. *LÖBF-Mitteilungen* (1), 66-70.

Claßen, T. (2016). Landschaft. In: U. Gebhard, T. Kistemann (Hrsg.), *Landschaft – Identität – Gesundheit*. Zum Konzept der Therapeutischen Landschaften. Wiesbaden: Springer VS

Claßen, T. (2014). Walkability aus Sicht der Medizinischen Geographie. In: J. Bucksch, S. Schneider (Hrsg.), *Walkability – Das Handbuch zur Bewegungsförderung in der Kommune* (S. 93-103). Bern: Huber.

Claßen, T., Kistemann, T. (2004). Die Heilsteinquelle in der Nordeifel: Vom Dornröschenschlaf zur Nationalpark-Attraktion. *Heilbad und Kurort* (4-5), 52-54.

Claßen T., Kistemann, T. (2010). Das Konzept der Therapeutischen Landschaften. *Geographische Rundschau* 62 (7-8), 40-46.

Claßen, T., Brei, B., Hornberg, C. (2009). Alles im „Grünen Bereich" – Forschungsergebnisse zur gesundheitlichen Bedeutung von Bewegung im urbanen Grün-Raum. In: Niedersächsisches Ministerium für Umwelt und Klimaschutz (Hrsg.), *Umwelt und Sport – Partnerschaft für die Zukunft* (S. 14-21). Hannover.

Claßen, T., Heiler, A., Brei, B. (2012). Urbane Grünräume und gesundheitliche Chancengleichheit – längst nicht alles im „grünen Bereich". In: G. Bolte, C. Bunge, C. Hornberg, H. Köckler, A. Mielck (Hrsg.), *Umweltgerechtigkeit durch Chancengleichheit bei Umwelt und Gesundheit Konzepte, Datenlage und Handlungsperspektiven* (S. 113-123). Bern: Huber Verlag.

Coombes, E., Jones, A. P., Hillsdon, M. (2010). The relationship of physical activity and overweight to objectively measured green space accessibility and use. *Social Science & Medicine* 70(6), 816-822.

Cutts, B. B., Darby, K. J., Boone, C. G., Brewis, A. (2009). City structure, obesity, and environmental justice: An integrated analysis of physical and social barriers to walkable streets and park access. *Social Science & Medicine* 69, 1314-1322.

Dadvand, P., Sunyer, J., Basagaña, X., Ballester, F., Lertxundi, A., Fernández-Somoano, A., Estarlich, M., García-Esteban, R., Mendez, M. A., Nieuwenhuijsen, M. J. (2012). Surrounding greenness and pregnancy outcomes in four Spanish birth cohorts. *Environ Health Perspect* 120(10), 1481-1487.

Dannenberg, A. L., Jackson, R. J., Frumkin, H., Schieber, R. A., Pratt, M., Kochitzky, C., Tilson, H. H. (2003). The impact of community design and land-use choices on public health: a scientific research agenda. *Am. J. Public Health* 93 (9), 1500-1508.

De Jong, K., Albin, M., Skärbäck, E., Grahn, P., Björk, J. (2012). Perceived green qualities were associated with neighborhood satisfaction, physical activity, and general health: Results from a cross-sectional study in suburban and rural Scania, southern Sweden. *Health & Place* 18, 1374-1380.

De Vries, S., Claßen, T., Hug, S.M., Korpela, K., Maas, J., Mitchell, R., Schantz, P. (2011). Chapter 3.1: Contribution of Natural Environments to Physical Activity – theory and evidence base. In: K. Nilsson, M. Sangster, C. Gallis, T. Hartig, S. De Vries, K. Seeland, J. Schipperijn (Hrsg.), *Forests, Trees and Human Health and Wellbeing* (S. 205-243). Berlin/ Heidelberg: Springer Verlag.

De Vries, S., van Dillen, S.M., Groenewegen, P.P., Spreeuwenberg, P. (2013). Streetscape greenery and health: stress, social cohesion and physical activity as mediators. *Soc Sci Med* 94, 26-33.

Ellaway, A., Macintyre, S., Bonnefoy, X. (2005). Graffiti, greenery, and obesity in adults: secondary analysis of European cross sectional survey. *British Medical Journal* 333, 612-613.

Frank, K., Frohn, J., Härtich, G., Hornberg, C., Mai, U., Malsch, A., Sossinka, R., Thenhausen, A. (2004). *Grün für Körper und Seele: Zur Wertschätzung und Nutzung von Stadtgrün durch die Bielefelder Bevölkerung.* Bielefeld 2000plus Forschungsprojekte zur Region, Diskussionspapier 37. Bielefeld.

Frank, L.D., Sallis, J.F., Saelens, B.E., Leary, L., Cain, K., Conway, T.L., Hess, P.M. (2010). The development of a walkability index: application to the Neighborhood Quality of Life Study. *British Journal of Sports Medicine* 44, 924-933.

Frumkin, H. (2001). Beyond Toxicity: Human Health and the Natural Environment. *American Journal of Preventive Medicine* 20 (3), 234-240.

Frumkin, H. (2003). Healthy places: exploring the evidence. *American Journal of Public Health* 93(9), 1451-1456.

Gebhard, U. (2016a). Natur und Landschaft als Symbolisierungsanlass. In: U. Gebhard, T. Kistemann (Hrsg.), *Landschaft – Identität – Gesundheit. Zum Konzept der Therapeutischen Landschaften.* Wiesbaden: Springer VS.

Gebhard, U. (2013). *Kind und Natur. Die Bedeutung der Natur für die psychische Entwicklung.* 4. Aufl., Wiesbaden: VS Verlag für Sozialwissenschaften.

Gesler, W.M. (1993). Therapeutic landscapes: theory and a case study of Epidauros, Greece. *Environment and Planning D: Society and Space* 11 (2), 171-189.

Gesler, W.M. (2003). *Healing Places.* Lanham/Boulder/New York/Oxford.

Gidlöf-Gunnarsson, A., Öhrström, E. (2010). Attractive "quiet" courtyards: a potential modifier of urban residents' responses to road traffic noise? *Int J Environ Res Public Health.* 2010 (9), 3359-3375.

Giles-Corti, B., Broomhall, M.H., Knuiman, M., Collins, C., Douglas, K., Ng, K., Lange, A., Donovan, R.J. (2005). Increasing walking How important is distance to, attractiveness, and size of public open space? *American Journal of Preventive Medicine* 28 (2), 169-176.

Graumann, C.F., Kruse, L. (2003). Räumliche Umwelt. Die Perspektive der humanökologisch orientierten Umweltpsychologie. P. Meusburger, T. Schwan (Hrsg.), *Humanökologie: Ansätze zur Überwindung der Natur-Kultur-Dichotomie* (S. 239-256). Bd. 135. Stuttgart.

Groenewegen, P.P., Berg, A.V.D., Vries, S.D., Verheij, R.A. (2006). Vitamin G: effects of green space on health, well-being, and social safety. *BMC Public Health* 6, 149, 1-9.

Hartig, T., Evans, G.W., Jamner, L.D., Davis, D.S., Garling, T. (2003). Tracking restoration in natural and urban field settings. *Journal of Environmental Psychology* 23(2), 109-123.

Hartig, T., Mitchell, R., de Vries, S., Frumkin, H. (2014). Nature and health. *Annu Rev Public Health* 2014 35, 207-228.

Heiler, A., Baumeister, H., Völker, S., Claßen, T., Hornberg, C. (2014). Gesundheitsförderung im urbanen Raum – Stadtgrün und -blau als Chance? In: B. Schmidt (Hrsg.), *Akzeptie-*

rende Gesundheitsförderung – Gesundheitliche Unterstützung im Spannungsfeld zwischen Einmischung und Vernachlässigung (S. 283-295). Weinheim: Juventa.

Honnefelder, L. (1995). Die Verantwortung der Philosophie für Mensch und Umwelt. In: K.-H. Erdmann, H. G. Kastenholz (Hrsg.), *Umwelt- und Naturschutz am Ende des 20. Jahrhunderts. Probleme, Aufgaben, Lösungen* (S. 133-153). Berlin/Heidelberg.

Hornberg, C., Brune, K., Claßen, T., Malsch, A., Pauli, A., Sierig, S. (2007). Lärm- und Luftbelastung von innerstädtischen Erholungsräumen am Beispiel der Stadt Bielefeld. Bielefeld 2000plus Forschungsprojekte zur Region, Diskussionspapier 46. Bielefeld.

Hornberg, C., Bunge, C., Pauli, A. (2011). Strategien für mehr Umweltgerechtigkeit – Handlungsfelder für Forschung, Politik und Praxis. Bielefeld: Eigenverlag der Universität Bielefeld.

Hug, S. M., Hartig, T., Hansmann, R., Seeland, K., Hornung, R. (2009). Restorative qualities of indoor and outdoor exercise settings as predictors of exercise frequency. *Health & Place* 15(4), 971-980.

Humpel, N., Owen, N., Iverson, D., Leslie, E., Bauman, A. (2004). Perceived environment attributes, residential location, and walking for particular purposes. *American Journal of Preventive Medicine* 26 (2), 119-125.

Kaczynski, A. T., Henderson, K. A. (2007). Environmental Correlates of Physical Activity: A Review of Evidence about Parks and Recreation. *Leisure Sciences* 29(4), 315-354.

Kistemann, T., Claßen, T. (2012). Therapeutische Landschaften – Schlüsselkonzept einer post-medizinischen Geographie der Gesundheit. *Berichte zur Deutschen Landeskunde* 86(2), 109-124.

Kistemann, T., Claßen, T. (2003). Naturschutz und Gesundheitsschutz: Konkurrenz oder Synergie? In: K.-H. Erdmann, C. Schell (Bearb.), *Zukunftsfaktor Natur Blickpunkt Mensch* (S. 245-256). Bonn Bad Godesberg.

Kistemann, T., Völker, S., Lengen, C. (2010). Stadtblau – Die gesundheitliche Bedeutung von Gewässern im urbanen Raum. In: Natur- und Umweltschutz Akademie NRW (NUA) (Hrsg.), *Bedeutung von Stadtgrün für Gesundheit und Wohlbefinden* (S. 61-66). Recklinghausen.

Kuo, F. E., Sullivan, W. C. (2001). Environment and crime in the inner city. Does vegetation reduce crime? *Environment and Behaviour* 33, 343-367.

Laurent, O., Wu, J., Li, L., Milesi, C. (2013). Green spaces and pregnancy outcomes in Southern California. *Health & Place* 24, 190-195.

Lee, A. C., Maheswaran, R. (2011). The health benefits of urban green spaces: a review of the evidence. *J Public Health (Oxf)* 33(2), 212-22.

Li, Q., Morimoto, K., Kobayashi, M., Inagaki, H., Katsumata, M., Hirata, Y., Hirata, K., Suzuki, H., Li, Y. J., Wakayama, Y., Kawada, T., Park, B. J., Ohira, T., Matsui, N., Kagawa, T., Miyasaki, Y., Krensky, A. M. (2008). Visiting a forest, but not a city, increases human natural killer activity and expression of anti-cancer proteins. *International Journal of Immunopathology & Pharmacology* 21 (1), 117-127.

Maas, J., Van Dillen, S. M. E., Verheij, R., Groenewegen, P. P. (2009a). Social contacts as a possible mechanism behind the relation between green space and health. *Health & Place* 15, 586-595.

Maas, J., Verheij, R. A., De Vries, S., Spreeuwenberg, P., Schellevis, F. G., Groenewegen, P. P. (2009b). Morbidity is related to a green living environment. *Journal of Epidemiological Community Health* 63, 967-973.

Maas, J., Verheij, R. Spreeuwenberg, P., Groenewegen, P. (2008). Physical activity as a possible mechanism behind the relationship between green space and health: A multilevel analysis. *Biomed central Public Health* 8/206.

Maas, J., Verheij, R.A., Groenewegen, P.P., De Vries, S., Spreeuwenberg, P. (2006). Green space, urbanity, and health: how strong is the relation? *Journal of Epidemiology and Community Health* 60(7), 587-592.

Macintyre, S., Ellaway, A., Cummins, S. (2002). Place effects on health: how can we conceptualise, operationalise and measure them? *Social Science & Medicine* 55(1), 125-139.

Makhelouf, A. (2009). The effect of green spaces on urban climate and pollution. *Iranian Journal of Environmental Health, science and Engineering* 6(1), 35-40.

Maller, C., Townsend, M., Pryor, A., Brown, P., St. Leger, L. (2006). Healthy nature healthy people: 'contact with nature' as an upstream health promotion intervention for populations. *Health Promotion International* 21(1), 45-54.

Markevych, I., Fuertes, E., Tiesler, C.M., Birk, M., Bauer, C.P., Koletzko, S., von Berg, A., Berdel, D., Heinrich, J. (2014). Surrounding greenness and birth weight: results from the GINIplus and LISAplus birth cohorts in Munich. *Health & Place* 2014(26), 39-46.

Mathey, J., Rößler, S., Lehmann, I., Bräuer, A., Goldberg, V. (2011). Anpassung an den Klimawandel durch Stadtgrün klimatische Ausgleichspotenziale städtischer Vegetationsstrukturen und planerische Aspekte. In: R. Böcker (Hrsg.), *Die Natur im Wandel des Klimas. Eine Herausforderung für Ökologie und Planung* (S.79-88) Darmstadt: Kompetenznetzwerk Stadtökologie.

Mitchell, R., Popham, F. (2008). Effect of exposure to natural environment on health inequalities: an observational population study. *Lancet* 372, 1655-1660.

Nordh, H., Alalouch, C., Hartig, T. (2011). Assessing restorative components of small urban parks using conjoint methodology. *Urban Forestry & Urban Greening* 10, 95-103.

Park, B.J., Tsunetsugu, Y., Kasetani, T., Hirano, H., Kagawa, T., Sato, M., Miyazaki, Y. (2007). Physiological effects of Shinrin-yoku (taking in the atmosphere of the forest)–using salivary cortisol and cerebral activity as indicators. *J Physiol Anthropol* 26, 123-128.

Pikora, T., Giles-Corti, B., Bull, F., Jamrozik, K., Donovana, R. (2003). Developing a framework for assessment of the environmental determinants of walking and cycling. *Social Science & Medicine* 56, 1693-1703.

Pretty, J.N., Peacock, J., Sellens, M. & Griffin, M. (2005). The mental and physical health outcomes of green exercise. *International Journal of Environmental Health Research* 15 (5), 319-337.

Richardson, E.A., Mitchell, R. (2010). Gender differences in relationships between urban green space and health in the United Kingdom. *Social Science & Medicine* 71(3), 568-575.

Roemmich, J.N., Epstein, L.H., Raja, S., Yin, L., Robinson, J., Winiewicz, D. (2006). Association of access to parks and recreational facilities with the physical activity of young children. *Preventive medicine* 43, 437-441.

Rütten, A.; Abu-Omar, K.; Lampert, T., Ziese, T. (2005). *Körperliche Aktivität. Gesundheitsberichterstattung des Bundes. Themenheft 26.* Robert Koch Institut. Berlin.

Saelens, B.E., Handy, S.L. (2008). Built environment correlates of walking: a review. *Medicine & Science in Sports & Exercise* 40 (7), S550-566.

Saelens, B.E.; Sallis, J.F.; Black, J.B., Chen, D. (2003). Neighborhood-based differences in physical activity: an environment scale evaluation. *American Journal of Public Health* 93(9). 1552-1558.

Sardinha, L. B.; Baptista, F. & Ekelund, U. (2008). Objectively Measured Physical Activity and Bone Strength in 9-Year-Old Boys and Girls. *Pediatrics* 122(3). e728-e736.

Schipperges, H. (1994). Vom Heilen aus der Natur und von der Liebe zum Kranken. *Schweiz. Rundschau Med. (Praxis)* 83 (13),358-363.

Shaw, H. J. (2006). Food deserts: Towards the development of a classification. *Geografiska Annaler B* 88, 231-247.

Smith, D. M., Cummins, S. (2009). Obese cities: how our environment shapes overweight. *Geography Compass* 3, 518-535.

Sperk, C., Kistemann, T. (2012). Food desert oder gesunde Stadt? Ein Untersuchung von Nahrungslandschaften in Bonn. *Berichte zur deutschen Landeskunde* 86(2), 135-151.

Takano, T., Nakamura, K., Watanabe, M. (2002). Urban residential environments and senior citizens′ longevity in megacity areas: the importance of walkable green spaces. *Journal of Epidemiology & Community Health* 56, 913-918.

Townshend, T., Lake, A. A. (2009). Obesogenic urban form: Theory, Policy and Practise. *Health & Place* 15 (4), 909-916.

Ulrich, R. (1984). View through a window may influence recovery from surgery. *Science* 224(4647), 420-421.

Van Dillen, S. M., de Vries, S., Groenewegen, P. P., Spreeuwenberg, P. (2012). Greenspace in urban neighbourhoods and residents' health: adding quality to quantity. *J Epidemiol Community Health* 66(6), e8.

Van Dyck, D., Cardon, G., Deforche, B., Sallis, J. F., Owen, N., De Bourdeaudhuij, I. (2010). Neighborhood SES and walkability are related to physical activity behavior in Belgian adults. *Preventive Medicine* 50, Supplement, 74-79.

Völker, S. (2016). Empirische Befunde zum Zusammenhang von Landschaft und mentaler Gesundheit. In: U. Gebhard, T. Kistemann (Hrsg.), Landschaft – Identität – Gesundheit. Zum Konzept der Therapeutischen Landschaften. Wiesbaden: Springer VS.

Völker, S., Baumeister, H., Claßen, T., Hornberg, C., Kistemann, T. (2013). Evidence for the temperature-mitigating capacity of urban blue space a health geographic perspective. *Erdkunde* 67(4), 355-371.

Ward Thompson, C. (2011). Linking landscape and health: The recurring theme. *Landscape and Urban Planning* 99, 187-195.

Wen, L. M.; Orr, N.; Millett, C. & Rissel, C. (2006). Driving to work and overweight and obesity: findings from the 2003 New South Wales Health Survey, Australia. *International Journal of Obesity* 30, 782-786.

7 Natur, Landschaft und mentale Gesundheit

Sebastian Völker

Argumente der Gesundheitsförderung gewinnen in stadt- und landschaftsplanerischen Entscheidungsprozessen nicht zuletzt aufgrund der steigenden Nachfrage nach Erholungsräumen zunehmend an Bedeutung. Das Wissen über nachgewiesene gesundheitsförderliche Potentiale von Landschaft kann Planern eine wichtige Entscheidungshilfe bieten. Das vorliegende Kapitel bietet einen Überblick zur Vielfalt empirischer Befunde zur Wirkung von Natur und Landschaft auf die psychische Gesundheit und eine systematische Übersicht wichtiger Gesundheitseffekte.

Einleitung

Die psychische Gesundheit wird nicht einheitlich definiert. Am häufigsten wird das Verständnis der WHO verwendet, die psychische Gesundheit als ein multi-dimensionales Konstrukt versteht, welches dynamisch aus interagierenden biologischen, psychologischen und sozialen Faktoren resultiert (WHO 2001). Darunter fällt auch der Begriff des psychischen Wohlbefindens, der aus salutogenetischer Perspektive zur Betonung des positiven subjektiven Erlebens verwendet wird.

In globaler Perspektive sind 13 % aller „verlorenen" gesunden Lebensjahre auf psychische Erkrankungen zurückzuführen, in einkommensstarken Ländern beträgt der Anteil sogar 23 % (WHO 2004). Diese Erkrankungen begleiten die betroffenen Menschen teilweise ihr Leben lang. Die psychische Gesundheit hat direkte Auswirkungen auf Lebensqualität, Leistungsfähigkeit und Bewältigungskompetenz des Menschen. Ein guter psychischer Gesundheitszustand kann den Verlauf körperlicher Erkrankungen abmildern und das präventive Gesundheitsverhalten fördern. Durch psychische Erkrankungen ergeben sich deutliche Folgen für Arbeitsfähigkeit und -qualität, Sozial- und Gesundheitssysteme, das soziale Umfeld und nicht zuletzt das Individuum selbst.

Stress ist ein wichtiger Einflussfaktor auf die psychische Gesundheit. Psychische Belastungen treten gehäuft bei Menschen auf, die starkem Stress unterworfen sind. Nach der aktuellen Studie zur Gesundheit Erwachsener in Deutschland (DEGS) des Robert Koch-Instituts wiesen 61,1 % der Menschen, die in den letzten drei Monaten subjektiv starken Stress verspürten, psychische Beeinträchtigungen wie z. B. Schlafstörungen oder das Burn-Out Syndrom auf (Hapke et al. 2013). Jedes Jahr ist ein Drittel der Bevölkerung von mindestens einer psychischen Störung nach den Kriterien des DSM-IV-TR[1] betroffen. Die höchsten 12-Monats-Prävalenzen in der Gesamtpopulation bieten Angststörungen (16,2 %), Alkoholabusus (11,2 %) und unipolare Depressionen (8,2 %). Mehr als ein Drittel aller an psychischen Störungen leidenden Patienten weist Komorbiditäten auf. Ein Drittel der Erkrankungen tritt episodisch auf, ein Drittel ist persistent mit einem variierenden Schweregrad und ein weiteres Drittel ist chronisch und wirkt sich über Jahre hinweg aus. Die resultierenden Fehltage am Arbeitsplatz, v. a. bei multimorbiden Patienten, zeigen den gesamtgesellschaftlichen Interventionsbedarf an.

Um diesen ökonomischen, sozialen und gesundheitlichen Herausforderungen zu begegnen, sind neben therapeutischen und rehabilitativen Interventionen besonders präventive Maßnahmen anzustreben. Die WHO-Konferenz Psychische Gesundheit im Jahr 2005 in Helsinki erkannte in ihrer „Erklärung zur psychischen Gesundheit" an, dass psychische Gesundheit und psychisches Wohlbefinden „grundlegend für die Lebensqualität des einzelnen Menschen sowie von Familien, Gemeinschaften und Nationen sind und es den Menschen ermöglichen, ihr Leben als sinnvoll zu erfahren und sich als kreative und aktive Bürger zu betätigen" (WHO 2005: 3). Des Weiteren glauben die Experten, „dass das primäre Ziel der Aktivitäten im Bereich psychische Gesundheit das Wohlbefinden und Wirken der Menschen ist, indem auf ihre Stärken und Möglichkeiten gesetzt und dadurch ihre Resilienz gesteigert wird und äußere schützende Faktoren gefördert werden" (WHO 2005: 3). Damit unterstreicht die WHO die Notwendigkeit von primär präventiven Maßnahmen, die psychische Erkrankungen abmildern bzw. verhindern können.

Natur- und Landschaftskontakt werden als Möglichkeit gesehen, die psychische Gesundheit zu verbessern. Grundlegende Voraussetzung hierfür ist, dass das Individuum Natur erleben kann, d. h. ein Zugang zur Natur gegeben ist. Pretty et al. (2005) definieren drei verschiedene Möglichkeiten der Natur zu begegnen. Erstens erwähnen sie das Betrachten der Natur, eine indirekte Naturerfahrung, z. B. durch ein Fenster oder auf einem Gemälde oder Foto. Zum zweiten ist es

1 Diagnostic and Statistical Manual of Mental Disorders.

möglich der direkten Präsenz der Natur ausgesetzt zu sein, eine direkte Naturerfahrung, die auch nebenbei bei der Ausübung anderer Aktivitäten auftreten kann, wie z. B. beim Fahrradfahren, beim Lesen im Garten oder bei sozialen Kontakten im Park. Als dritte Möglichkeit bezeichnen die Forscher die aktive Partizipation und Auseinandersetzung mit der Natur. Dies beinhaltet Aktivitäten wie Gärtnern, Campen oder Reiten.

In den vergangenen Jahrzehnten wurden zahlreiche Forschungsvorhaben in sich überlappenden Forschungsdisziplinen (Psychologie, Public Health, Umweltwissenschaften, Geographie etc.) durchgeführt, die die gesundheitsförderliche Wirkung von Natur und Landschaft untersuchten. Die Erkenntnis, dass die Umwelt Einfluss auf Verhalten, zwischenmenschliche Beziehungen und aktuelle psychische Zustände hat, lässt sich nicht nur theoretisch herleiten, sondern auch empirisch belegen. Hierzu sind mehrere Literaturübersichtsarbeiten entstanden (Bedimo-Rung et al. 2005; Bird 2007; Cooper 2008; Frumkin 2003; Greenspace Scotland 2008; Groenewegen et al. 2006; Maller et al. 2006). Insgesamt lässt sich zeigen, dass ein Zusammenhang zwischen dem Wohlbefinden der Bevölkerung und der Verfüg- bzw. Erreichbarkeit von Grünflächen, Parkanlagen sowie Natur und Landschaft besteht.

Das ‚Sick Building Syndrome', welches sich in Form von unspezifischen Gesundheitsbeschwerden wie Beklemmungsgefühl, Kopfschmerzen etc. in geschlossenen Räumen und Gebäuden äußert, wird häufig als Reaktion auf das Fehlen von Tageslicht und Naturerleben gedeutet. Das bedeutet, dass Umwelten einerseits therapeutisch und gesundheitsförderlich wirksam werden können (z. B. Grünräume), und andererseits pathogen, also gesundheitslimitierend wirken können (z. B. geschlossene Räume). Grünräume haben einen positiven Einfluss auf die psychische Gesundheit der Menschen und der Kontakt mit einer natürlichen Umgebung hat beruhigende und restaurative Wirkungen, die helfen können, das psychische Wohlbefinden zu verbessern.

Im Folgenden werden Erkenntnisse zu Wirkungen von Natur und Landschaft auf die psychische Gesundheit zusammengestellt. Es wird ein Fokus auf restaurative Effekte gelegt, wobei zunächst die Bedeutung von Landschaften als visueller Reiz und als Begegnungsraum erörtert wird. Danach werden Studien zur Bedeutung des Kontakts mit Landschaften für den Stressabbau, die Stimmungsaufhellung sowie für Kriminalität, Aggression und Angst vorgestellt. Schließlich werden die gesundheitsförderliche und gesundheitspräventive Wirkung von Landschaften auf die psychische Gesundheit aufgezeigt.

Geistige „Erfrischung" und Konzentration

Landschaft als Kulisse, also der visuelle Reiz von Landschaft, und seine gesundheitliche Wirkung wurde insbesondere von der Umweltpsychologie untersucht. Die Landschaftsstimulation erfolgt in Studien indirekt durch die Präsentation von Videofilmen oder Fotos, durch Blicke durch ein Fenster oder mittels direkter Exposition gegenüber Landschaften während Spaziergängen. Dabei steht der Vergleich unterschiedlicher Landschaftstypen im Fokus. Als Typen werden am häufigsten natürliche und urbane Landschaften verglichen. In ihrem umfangreichen Literaturreview zeigten Velarde et al. (2007), dass in vielen Kulturen und Gesellschaften bereits seit langer Zeit der Wert des Kontaktes mit naturnahen Landschaften für die psychische Gesundheit erkannt wurde. Die Umweltwahrnehmung wird multi-sensorisch gefasst und nicht nur auf den Sehsinn beschränkt; dieser konnte jedoch als die bedeutendste Wahrnehmungsform für die Landschaftsperzeption und die Informationsverarbeitung identifiziert werden.

In vielen Studien wurden Abbildungen von verschiedenen Landschaften genutzt, aber keine Direktexposition der Probanden gegenüber realer Landschaft vorgenommen. In einem Teil der Studien wurden neben der Einteilung in natürliche und urbane Landschaften weitere Subkategorien verwendet. Darüber hinaus wurden Wirkungen von Landschaftsblicken mit der Abwesenheit von solchen landschaftlichen Stimuli (da sie z. B. durch eine weiße Wand oder eine Steinmauer verdeckt wurden) verglichen. Andere Untersuchungen ließen die Probanden Aktivitäten in den ausgewählten Landschaften ausführen. Die Reaktionen der Probanden auf die jeweilige Stimulation wurden durch Aufmerksamkeitstests, Messungen des Blutdrucks oder der Herzfrequenz, selbstberichtete emotionale Zustände oder Interviews bzw. Fragebögen erfasst.

Als wichtigste Gesundheitseffekte wurden die Reduktion von Stresserleben, erhöhte Konzentrationsfähigkeit, bessere Erholung von Krankheiten, Verbesserung des physischen Wohlbefindens bei älteren Menschen und Verhaltensänderungen, die Stimmung und psychisches Wohlbefinden steigerten, beobachtet. Generell konnte festgestellt werden, dass natürliche Landschaften einen positiveren Effekt auf die psychische Gesundheit haben als nicht-natürliche Landschaften. Als bedeutendste Wirkung wurde die kurzfristige Erholung von Stress und geistiger Müdigkeit identifiziert.

Van den Berg et al. (2003) nutzten in einer experimentellen Studie stressinduzierende Filme, um zunächst das Stressniveau der Probanden zu erhöhen, und zeigten anschließend Filme von unterschiedlichen Landschaften (natürliche und/oder gebaute Landschaften). Probanden, die nach der Stressexposition eine natürliche Landschaft zu sehen bekamen, zeigten im Vergleich zu denjenigen, die visuell einer urbanen Landschaft ausgesetzt wurden, eine signifikant erhöhte Erholung auf fünf affektiven Messskalen (Depression, Ärger, Anspannung, allgemeine Zufriedenheit, allgemeiner Stresszustand) und eine leicht verbesserte Konzentrationsfähigkeit.

In einer norwegischen Studie untermauerten Laumann et al. (2003) die Kapazität von natürlichen Landschaften als Stimuli zur Wiedererlangung verlorener Konzentrationsfähigkeit. Den Probanden wurden zunächst Aufgaben zum Korrekturlesen gestellt, um die psychische Belastung zu erhöhen. Direkt im Anschluss wurde ihre Aufmerksamkeitskapazität mittels eines standardisierten Fragebogens erfasst. Anschließend sah eine Gruppe der Probanden einen Film mit natürlichen Landschaften und die andere Gruppe einen Film mit urbanen Landschaften. Nach der Betrachtung des Films wurde erneut die Aufmerksamkeitskapazität erfasst. Bei Probanden, die einen Film mit einer natürlichen Landschaft sahen, wurden signifikant geringere Herzfrequenzen im Vergleich zur vorher unter psychischer Belastung maximal gemessenen Herzfrequenz detektiert. Außerdem wiesen sie im Vergleich zu der Gruppe, die mit urbanen Landschaften visuell stimuliert wurde, geringere Aufmerksamkeitsdefizite auf.

Eine viel beachtete umweltpsychologische Studie legte Ulrich (1984) vor. Bei frisch operierten, stark bewegungseingeschränkten Menschen bewirkte in einer quasi-experimentellen Studie allein der Blick aus einem Fenster auf einen Baum im Vergleich zu Probanden, die auf eine Backsteinwand schauten, neben einer besseren psychischen Verfassung, eine schnellere Genesung sowie einen geringeren Schmerzmittelbedarf. Kaplan (2001) konnte nachweisen, dass der Blick aus dem Fenster einen wichtigen Einfluss auf die Zufriedenheit und das Wohlbefinden von Mehrfamilienhausbewohnern hat. Bereits der Blick auf Natur spielt demnach für Zufriedenheit und Wohlbefinden eine wichtige Rolle. Der Blick auf gebaute Elemente wirkt hingegen signifikant negativ auf die Zufriedenheit der Bewohner, aber Assoziationen zum Wohlbefinden konnten nicht nachgewiesen werden.

Der Beitrag von einzelnen Landschaftselementen, wie z. B. Wasser, wurde bislang kaum untersucht. Landschaften mit der Präsenz von Wasser sind zwar in mehreren Studien untersucht worden, der Beitrag des Wassers auf das Wohlbefinden und den Gesundheitszustand des Menschen wurde jedoch durch das auf Grünräume zugeschnittene Studiendesign nicht oder nur beiläufig untersucht (Völker und Kistemann 2011). Trotzdem können aus den bestehenden Studien positive Gesundheitseffekte von der Wasserwahrnehmung abgeleitet werden. Am deutlichsten konnten White et al. (2010) Aspekte des menschlichen Wohlbefindens an urbanen Gewässern zeigen. In ihrer zweistufigen, umweltpsychologischen Studie untersuchten sie die Antworten von 80 Probanden nach Stimulation mit ausgewählten Landschaftsbildern, die explizit Wasser-Landschaften beinhalteten. Als Zielvariablen wurden Präferenz, Wirkung, Zahlungsbereitschaft und Erholung untersucht. Wasser-Landschaftsbilder in natürlicher oder urbaner Umgebung wurden gegenüber grünen oder urbanen Landschaftsbildern bevorzugt. Dabei konnte festgestellt werden, dass Bilder mit einem höheren Bildanteil von Wasser (zwei Drittel) gegenüber Landschaftsbildern mit weniger Wasser (ein Drittel) bevorzugt wurden. Bilder mit ausschließlich Wasser wurden wiederum schlechter bewertet. Interessant ist zudem, dass in urbanen Räumen die Präsenz von Wasser positive Reaktionen hervorrufen konnte, welche durch einen höheren Anteil von Wasser nicht mehr gesteigert werden konnte.

Soziale Effekte

Als öffentlicher und frei zugänglicher Begegnungsraum wirken sich Freiräume positiv auf das soziale Wohlbefinden aus und fördern die soziale Interaktion (Leyden 2003; Maas et al. 2006a; Völker & Kistemann 2013). Diese Faktoren wirken letztlich auch auf die psychische Gesundheit.

Insbesondere in (Stadt-) Parks kommt es oft zu einer bunten Durchmischung unterschiedlicher sozialer Gruppen[2]: Urbane Grünräume besitzen insofern ein nicht zu unterschätzendes Potenzial zur sozialen Integration und können im Wohnumfeld als unbesetzter Begegnungs- und Kommunikationsraum den sozialen Zusammenhalt stärken.

Der Einfluss von sozialen Kontakten auf die Gesundheit ist hinlänglich belegt (Hawe & Shiell 2000). Aktiv in eine Gemeinschaft eingebundene Personen leben im Durchschnitt länger und sind physisch und psychisch gesünder. Die Möglichkeit, Menschen zu treffen, ist eine wichtige Voraussetzung für eine lokale Gemeinschaft, um soziale Bindungen und Beziehungen aufzubauen. Und ein wichtiger Kontaktraum sind öffentliche Räume, insbesondere Parks.

Die Wirkung von Grünräumen auf die Gesundheit fassen Maas et al. (2009a) und Kazmierczak (2013) zusammen. Natürliche Elemente beispielsweise in Parks, bilden einen Kontrast zu gebauten, städtischen Lebensumwelten und wirken anziehend auf Anwohner. Außerdem nimmt die Frequenz der sozialen Kontakte zu (Coley et al. 1997). Das Ausmaß von öffentlichen Grünräumen beispielsweise in Chicago wirkte positiv auf soziale Bindungen in ihrer Nachbarschaft (Coley et al. 1997; Kweon et al. 1998). Armstrong (2000) kam für Stadtparks in New York zu ähnlichen Ergebnissen und unterstreicht vor allem die Bedeutung von Stadtparks

---

2 Ganz verschiedene Altersgruppen, Bildungs- und Einkommensgruppen oder auch Ethnien können sich begegnen.

für benachteiligte Bevölkerungsgruppen. Parks sind Treffpunkte und Orte des Informationsaustausches.

Völker & Kistemann (2013) zeigten in ihrer Studie an innenstädtischen Promenaden, dass auch urbane Blauräume sozial als Kommunikationsort und Treffpunkt sehr wirksam sind. Menschen aus unterschiedlichen sozialen Kontexten üben die gleichen Aktivitäten aus, können andere Menschen beobachten und voneinander lernen. Dies kann dauerhaft zu einer Reduzierung von Vorurteilen beitragen.

Coley et al. (1997) zeigten, dass natürlich gestaltete Räume einen starken Einfluss auf soziale Begegnungen haben. Sie fanden heraus, dass die Präsenz von Bäumen die Nutzung von Grünräumen positiv beeinflusst. Die Aufenthaltszeit von Personen in einem Grünraum wird demnach von der Präsenz, Anordnung und Anzahl von Bäumen beeinflusst. Weiterhin konnte nachgewiesen werden, dass in „grünen Nachbarschaften" die Nutzung der Grünräume die Stärke sozialer Bindungen positiv beeinflusst (Völker et al. 2007). Ältere Menschen waren nach einer Studie von Kweon et al. (1998) in einem innenstädtischen Viertel sozial besser integriert, und die Bindung an die lokale Gemeinschaft war stärker, je eher die Möglichkeit einer nahen Grünraumnutzung bestand. Gerade in Innenstädten spielen urbane Grünräume eine gewichtige Rolle für die soziale Gesundheit. Natürliche Räume können das Gemeinschaftsgefühl durch emotionale Bindungen an eine Nachbarschaft und die Ortsidentität der Menschen stärken. Dies bewirkt eine stärkere soziale Unterstützung der Menschen untereinander. Für ältere Personen mit einer reduzierten Gesundheitskompetenz oder Personen mit Kleinkindern ist die lokale Integration von besonderer Bedeutung, da diese Personen besonders auf die Unterstützung eines sozialen Netzwerkes angewiesen sind.

Als wichtige Voraussetzung für positive soziale Effekte identifizierten Peters et al. (2010) die freie Zugänglichkeit zu Freiräumen. Eine große Studie aus den Niederlanden zeigte, dass sich Menschen mit einem höheren Anteil von Grünräumen in der Wohnumgebung seltener allein fühlten; eine signifikante Assoziation zwischen dem tatsächlichen Kontakt mit Nachbarn und der Nähe zu Grünräumen konnte aber nicht festgestellt werden (Maas et al. 2009a).

Grünräume sind wichtige Orte, um das soziale Wohlbefinden und damit die (psychische) Gesundheit der Menschen zu stärken. Vor allem in städtischen Grünräumen erfolgen zahlreiche Sozialkontakte und bilden sich soziale Bindungen aus, die zu einer sozialen Integration beitragen können. Diese Aspekte sind vor allem für sozial benachteiligte Bevölkerungsgruppen wichtig. Grünräume stellen insofern auch einen Beitrag zu einer sozial gerechteren Stadt dar. In kleinflächigen Grünräumen und auf grünen Wegeverbindungen werden vor dem Hintergrund unterschiedlicher Interessen die Nutzungen der Räume immer wieder neu geformt, hinterfragt und ausgehandelt (Grillen, Skaten, Rad fahren, Joggen, Spielen, Lesen, Ruhen etc.).

Stressabbau

Natur- und Landschaftserleben kann eine stressreduzierende Wirkung haben und insofern das Wohlbefinden in einer Weise steigern, die in Innenräumen nicht erreicht wird. Studien, die stressreduzierende Einflüsse von Natur untersuchen, werden häufig im Licht von R. S. Ulrichs psycho-evolutionärer Theorie (Völker 2016b, Kapitel 8 in diesem Band) durchgeführt. Ulrich selbst begann damit stressreduzierende und restaurative Wirkungen von natürlichen Landschaften experimentell zu untersuchen.

In einer seiner ersten, viel beachteten Studien ließ er das Stressniveau von 120 Probanden zunächst durch den Anblick eines stressinduzierenden Videos steigern (Ulrich et al. 1991). Anschließend wurden Videos mit den typischen Umgebungsgeräuschen von sechs unterschiedlichen natürlichen und urbanen Landschaften gezeigt. Selbst berichtete affektiv-mentale Zustände der Probanden sollten den Stresszustand anzeigen, ebenso wie bestimmte physiologische Maße (Herzfrequenz, Muskelspannung, Hautwiderstand, systolischer Blutdruck). Die Ergebnisse zeigten, dass Probanden, die nach der Stressexposition eine natürliche Landschaft anschauten, sich deutlich schneller und besser vom Stress erholen konnten. Zudem war die Aufmerksamkeit der Probanden und damit die Wirksamkeit der Maßnahme während der Exposition gegenüber grünen Landschaften im Vergleich zu urbanen Landschaften deutlich erhöht.

Eine spätere Longitudinal-Studie stützt diese Ergebnisse und erweitert sie im Hinblick auf die Notwendigkeit der direkten Verfügbarkeit von natürlich gestalteten Räumen im urbanen Umfeld (Hartig et al. 2001). In einem Feldversuch wurden 112 junge Erwachsene an Orte in natürlicher und urbaner Umgebung gefahren. Die Hälfte der Probanden musste schriftliche Aufgaben bearbeiten. Das Experiment beinhaltete eine 10-minütige Phase innerhalb eines geschlossenen Raumes und eine 50-minütige Phase, in der die Probanden in der direkten Umgebung spazieren gingen. Die Probanden im natürlichen Umfeld hatten auch vor dem Spaziergang zumindest einen Blick auf Bäume aus dem geschlossenen Raum heraus, Probanden im urbanen Umfeld sahen zu keinem Zeitpunkt natürliche Elemente. Vor, während und nach der Intervention wurden emotionaler Status und Aufmerksamkeit mittels standardisierter Messverfahren erfasst. Zusätzlich wurde der Blutdruck in einem 10-minütigen Intervall gemessen. Die Ergebnisse zeigten, dass das Sitzen in einem Raum mit Blick auf natürliche Elemente eine signifikante Reduktion des diastolischen Blutdrucks bewirkte. Der Spaziergang innerhalb einer natürlichen Umgebung senkte ebenfalls den Blutdruck der Probanden, was auf einen verstärkten Stressabbau schließen lässt. Das niedrigste Stressniveau und der positivste Gemützustand waren am Ende des Spaziergangs im Grünen erreicht. Genau das gegenteilige Muster ergab sich bezüglich des Spaziergangs in dem urbanen Umfeld.

Weitere Studien konnten den signifikant stärkeren Stressabbau durch einen Spaziergang in der Natur im Vergleich zu anderen Aktivitäten (z. B. Spaziergang entlang einer stark befahrenen Straße, Durchblättern eines Buches in einem Raum) nachweisen (Hartig et al. 2003). Die Wahl der Erholungsmöglichkeiten ist jedoch abhängig von der Stress-Vorbelastung der jeweiligen Person. So verspüren beispielsweise gestresste Menschen viel stärker den Wunsch nach Erholung in der Natur als ohnehin wenig belastete Personen. Mögliche Gründe, die für den Stressabbau bei Grünraumbesuchern von Bedeutung sind, benannten Grahn und Stigsdotter (2010): die Dimensionen Zuflucht und Natur wurden am stärksten mit dem Faktor Stressabbau assoziiert. Für die am stärksten gestressten Individuen identifizierten die Autoren eine Kombination aus Zuflucht, Natur und Artenreichtum als besonders erholsam.

Bei einem Besuch von naturnahen Räumen wirken zudem Aufenthaltsdauer und körperliche Aktivität auf den Stressabbau. In einem großen, waldartigen, innerstädtischen Park wurden Besucher nach ihren Aktivitäten, ihrem Stressniveau und Kopfschmerzen vor und während des Parkbesuchs befragt (Hansmann et al. 2007). Die Ergebnisse zeigten eine signifikante Reduktion sowohl der Kopfschmerzen als auch des Stressniveaus durch den Parkbesuch. Die stressabbauende Wirkung verstärkte sich mit der Aufenthaltszeit im Park und der Intensität physischer Aktivitäten. Besucher, die sich sportlich betätigten (Joggen, Fahrrad fahren), wiesen einen signifikant stärkeren Stressabbau auf im Vergleich zu Besuchern, die ruhigeren Aktivitäten wie Spazierengehen oder Entspannen nachgingen.

Stimmungslage

Landschaften können als „Stimmungsaufheller" fungieren. Menschen in einer schlechten Stimmungslage profitieren von einem Spaziergang in einer natürlichen Landschaft in besonderem Maße. Beim Vergleich von zwei Gruppen, mit einer schlechten und einer guten Stimmungslage, zeigte in einer Studie die erste Gruppe deutlichere Verbesserungen der Stimmung nach dem Spaziergang als die zweite Gruppe. Im Vergleich zu einem Spaziergang in einem städtischen Gebiet begünstigte der Spaziergang im naturnahen Raum die Stimmung in emotionaler und kognitiver Hinsicht in beiden Gruppen mehr (Roe & Aspinall 2011).

Auch allein der Anblick von natürlichen Landschaften kann die Stimmungslage verbessern. Dies ist in natürlich gewachsenen Landschaften z. B. mit Bäumen oder in Naturreservaten nachweisbar, aber auch in vom Menschen geformten natürlichen Landschaften, wie z. B. Parks im urbanen Raum oder parkartig angelegten Wäldern (Hartig et al. 2003; van den Berg et al. 2003).

Gründe für die Stimmungsaufhellung durch einen Parkbesuch im urbanen Raum untersuchte Chiesura (2004). Die Stimmungslage ist durch das Alter der Besucher beeinflusst: die jüngsten Besucher stellen als Gründe für Ihren Parkbesuch sportliche Aktivitäten und soziale Aspekte in den Vordergrund, Erwachsene und ältere Besucher bevorzugen die Erholung, das Begleiten von Kindern und das beschauliche Betrachten der Natur. Weitere Aspekte, die zur Stimmungsaufhellung beitragen, sind Emotionen (Freiheit, Glück, Zufriedenheit, Einheit mit der Natur), die während des Parkbesuchs eintreten. Aber auch die Entfernung vom alltäglichen Stress und die Stimulation, die der Verbindung mit der natürlichen Umwelt entspringt, spielen eine Rolle.

Sicherheitsgefühl

Ein wichtiger, gesundheitsbeeinflussender Aspekt im sozialen Raum sind physische und soziale Verwahrlosung und Bedrohungen, die das persönliche Sicherheitsempfinden der Besucher beeinträchtigen können. Menschen neigen dazu Müll, Graffiti, beschädigte Objekte, Obdachlose, Jugendgruppen usw. als Anzeichen von Verwahrlosung und Kriminalität zu interpretieren. Dies kann das Angstgefühl steigern und das Wohlbefinden senken. Müll, Graffiti, Hundeexkremente und weitere Zeichen der Verwahrlosung können Parks in der Wahrnehmung der Menschen unattraktiv und gefährlich erscheinen lassen, was zu einem vermeidenden Nutzungsverhalten bestimmter Personengruppen führen kann.

Bewohner, die subjektiv mehr Verwahrlosung und Bedrohung erleben, sind emotional weniger an ihre Nachbarschaft gebunden und wechseln öfter ihre Wohnung. Menschen, die häufiger Verwahrlosung und Bedrohungen erleben, haben größere Angst vor Kriminalität, was wiederum Auswirkungen auf die psychische Gesundheit bzw. auf das gesundheitsrelevante Verhalten hat. Die Erreichbarkeit von sicheren Orten zum Spielen ist wichtig für zahlreiche Aspekte der Kindergesundheit, wie z. B. physische Aktivität und Unfallgefahr.

Ellaway et al. (2009) fanden heraus, dass Anzeichen von Verwahrlosung (Müll, Graffiti, Vandalismus, weggeworfene Spritzen, Autowracks, zerbrochenes Glas usw.) und ein subjektiver Mangel an naturbezogenen Nutzungsmöglichkeiten negativ mit Gesundheit korrelieren. Diejenigen, die Verwahrlosung erleben, erfahren mit einer höheren Wahrscheinlichkeit Angst, neigen eher zu Depressionen und haben oft einen schlechten Gesundheitszustand. Der Mangel an naturbezogenen Nutzungsmöglichkeiten in der Umgebung korrelierte mit negativem Gesundheitsverhalten, wie Rauchen und mangelnder Bewegung.

Naturkontakte können andererseits Gefühle von Aggression und Wut mildern (Hartig et al., 2003). Grünräume verfügen über das Potenzial, Kriminalität, beispielsweise in sozial benachteiligten Stadtgebieten, entgegen zu wirken. Gut gepflegte, attraktive und einladende Parks steigern das Sicherheitsgefühl und fördern ein positives Erleben des Raums. Gute Planung und vor allem Pflege von Grünräumen sind deshalb wichtige Voraussetzungen für einen Sicherheit vermittelnden und gesundheitsförderlichen Park.

Ein wichtiger Aspekt von Grünräumen für das Sicherheitsempfinden ist ihre restaurative Funktion durch Kontakt zur Natur. Diese Wirkung konnte für unterschiedliche Gruppen belegt werden (Kuo & Sullivan 2001). Naturkontakte können demnach die Auswirkungen mentaler Erschöpfung abmildern. Mentale Erschöpfung führt zu erhöhter Aggression, da die kognitive Verarbeitungsfähigkeit herabgesetzt wird, und weil emotionale Wirkungen, v. a. in Bezug auf eine erhöhte Reizbarkeit bzw. Erregbarkeit, und auch verhaltensbezogene Wirkungen, v. a. in Bezug auf eine herabgesetzte Kontrolle über impulsive Handlungen, eintreten. Vor diesem Hintergrund wurden Sozialwohnungen mit einem hohen Grünflächenanteil im Vergleich zu Sozialwohnungen mit einem geringen Grünflächenanteil in der Nachbarschaft untersucht (Kuo & Sullivan 2001). Bewohner der Sozialwohnungen mit höherem Grünflächenanteil berichteten im Vergleich weniger von Aggressionen und Gewalt. Anhand von Polizeiberichten konnte eine negative Korrelation von Kriminalität und Vegetation nachgewiesen werden. Je mehr Vegetation in einem Viertel vorhanden war, desto geringer war die Kriminalitätsrate. Jedoch erkannten die Autoren auch eine Korrelation von Kriminalitätsrate und Gebäudehöhe.

Krankheitsprävention und Gesundheitsförderung

In der Krankheitsprävention ist die Erreichbarkeit von Grünräumen im unmittelbaren Wohnumfeld von Bedeutung. Maas et al. (2009b) nutzten in einer Untersuchung Morbiditätsdaten von ca. 350.000 Patienten aus rund 100 Hausarztpraxen.

Sie untersuchten das Vorkommen von 24 Krankheitsbildern und stellten einen Bezug zur Entfernung des Wohnortes von Grünräumen her. Danach leiden Menschen, die im städtischen Umfeld mit größerer Entfernung zu Grünräumen leben, signifikant häufiger an einigen der untersuchten Krankheitsbilder als Personen, die in geringerer Entfernung zu Grünräumen leben. Die Prävalenzen wichtiger kardiovaskulärer, psychischer, respiratorischer, neurologischer, digestiver und degenerativer Erkrankungen sowie Erkrankungen des Bewegungsapparates sind demnach mit zunehmender Verfügbarkeit grüner Flächen in der Wohnumgebung niedriger. Psychische Erkrankungen, wie Angstsyndrome und Depressionen, zeigen dabei die stärkste Verminderung. Dieser Effekt blieb in der Studie auch bei Berücksichtigung des sozioökonomischen Status signifikant.

Der Einbezug in eine Gruppe kann Gesundheit und Wohlbefinden besonders bei Personen mit psychischen Krankheiten deutlich steigern. In einer Studienreihe zur Prävention von Depressionen und Angststörungen durch den Kontakt mit natürlichen Landschaften erkannte Townsend (2006), dass der Einbezug von an Depressionen erkrankten Patientengruppen in ein naturbasiertes Aktivitätsprogramm in Wäldern nicht nur gesundheitsfördernde Wirkungen durch gesteigerte körperliche Aktivität der Probanden zeigte, sondern auch die soziale Bindung der Patienten verbesserte.

Neben der Krankheitsprävention kann die gesundheitsförderliche Bedeutung von Grünflächen gezeigt werden. Der Zusammenhang zwischen Grünflächenangebot und subjektivem Gesundheitszustand wurde in einer Studie von Maas et al. (2006) umfassend untersucht. Insgesamt wurden 250.000 Fragebögen in urbanen und ländlichen Gebieten hinsichtlich Demographie, Sozioökonomie, Urbanität und Grünraumangebot im Wohnumfeld ausgewertet. Es zeigt sich, dass das Grünflächenangebot in der Wohnumgebung (1-3 km um das Wohnhaus) mit der subjektiven Gesundheit korrelierte. Ältere, Kinder und Jugendliche sowie Menschen mit hohem Bildungsgrad scheinen in den Großstädten am meisten von Grünflächen zu profitieren.

Mitchell und Popham (2008) berücksichtigten den Einfluss des sozio-ökonomischen Status. Für Gebiete, in denen Menschen mit niedrigem Einkommen wohnen, war der Zusammenhang zwischen schlechter Ausstattung mit naturnahem Grün und gesundheitlichem Allgemeinzustand besonders stark. Je höher das Einkommen war, desto geringer waren die (psychischen) Morbiditäts- und Mortalitätsraten und desto besser war der Zugang zu einer naturnahen Umgebung.

Interessant ist in diesem Zusammenhang, dass die Größe natürlicher Elemente für die psychisch-gesundheitliche Wirkung keine dominante Rolle spielt, vielmehr wird die bloße Präsenz dieser Elemente im Sinne der möglichen Aneignung (z. B. Nutzung, Wahrnehmung) durch unterschiedliche Personengruppen (z. B. demographisch, sozio-ökonomisch) betrachtet. Beispielsweise zeigten Hartig et al. (2003) sowie Völker und Kistemann (2013), dass natürliche Umgebungen die psychische Erholung, v. a. bei Stadtbewohnern, unterstützen. In einer viel beachteten, aber auch stark kritisierten Studie aus Japan konnten Takano et al. (2002) guten Zugang zu städtischen Grünflächen mit der Lebensqualität und Lebenserwartung der Menschen in Verbindung bringen. Auch in diesem Beispiel wird die Mehrdimensionalität der Wirkungen von Grünräumen, also in psychisch-mentaler und physischer Hinsicht deutlich.

Fazit

Die Befundlage zur Wirkung von Landschaften und Natur auf die psychische Gesundheit ist eindeutig. Moderne Lebensstile, Lärmbelastung, soziale Isolation und erhöhte berufliche und private Stressbelastung sind wichtige Einflussfaktoren auf psychische Erkrankungen, wie z. B. Angststörungen oder Depressionen. Natürliche Landschaften bieten Räume für Ruhe, Entspannung und Meditation. Naturnahe Räume im Wohnumfeld ermöglichen soziale Aktivitäten, um negative Einflüsse auf das psychische Wohlbefinden zu dämpfen. Schon durch den Anblick von Naturszenen wird Stress reduziert. Diese Räume führen zu einer gesteigerten Lebensqualität. In Städten ist der Zugang zu hochwertigen Grünräumen offensichtlich bedeutsam für gute psychische Gesundheit. Daher ist die Integration von Erkenntnissen zur gesundheitlichen Wirkung von urbanen Freiräumen in eine gesundheitsfördernde Stadtplanung angezeigt.

Aber nicht alle Menschen im urbanen Umfeld haben Zugang zu entsprechenden Räumen. Dies betrifft nicht nur das Vorhandensein von Freiflächen im Wohnumfeld, sondern auch ihre barrierefreie Zugänglichkeit, beispielsweise für ältere Personen, die einen eingeschränkten Bewegungsradius haben. Eine angemessene Verteilung der Gesundheitsressource „Natur“ mit gerechtem Zugang für alle Menschen sollte demnach in Gesundheits-, Stadt- und Raumplanung berücksichtigt werden.

Literatur

Armstrong, D. (2000). A survey of community gardens in upstate New York: Implications for health promotion and community development. *Health & Place 6*, 319-327.

Bedimo-Rung, A. L., Mowen A. J., & Cohen, D. A. (2005). The Significance of Parks to Physical Activity and Public Health A Conceptual Model. *American Journal of Preventive Medicine 28(2)*, 159-168.

Bird, W. (2007). *Natural Thinking: Investigating the links between the Natural Environment, Biodiversity and Mental Health.* RSPB.

Chiesura, A. (2004). The role of urban parks for the sustainable city. *Landscape and Urban Planning 68*, 129-138.

Coley, R. L., Kuo, F. E., & Sullivan, W. C. (1997). Where does community grow? The social context created by nature in Urban Public Housing. *Environment and Behaviour 29(4)*, 468-494.

Cooper, R. (2008). *Mental Capital and Wellbeing: Making the most of ourselves in the 21st century.* State-of-Science Review: SR-DR2.The Effect of the Physical Environment on Mental Wellbeing. GO Science/ Foresight.

Ellaway, A., Morris, G., Curtice, J., Robertson, C., Allardice, G., & Robertson, R. (2009). Associations between health and different types of environmental incivility: A Scotland-wide study. *Public Health 123(11)*, 708-713.

Frumkin, H. (2003). Healthy places: exploring the evidence. *American Journal of Public Health 93(9)*, 1451-1456.

Grahn, P., & Stigsdotter, U. a. (2010). The relation between perceived sensory dimensions of urban green space and stress restoration. *Landscape and Urban Planning 94*, 264-275.

Greenspace Scotland (2008). *Transforming Urban Spaces: the links between green spaces and health. a critical literature review.* Greenspace Scotland Research Report.

Groenewegen, P. P., Berg, A. V.D., Vries, S. D., & Verheij, R. A. (2006). Vitamin G: effects of green space on health, well-being, and social safety. *BMC Public Health 6(149)*, 1-9.

Hansmann, R., Hug, S.-M., & Seeland, K. (2007). Restoration and stress relief through physical activities in forests and parks. *Urban Forestry & Urban Greening 6*, 213-225.

Hapke, U., Maske, U. E., Scheidt-Nave, C., Bode, L., Schlack, R., & Busch, M. A. (2013). Chronischer Stress bei Erwachsenen in Deutschland. Ergebnisse der Studie zur Gesundheit Erwachsener in Deutschland (DEGS1). *Bundesgesundheitsblatt 56*, 749-754.

Hartig, T., Kaiser, F. G., & Bowler, P. A. (2001). Psychological restoration in nature as a positive motivation for ecological behavior. *Environment and Behaviour 33*, 590-607.

Hartig, T., Evans, G. W., Jamner, L. D., Davis, D. S., & Garling, T. (2003). Tracking restoration in natural and urban field settings. *Journal of Environmental Psychology 23*, 109-123.

Hawe, P., & Shiell, A. (2000). Social capital and health promotion: a review. *Social Science and Medicine 51*, 871-885.

Kaplan, R. (2001). The nature of the view from home Psychological benefits. *Environment and Behaviour 33*, 507-542.

Kaźmierczak, A. (2013). The contribution of local parks to neighbourhood social ties. *Landscape and Urban Planning 109*, 31-44.

Kuo, F. E., & Sullivan, W. C. (2001). Environment and crime in the inner city. Does vegetation reduce crime? *Environment and Behaviour 33*, 343-367.

Kweon, B.S., Sullivan, W.C., & Wiley, A. (1998). Green common spaces and the social integration of inner-city older adults. *Environment and Behavior 30*, 823-858.

Laumann, K., Garling, T., & Stormark, K.M. (2003). Selective attention and heart rate responses to natural and urban environments. *Journal of Environmental Psychology 23*, 125-134.

Leyden, K.M. (2003). Social capital and the built environment: the importance of walkable neighbourhoods. *American Journal of Public Health 93(9)*, 1546-1551.

Maas, J., Verheij, R.A., Groenewegen, P.P., De Vries, S., & Spreeuwenberg, P. (2006). Green space, urbanity, and health: how strong is the relation? *Journal of Epidemiology and Community Health 60(7)*, 587-592.

Maas, J., Van Dillen, S.M.J., Verheij, R.A., & Groenewegen, P.P. (2009a). Social contacts as a possible mechanism behind the relation between green space and health. *Health & Place 15*, 586-595.

Maas J., Verheij R.A., De Vries S., Spreeuwenberg P., Schellevis F.G., & Groenewegen P.P. (2009b). Morbidity is related to a green living environment. *Journal of Epidemiological Community Health 63*, 967-973.

Maller, C., Townsend, M., Pryor, A., Brown, P., & St. Leger, L. (2006). Healthy nature healthy people: 'contact with nature' as an upstream health promotion intervention for populations. *Health Promotion International 21(1)*, 45-54.

Mitchell R., & Popham F. (2008). Effect of exposure to natural environment on health inequalities: an observational population study. *Lancet 372*, 1655-1660.

Peters, K., Elands, B., & Buijs, A. (2010). Social interactions in urban parks: Stimulating social cohesion? *Urban Forestry and Urban Greening 9*, 93-100.

Pretty, J., Peacock, J., Sellens, M., & Griffin, M. (2005). The mental and physical health outcomes of green exercise. *International Journal of Environmental Health Research 15(5)*, 319-337.

Roe, J.,& Aspinall, P. (2011). The restorative benefits of walking in urban and rural settings in adults with good and poor mental health. *Health & Place 17*, 103-113.

Takano T., Nakamura K., & Watanabe M. (2002). Urban residential environments and senior citizens' longevity in megacity areas: the importance of walkable green spaces. *Journal of Epidemiology & Community Health 56*, 913-918.

Townsend, M. (2006). Feel blue? Touch green! Participation in forest/woodland management as a treatment for depression. *Urban Forestry & Urban Greening 5*, 111-120.

Ulrich, R. (1984). View through a window may influence recovery from surgery. *Science 224(4647)*, 420-421.

Ulrich, R., Simons, R., Losito, B., Fiorito, E., Miles, M., & Zelson, M. (1991). Stress recovery during exposure to natural and urban environments. *Journal of Environmental Psychology 11*, 201-203.

Van Den Berg, A.E., Koole, S.L., & Van Der Wulp, N.Y. (2003). Environmental preference and restoration: (How) are they related? *Journal of Environmental Psychology 23*, 135-146.

Velarde, M.D., Fry, G., & Tveit, M. (2007). Health effects of viewing landscapes – Landscape types in environmental psychology. *Urban Forestry & Urban Greening 6*, 199-212.

Völker, S. (2016b). Anthropologische Erklärungen des Mensch-Landschafts-Verhältnis. In: U. Gebhard/T. Kistemann. Landschaft – Identität – Gesundheit. Zum Konzept der Therapeutischen Landschaften. Wiesbaden: Springer VS.

Völker, B., Flap, H.D., & Lindenberg, S. (2007). When are neighbourhoods communities? Community in Dutch neighbourhoods. *European Sociological Review 23*, 99-114.

Völker, S., & Kistemann, T. (2011). The impact of blue space on human health and well-being – Salutogenetic health effects of inland surface waters: A review. *International Journal of Hygiene and Environmental Health 214(6)*, 449-460.
Völker, S., & Kistemann, T. (2013). "I'm always entirely happy when I'm here!" Urban blue enhancing human health and well-being in Cologne and Düsseldorf (Germany). *Social Science & Medicine 78*, 113-124.
White, M., Smith, A., Humphryes, K., Pahl, S., Snelling, D., & Depledge, M. (2010). Blue space: The im-portance of water for preference, affect, and restorativeness ratings of natural and built scenes. *Journal of Environmental Psychology 30*, 482-493.
WHO (2001). *World Health Report 2001*. Mental Health: New Understanding, New Hope. Geneva.
WHO (2004). *The world health report 2004: changing history*. Geneva.
WHO (2005). *Europäische Erklärung zur psychischen Gesundheit*. Herausforderungen annehmen, Lösungen schaffen. Europäische Ministerielle WHO-Konferenz Psychische Gesundheit in Helsinki, Finnland, vom 12.-15. Januar 2005.

Anthropologische Aspekte des Verhältnisses von Mensch und Natur(-landschaft)

8

Sebastian Völker

Einleitung

Bereits Hippokrates von Kos (460-377 v.Chr.) stellte Gesundheit und Krankheit in Beziehung zu Natur und Umwelt. Er machte auf die Zusammenhänge zwischen klimatischen Bedingungen, Jahreszeiten und Wasserqualität sowie dem Gesundheitszustand der Bevölkerung aufmerksam und thematisierte die regionale Differenzierung von Lebensbedingungen und Krankheiten. Die Aussagen des in Rom wirkenden Arztes Galenus (129-199 n.Chr.) zum therapeutischen Nutzen des Höhen- und Wüstenklimas für Lungenkranke standen in der hippokratischen Tradition der „Salubrität" von Orten. Schon der römische Architekt und Ingenieur Vitruv (ca. 80-15 v.Chr.) sprach von *‚salubritates regionum'* (heilsame Wirkungen der Gegenden, Vitr. 5,3,1); von ihm ist auch die Empfehlung überliefert, zunächst den Gesundheitszustand der Einwohner von Quellgebieten genau zu betrachten, bevor man dort eine Wasserleitung zur Versorgung einer römischen Siedlung beginnen ließ (Kistemann und Claßen 2003).

Die Umweltbewegung der 1970er Jahre spiegelte sich in der wissenschaftlichen Erforschung der vielfältigen Wirkungen von Natur und Naturelementen auf den Menschen: die Untersuchung der expliziten Effekte von beispielsweise Tieren, Pflanzen und Landschaften auf die Psyche des Menschen standen hierbei im Vordergrund. Obwohl sowohl positive (d. h. das Wohlbefinden steigernde) als auch negative (z. B. beängstigende) Effekte von Natur identifiziert und analysiert wurden, stand zunächst die krankheitsökologische Bewertung nicht im Fokus (Tuan 1979). Der Sammelband *„Behavior and the Natural Environment"* von Altman und Wohlwill (1983) mit Beiträgen zu einem Naturkonzept zur Bewertung von Landschaftsqualität und städtischer Umwelt sowie zur psychologisch-mentalen Wirkung von Natur gilt als Meilenstein der Mensch-Landschafts-Forschung.

In der Argumentation zur Beschreibung des Mensch-Landschafts-Verhältnisses wird vielfach die Möglichkeit in Betracht gezogen, die Resonanz auf Landschaften sei anthropologisch fundiert und resultiere aus biologischen Überlebensanforderungen der frühen Menschheitsgeschichte. Anthropologische oder evolutionäre Theorien basieren auf der Annahme, dass aufgrund evolutionärer Prägung bestimmte Landschaften und Landschaftskompositionen präferiert und als ästhetisch wertvoller angesehen werden als andere.

Die Fähigkeit, zahlreiche visuelle Informationen zu verarbeiten, war für die menschliche Spezies ursprünglich grundlegend zur Sicherung des langfristigen Überlebens (Ulrich 1977). Der Erfolg des Überlebens und der Reproduktion unserer Vorfahren beruht diesen Theorien zufolge in hohem Maße auf der Fähigkeit, Landschaften visuell rasch zu erfassen, korrekt für den eigenen Bedarf zu evaluieren und zu nutzen. Die Fülle an Information, die eine Landschaft bietet, kann nicht vollständig vom Menschen erfasst werden (Gibson 1979) und muss daher adaptiv selektiert bzw. gefiltert werden. Folglich fokussiert der Mensch auf bestimmte, partikulare Landschaftselemente.

Prospect Refuge Theory

Die *Prospect Refuge Theory* von Appleton (1975a) geht davon aus, dass menschliche Reaktionen auf Landschaften in der frühesten Geschichte menschlicher Entwicklung angelegt wurden. Nach dieser Theorie werden bevorzugt solche Umwelten aufgesucht, die zum einen ästhetischen Genuss versprechen und zum anderen geeignet erscheinen, existenzielle menschliche Bedürfnisse, v. a. Nahrung und Schutz, zu befriedigen. Drei grundlegende Konzepte werden in dieser Theorie vor evolutionsbiologischem Hintergrund zusammengeführt: ‚*prospect*', ‚*refuge*' und ‚*hazard*'.

Dabei werden verschiedene Aspekte von Landschaften unterschieden, die unterschiedlichen Grundbedürfnissen des Menschen entsprechen: Bereiche der Erkundung, der Zuflucht und der Gefahren. Das menschliche Bedürfnis nach Erkundung (‚*prospect*') entspricht der Fähigkeit und auch dem Bedürfnis, landschaftliche Charakteristika evaluieren und nutzen zu können. Landschaften mit einem hohen ‚*prospect*' stellen viele Handlungsoptionen bereit, Landschaften mit geringem ‚*prospect*' wenige. Erkundungsorte unterschied Appleton zudem in zwei Bereiche: Zum einen identifizierte er Erkundungsorte, die einen direkten, freien Blick ermöglichen (z. B. Panorama-Blicke). Zum anderen gibt er auch indirekte Erkundungsorte, die in einer Landschaft auch in weiterer Entfernung gesehen und erreicht werden können.

Zuflucht (,*refuge*') beschreibt Aspekte einer Landschaft, die vor negativen Einflüssen und Gefahren zu schützen geeignet sind, während der Mensch Informationen in dieser Landschaft sammelt. Vor dem Hintergrund eines grundlegenden Sicherheitsbedürfnisses sind solche Orte Zufluchtsorte, die Sicherheit versprechen oder die als Versteck genutzt werden können. Dabei kann ein Ort beide Funktionen bedienen, z. B. Schutz vor einem Sturm bieten und als Versteck vor Gefahren fungieren. Auch eine funktionale Differenzierung je nach Ausstattung des Ortes ist möglich. Neben der funktionalen Betrachtung können Zufluchtsorte auch nach deren Erreichbarkeit, Substanz (z. B. Höhle, Busch, hohes Gras) oder Wirksamkeit unterschieden werden.

Das Risiko oder die Gefährdung (,*hazard*') beschreibt die Gefahren, denen ein Individuum bei der Erkundung und der Sammlung von Informationen in einer Landschaft ausgesetzt ist. Gefahren sind wichtige Auslöser für das Aufsuchen von Zufluchtsorten. Diese können lebenden (z. B. Gegner) oder nicht-lebenden Ursprungs sein (z. B. Unwetter) und sind häufig nicht Aspekte der Landschaft selbst.

Habitat Selection Theory und *Savanna Theory*

Die zentrale Aussage der ebenfalls evolutionsbiologisch orientierten *Habitat Selection Theory* (Habitat-Theorie nach Orians 1980) ist, dass Landschaftselemente angeborene positive Reaktionen hervorrufen, wenn sie einer Landschaft, die das Überleben des Urmenschen begünstigte, entsprechen. Nach Orians stellt die Wahl des Habitats eine lebenswichtige Entscheidung von Organismen dar. Die ersten Reaktionen auf eine Landschaft beziehen sich auf den zu erwartenden Überlebens- und Reproduktionserfolg in dieser Umgebung und drücken sich in Erkundung, Ablehnung oder spezifischer Nutzung einer Landschaft aus.

Hierzu können verschiedene Charakteristika von Landschaften identifiziert werden. Jäger und Sammler brauchten eine weitläufige Landschaft mit gutem Überblick, am besten mit einem erhöhten Ausblickpunkt zur Orientierung und schnellen Erkundung, außerdem musste auch Vegetation zum Ernten oder Verstecken vorhanden sein (Orians und Heerwagen 1992). Weiterhin waren Menschen auf die Verfügbarkeit von Wasser angewiesen. Lebensräume in erreichbarer Nähe zu Süßwasserressourcen, wie Flüssen, Seen oder Bächen, wurden demnach bevorzugt.

Diese Theorie wurde in zahlreichen Studien als theoretischer Rahmen zur Erläuterung subjektiver Reaktionen auf Landschaftsreize genutzt. Ergebnisse dieser Studien gehen davon aus, dass Reaktionen auf eine Landschaft mit der intuitiven Beurteilung der Überlebens- und Reproduktionschancen in dieser Landschaft zusammenhängen: günstige Habitate produzieren positive Reaktionen, ungünstige Habitate negative (Appleton 1975a; Kaplan 1985; Orians 1980).

In einer Zusammenschau bestehender evolutionsbasierter Perspektiven zur Beschreibung der Landschaftsästhetik beschreiben Orians und Heerwagen (1992) drei Stufen des Habitat-Selektionsprozesses. In der ersten Stufe werden Menschen durch eine affektive Reaktion auf generelle Umweltaspekte in einer Landschaft angezogen oder abgestoßen. Diese Reaktion bzw. Bewertung der Landschaft erfolgt hochaffektiv und unverzüglich. Zu den generellen Umweltaspekten zählen räumliche Konfiguration/Ordnung und bestimmte räumliche Merkmale, wie Bäume oder Wasser. Eine schnelle Aufnahme für das menschliche Überleben nützlicher und präziser Informationen muss möglich sein. Bewirkt die Landschaft keine positiven Reaktionen, wird eine andere Landschaft gesucht und der Selektionsprozess beginnt von neuem. Wenn die Reaktion positiv ausfällt, wird in der zweiten Stufe die Umwelt intensiv explorativ erfahren. Hierbei sammelt das Individuum Informationen zu Sicherheitsaspekten und möglichen Ressourcen. In der letzten Stufe des Selektionsprozesses ist die Erfassung und Bewertung der Zusammensetzung spezifischer räumlicher Eigenschaften von Bedeutung. Hier trifft das Individuum schließlich die Entscheidung, in einem Habitat zu bleiben oder nicht. Diese Form des Selektionsprozesses sei noch heute genetisch im Menschen verankert und beeinflusse seine Präferenz für gewisse Naturlandschaften im Vergleich zu urbanen Landschaften.

Orians (1986) verdichtete seine Überlegungen in der sogenannten Savannen-Theorie, in der er postuliert, dass Menschen savannenähnliche Landschaften universell auch ohne vorhergehenden Kontakt zu diesen Landschaften tendenziell bevorzugen. Diese Landschaftspräferenz sei evolutionär begründet und damit bei allen Menschen genetisch fundiert.

Der Landschaftstyp Savanne bietet dem Menschen einen guten Überblick mit rascher Orientierungs- und Erkundungsmöglichkeit und durch die vorhandene Vegetation zum Überleben wichtige Ressourcen. Neuzeitliche Beobachtungen stimmen mit dieser Annahme überein. Die Entdecker und Siedler in Nordamerika bevorzugten savannenähnliche Landschaften, die aus einer Mischung von Baumgruppen und Offenland bestanden, Blick auf Gewässer wie Seen oder Flüsse eröffneten und Aussichtspunkte boten. Menschen verschiedener Kulturen gestalten ihre Landschaft nach dem Prinzip einer Savanne, indem sie Offenland mit Baumgruppen kombinieren und der Verfügbarkeit von zugänglichem Wasser eine entscheidende Rolle zuschreiben.

Information Processing Theory

Auch die *Information Processing Theory* von Kaplan und Kaplan (1989) bezieht sich auf evolutionsbiologische Annahmen. Die Theorie wird häufig zur Bearbeitung von Fragestellungen zur Landschaftspräferenz angewendet. Menschen fühlen sich demnach von Umwelten angezogen, die ihr Überleben am besten sichern. Solche Umwelten sind übersichtlich, was eine rasche Informationsaufnahme ermöglicht, und werden als vertraut und verständlich wahrgenommen. Dabei werden das Verstehen und das Erkunden der Umwelt als zwei grundlegende, anthropologisch fundierte Bedürfnisse der Menschen in Bezug auf ihre Umwelt interpretiert (Kaplan 1987, 1992; Stamps 2004). Diese beiden zentralen Dimensionen (Bedürfnisse und Zugänglichkeit zu Informationen) nutzen Kaplan und Kaplan, um eine Präferenz-Matrix mit vier Schlüsselvariablen zu erstellen. Dazu zählen

- Kohärenz, d. h. Ordnung und Einheitlichkeit eines Landschaftsbildes,
- Komplexität, d. h. Diversität von Teilelementen in einer Landschaft,
- Lesbarkeit, d. h. Orientierung bzw. verständliche Muster der Landschaft, und
- ‚*mystery*', der Ausdruck von Ungewissheit bzw. Geheimnisvollem einer Landschaft.

Diese vier Variablen werden als wichtige Faktoren der angeborenen Landschaftspräferenz angesehen, da diese für den Menschen Landschaftscharakteristika repräsentieren, die seit Millionen von Jahren bewertet werden müssen, um das menschliche Überleben zu sichern. Das Überleben basierte auf der Möglichkeit, die Landschaft zu erfassen, um Nahrungsmittel und Wasser zu finden sowie körperlichen Schaden zu vermeiden. Die vier Variablen werden in der Forschung teilweise als Prädiktoren für die Erfassung der Ästhetik einer Landschaft empfohlen. Sie bedingen die Varianz von Landschaftspräferenzen, es besteht jedoch keine lineare Beziehung zwischen den vier Variablen. Herzog und Miller (1998) fanden heraus, dass Landschaften mit mittlerer Komplexität und mittlerer ‚*mystery*'-Ausprägung präferiert werden.

Psychoevolutionäre Theorie und *Stress Recovery Theory*

Erholung bedeutet die Kompensation eines vorhergehenden Zustands beeinträchtigter physischer und psychischer Fähigkeiten und Ressourcen (Hartig und Staats 2003; Hartig et al. 1997). Die Wahrscheinlichkeit einer erholsamen Wirkung wird in natürlichen Umwelten gesteigert (Hartig et al. 1991). Die Mechanismen von

Erholung liegen sowohl der Psychoevolutionären Theorie nach Ulrich (1983) als auch der *Attention Restoration Theory* (nach Kaplan und Kaplan 1989, siehe unten) zugrunde.

Ulrichs (1983) psychoevolutionäre Theorie fokussiert auf Stressreduktion durch die Exposition eines Individuums gegenüber natürlichen Umgebungen. Er behauptet, dass das menschliche Gehirn evolutionsbiologisch auf die effiziente Verarbeitung natürlicher Umwelten ausgerichtet sei und insofern derartige Reize leichter verarbeiten könne. Wenn Reize aus nicht-natürlichen Landschaften verarbeitet werden, führe dies zu physiologischer und kognitiver Erschöpfung.

In seiner Theorie bezieht sich Ulrich auf die visuelle Wahrnehmung von Natur und die damit verbundenen positiven bzw. negativen Reaktionen. Dabei steht die affektive Reaktion des Menschen auf eine Landschaft neben der mentalen Anregung besonders im Fokus. Die Exposition gegenüber einer Naturszene bewirkt eine unmittelbare affektiv-psychologische Reaktion, die so rasch geschieht, dass Ulrich von einer primär durch das limbische System erzeugten „präkognitiven Reaktion" spricht. Sobald eine Landschaft Reize beinhaltet, die phylogenetisch überlebensrelevant gewesen sind, löst der Anblick positive affektive Reaktionen aus. Diese Reize sind nach Ulrich Nahrung, Schutz, Sicherheit und Wasser. Das Überleben sichernde Landschaften werden infolgedessen gegenüber bedrohlichen Landschaften bevorzugt. Hieraus folgt ein Handlungsimpuls der Hinwendung zu einem Raum bzw. der Vermeidung eines Raumes. Erst als zweites erfolgt die bewusste Wahrnehmung der Landschaft mit bestimmten physiologischen und emotionalen Reaktionen, bei der auch kognitive Erfahrungen der Individuen einfließen. Die situative, kognitive und affektive Verfassung einer Person (von gestresst bis entspannt) unter dem Einfluss ihrer bisherigen, individuellen kognitiven Erfahrungen bildet den Ausgangspunkt seiner Theorie, da diese Verfassung die Wahrnehmung von natürlichen Szenen beeinflusst.

Zu den visuellen Eigenschaften einer Landschaft, die affektive Reaktionen beeinflussen, zählen nach Ulrich Komplexität, strukturelle Eigenschaften (z. B. räumliche (Un-) Ordnung), Fokalität (ein Fokuspunkt oder ein Bereich, der die Aufmerksamkeit des Betrachters auf sich zieht), Weiträumigkeit, Oberflächentextur, Gefahrenpotential und Wasser. Nach diesen Eigenschaften werden Landschaften in bedrohliche und nicht-bedrohliche eingeteilt. Erstere rufen eine negativ affektive, letztere eine positiv affektive Reaktion hervor. Diese affektive Reaktion ist in der Evolutionsgeschichte des Menschen angelegt. Zwei adaptive Reaktionen führten zur Bevorzugung von Landschaften: zum einen, wenn sich ein Individuum durch den Naturkontakt nach stressvollen Ereignissen erholen konnte; zum anderen, wenn ein Individuum natürliche Landschaften bevorzugte, die am wirkungsvollsten das Wohlbefinden steigerten und das Überleben sicherten (Ulrich et al. 1991). Ähnlich wie in der *Attention Restoration Theory* benennt Ulrich die affektive, ungerichtete Aufmerksamkeit als wichtigen Faktor für restaurative Reaktionen auf nicht-bedrohliche, natürliche Stimuli und Stressreaktionen auf bedrohliche Stimuli.

Ulrich (1984) konnte seine Theorie empirisch stützen, als er in einer Studie die Rekonvaleszenz frisch operierter, stark bewegungseingeschränkter Menschen untersuchte. Hierzu exponierte er die Studiengruppe beim Blick aus dem Fenster unterschiedlichen Landschaften. Eine Gruppe blickte auf einen Baum, während die andere Gruppe auf eine Backsteinwand schaute. Die positiven Reaktionen auf den Anblick des natürlichen Stimulus äußerten sich in geringerem Stressempfinden, besserer mentaler Verfassung und schnellerer Genesung. In seinen Studien zur Präferenzforschung fokussierte Ulrich jedoch stark auf die affektive Reaktion auf Landschaften und wenig auf die nach seiner Theorie folgende bewusste Wahrnehmung. Weitere die positive Reaktion beeinflussende Aspekte, wie z. B. Familienverhältnisse, ökonomische Ressourcen und Nutzungsmöglichkeiten ließ er weitgehend unberücksichtigt.

Biophilie-Hypothese

Aufbauend auf Ulrichs Psychoevolutionärer Theorie formulierte Wilson (1984) die Theorie der sogenannten „Biophilie". Er bemerkte, dass der Mensch eine innere Tendenz dazu habe, sich auf Leben und lebensähnliche Prozesse zu fokussieren. Wilson interpretiert die menschliche Affinität zu Pflanzen, Tieren, Landschaften und z. T. auch Wildnis sowie die beruhigenden, erholsamen und zuweilen sogar heilenden Effekte von Natur als eine evolutionär entstandene Bevorzugung, eine tiefe emotionale Zuneigung zu lebendiger Natur bzw. zu einer Landschaft, die dem evolutionsbedingt bevorzugten Habitat des Menschen (offene Savanne) entspreche (Wilson 1984).

Diese Verbindung sei in der Natur des Menschen fest verankert, da sich seine Spezies in und in Verbindung mit der Natur selbst entwickelt hat. Das menschliche Gehirn habe sich in einer biozentrischen Welt, nicht in einer mechanisierten entwickelt (Wilson 1993). Demnach sei der Mensch bis heute durch seine genetische Prägung darauf angewiesen, sich mit lebenden Organismen und Landschaften zu befassen, die essentiell für sein physisches und mentales Wohlbefinden seien. Der intensive Bezug zur Natur entspreche nicht nur materiellen oder exploratorischen Bedürfnissen, sondern beziehe sich direkt auf die menschlichen Emotionen, ästhetischen Wertzuschreibungen und die kognitive Funktionsfähigkeit. Die Hypothese der Biophilie gilt als grundsätzliche Theorie über Natur und mentale Gesundheit und hat viele evolutionsbiologische, natur- und wahrnehmungspsychologische Studien nachhaltig beeinflusst. Sie wird u. a. als Argument für den Naturschutz und die Erhaltung der Biodiversität angeführt.

Jedoch finden sich auch widersprechende empirische Forschungsergebnisse. Weder werden natürliche, ländliche Umgebungen zwangsläufig mit Wohlbefinden assoziiert, noch urbane oder stark überprägte Landschaftsbereiche mit Ablehnung. Vor allem Stadtbewohner können häufig beim Anblick beispielsweise eines verwilderten Waldes beunruhigt reagieren. Im Kontrast dazu wird beispielsweise eine geordnete Bebauung mit Wiesen und wenigen Holzgewächsen als angenehm empfunden (Kaplan und Kaplan 1989). Diese Ergebnisse konnten in weiteren Studien belegt werden (u. a. Ulrich et al. 1991; Bixler und Floyd 1997).

Als Grund hierfür wird die sogenannte „Biophobie" angeführt, welche sich z. B. durch Ekelgefühle gegenüber bestimmten Tieren (z. B. Spinnen), das Unwohlsein allein in der Natur zu sein oder die Angst vor wilden Tieren ausdrückt (Tuan 1979; Wohlwill 1983). Biophobie entsteht, wenn eine ursprünglich ungerichtete und unbewusste Wahrnehmung, wie sie z. B. in der offenen oder halboffenen Landschaft besteht, sich beispielsweise im dichten Wald als Folge von Angst in eine gerichtete Wahrnehmung wandelt. Einzelne Elemente des Waldes werden dann distinktiver rezipiert. Dies steht einer tiefgehenden Erholung oder inneren Heilung, die nur durch ungerichtete Wahrnehmung möglich ist, entgegen (Cumes 1998).

Bixler und Floyd (1997) zeigten, dass Angstgefühle und Ekel in der Natur, der Wunsch nach modernem Komfort und die Präferenz von städtischer Umgebung sowie gepflegten Parkanlagen bei suburban geprägten Schulkindern viel stärker ausgebildet sind als bei solchen aus ländlicher Umgebung. Damit konnten sie neben der Aufdeckung des Nebeneinanders von Biophilie und Biophobie zudem das Phänomen der Entfremdung von der Natur aufzeigen, welches zunehmend bei Kindern, aber ebenso bei Erwachsenen beobachtet wird (Bixler und Floyd 1997; Milligan und Bingley 2007).

Aus dem Blickwinkel der Biophilie-Hypothese sei die Biophobie ein weiterer Ausdruck für den Wunsch des Menschen, sich aktiv mit der natürlichen Umwelt und dem natürlichen Leben auseinanderzusetzen. Kellert (1993) entwickelte die Biophilie-Hypothese weiter und formulierte neun grundlegende Wertezuschreibungen zur Natur, die ebenfalls negative Gefühle gegenüber der Natur mit einbeziehen: „*utilitarian, naturalistic, ecologistic-scientific, aesthetic, symbolic, humanistic, moralistic, dominionistic, and negativistic valuations of nature*" (Kellert 1993, S. 43).

Attention Restoration Theory

Der Aufenthalt in einer Landschaft kann verbrauchte Aufmerksamkeitskapazität (geistige Müdigkeit) wiederherstellen. Die Fähigkeit des Menschen, unter Ausblendung anderer Stimuli seine Aufmerksamkeit zu fokussieren (gerichtete Aufmerksamkeit), ist eine wichtige funktionale Ressource. Die Aufmerksamkeitskapazität wird verringert, wenn die Aufmerksamkeit durch konkurrierende Stimuli gestört wird und damit mehr Energie für die gerichtete Form der Aufmerksamkeit aufgewendet werden muss. Eine verringerte Aufmerksamkeitskapazität spiegelt sich u. a. in einer geringeren Leistungsfähigkeit oder in Stressreaktionen wieder (negative Stimmung, erhöhte Reizbarkeit).

Natürliche Umgebungen eignen sich nach Kaplan und Kaplan (1989) besonders zur Wiederherstellung verbrauchter Aufmerksamkeitskapazität. Sie formulierten die *Attention Restoration Theory* (ART – Aufmerksamkeits-Erholungs-Theorie). Als fundamental bestimmt die ART spezifische Qualitäten, die in der Mensch-Umwelt-Interaktion präsent sein müssen, damit Landschaften potentiell restaurativ wirksam sein können. Diese erholungsbedeutenden Komponenten sind *being away*, *fascination*, *extent* und *compatibility* (Kaplan und Kaplan 1989).

‚*Being away*' bedeutet den Wechsel der Landschaft im Vergleich zum alltäglichen Leben, fördert hierdurch eine Erholungswirkung, sofern sich ein Individuum auch mental vom alltäglichen Stress entfernen und damit Abstand zum alltäglichen Leben gewinnen kann.

‚*Fascination*' beschreibt, inwieweit eine Landschaft einen Menschen (vor allem visuell) anregen kann und eine Betrachtung ohne die Anforderung einer gerichteten Wahrnehmung bzw. willentlichen Aufmerksamkeit ermöglicht.

‚*Extent*' bedeutet, dass eine Landschaft einerseits als eine Entität betrachtet werden kann und andererseits aufgrund ihrer Ausdehnung den Menschen dazu ermutigt, sie näher zu erkunden und Neues zu entdecken (Anregung zur aktiven Exploration).

‚*Compatibility*' bezieht sich darauf, inwieweit die Landschaftseigenschaften zu den individuellen Vorstellungen und Anforderungen einer Situation passen und mit den Zielen und Wünschen einer Person vereinbar sind (Kaplan 1995).

Der Faktor ‚*being away*' bezieht sich auf die Entspannung des Individuums, die Faktoren ‚*fascination*' und ‚*compatibility*' hingegen auf die Präferenz einer Landschaft (Scopelliti und Giuliani 2004). Obwohl Kaplan und Kaplan mit ihrer Theorie einen deutlicheren Bezug zu individuellen affektiven Aspekten herstellen als Ulrichs psychoevolutionäre Theorie, werden in auf der ART aufbauenden praktischen Forschungsvorhaben nicht alle Sinneswahrnehmungen und Emotionen berücksichtigt, da in den meisten bisherigen Studien den Probanden anstelle eines Originalschauplatzes methodisch bedingt lediglich Fotos von Landschaften vorgelegt wurden (Hartig et al. 1991; Kaplan und Peterson 1993; Hartig et al. 1996; Herzog et al. 2003). Den „Originalschauplätzen" widmeten sich Psychologen erst später (Wells und Evans 2003). Beispielsweise konnten Fredrickson und Anderson (1999) anhand der Teilnehmer an zwei mehrtägigen Wildnis-Erfahrungen eine starke Wirkung von natürlichen Landschaften auf die Wiederherstellung der Aufmerksamkeitskapazität nachweisen.

Bewertung und kritische Reflektion

Die Bedeutung von grundlegenden Theorien zur Beschreibung des Mensch-Landschafts-Verhältnisses wurde von Appleton (1975b) dargelegt. Demnach müssen Theorien drei wichtige Funktionen erfüllen: Diagnostik, Präskription und Prognose. Die diagnostische Funktion beschreibt die Notwendigkeit der Bereitstellung fundamentaler Grundlagen, um in der Folge auf deren Basis spezifische Zustände erklären zu können. Die präskriptive Funktion zeigt Interventionsmöglichkeiten für eine Verbesserung des Zustands auf und die prognostische Funktion kann mögliche Konsequenzen der Intervention aufzeigen. Eine ausschließlich empirisch fokussierte Arbeit ohne eine generelle, erklärend-theoretische Grundlage kann Zustände der Wirklichkeit nur fragmentiert abbilden und produziert im Sinne eines kritischen Rationalismus Zufallstreffer bzw. Ergebnisse mit häufig wechselndem Erfolg (Appleton 1975b). Daher ist die theoretische Fundierung wichtig für die wissenschaftliche Forschungsarbeit.

Bei genauerer, kritischer Betrachtung der vorgestellten evolutionsbasierten Theorien ist allerdings festzustellen, dass wichtige theoriebasierte Perspektiven außer Acht gelassen werden. Hierzu zählen im Besonderen die individuelle, subjektive Wahrnehmung und die Perzeption. Eine streng anthropologische, prädispositive Perspektive ist nur unzureichend mit einem humanistischen Verständnis des Verhältnisses von Landschaft und Gesundheit vereinbar, auch wenn evolutionstheoriebasierte empirische Arbeiten sich auf die subjektive Beschreibung von Landschaften stützen. Bereits Tuan (1974, S. 5) erkannte: „*No two persons see the same reality. No two social groups make precisely the same evaluation of the environment.*"

Im Zuge des ‚*cultural turn*' der Gesundheits- und Raumwissenschaften (Kistemann 2016, in diesem Band Kapitel 9) konnten neue Perspektiven aufgezeigt werden, die nicht rein anthropologisch determiniert waren. Beispielsweise wurde die Bedeutung von *individuellen* Zuschreibungen und Bewertungen von Landschaften erkannt. Die gleiche Landschaft kann von zwei Menschen sehr unterschiedlich bewertet werden.

Beispielsweise findet eine Person einen besonderen Mehrwert im Durchstreifen eines Waldes, ohne Beachtung von befestigten Wegen oder Pfaden. Sie verspürt ein Gefühl von Spannung, die Natur zu entdecken und ein Gefühl von Freiheit in der Natur. Eine andere Person würde in der gleichen Situation jedoch eine Form von Orientierungslosigkeit und fehlendem Halt empfinden können, da ihre individuellen Bedürfnisse nach Sicherheit und Schutz in dieser Situation nicht erfüllt werden. Beide Personen sind der identischen Landschaft ausgesetzt, erfahren jedoch konträre Wirkungen auf ihr Wohlbefinden. In diesem Beispiel spiegeln sich die Grenzen biologistischer Theorien. Selbst bei einem Menschen kann eine Landschaft je nach Stimmung an einem Tag als positiv und „schön" beschrieben werden, an einem anderen Tag jedoch negativer bewertet werden. Vor diesem Hintergrund sind in der Folge weitere Theorien und Konzepte formuliert worden, die einen stärkeren Fokus auf diese neuen, sozialwissenschaftlichen Perspektiven legen.

Das Konzept der Therapeutischen Landschaften greift die Bedeutung des Menschen für die Produktion von Landschaften auf und bezieht explizit die Subjektivität des individuellen Erlebens ein, um die gesundheitliche Wirkung und Wahrnehmung von Landschaften beschreiben und analysieren zu können (Gesler 1992). Die Bedeutung und Besonderheit eines Ortes in Bezug auf die Gesundheit und das Wohlbefinden können individuell variieren. Landschaften werden sowohl als gesundheitsfördernd als auch als gesundheitsbelastend erlebt; aufgrund des interindividuell verschiedenen, subjektiven Empfindens wurden sie teilweise sogar als gleichzeitig gesundheitsförderlich und gesundheitslimitierend identifiziert (Collins und Kearns 2007; Milligan 2007). Daher weist Conradson (2005) neben der Erfassung physischer Landschaftsqualitäten auf die Bedeutung von Interaktionen der Menschen und symbolischen Zuschreibungen in einer Landschaft hin.

Die meisten evolutionsbasierten Theorien gehen explizit kaum auf die Bedeutung von Gesundheit und Wohlbefinden in einer Landschaft ein. In der Regel werden grundlegende Überlebens- und Reproduktionsmotive im Sinne basaler gesundheitsbezogener Zielgrößen betrachtet. Ausnahmen bilden die *Stress Recovery Theory* und die *Attention Restoration Theory*, die explizit eine deutliche Gesundheitsperspektive haben. So konnten Laumann et al. (2001) die Faktoren des Erholungseffekts der ART bestätigen. Parsons et al. (1998) konnten bei Probanden, die zuvor einen Naturblick wahrnahmen, eine niedrigere Stressreaktion auf stressinduzierende Reize nachweisen. Jedoch bestehen auch hier Limitationen. Im Rahmen der Theorien wird vor allem auf einen therapeutischen Prozess abgestellt, also eine primär pathogenetische Perspektive zugrunde gelegt. Aus einer salutogenetischen Gesundheitsperspektive (siehe Hornberg 2016, in diesem Band

Kapitel 5) wird kaum argumentiert. Auch wenn einige Feldstudien Erholung bzw. Restauration als Zielgröße untersuchen, so können explizit salutogene, d. h. gesundheitsförderliche Effekte, u. a. aus methodischen Gründen, nur indirekt erfasst werden. Eine differenzierte, interdisziplinäre und multi-perspektivische Theorie des Verständnisses von Landschaft und Gesundheit sollte zweifellos auch anthropologische Aspekte des Mensch-Landschafts-Verhältnisses berücksichtigen, ohne jedoch deterministisch verstanden zu werden.

Literatur

Altman, I., und Wohlwill, J. F. (1983). *Behavior and the Natural Environment.* Human Behavior and Environment 6. New York, London: Plenum.

Appleton, J. (1975a). *The experience of landscape.* London, New York: Wiley.

Appleton, J. (1975b). Landscape evaluation: the theoretical vacuum. *Transactions of the Institute of British Geographers 66*, 120-123.

Bixler, R. D., & Floyd, M. F. (1997). Nature is scary, disgusting and uncomfortable. *Environment and Behavior 29*, 443-467.

Collins, D., & Kearns, R. (2007). Ambiguous Landscapes: Sun, Risk and Recreation on New Zealand Beaches. In Williams A. (Hrsg.), *Therapeutic Landscapes* (S. 15-32). Aldershot: Ashgate.

Conradson, D. (2005). Landscape, care and the relational self: therapeutic encounters in rural England. *Health & Place 11*, 337-348.

Cumes, D. (1998). Nature as medicine: the healing power of the wilderness. *Alternative Therapies in Health & Medicine 4*, 79-86.

Fredrickson, L. M., & Anderson, D. h. (1999). A qualitative exploration of the wilderness experience as a source of spiritual inspiration. *Journal of Environmental Psychology 19*, 21-39.

Gesler, W. (1992). Therapeutic landscapes: medical issues in light of the new cultural geography. *Social Science & Medicine 34*, 735-746.

Gibson, J. J. (1979). *The ecological approach to visual perception.* Boston: Psychology Press Classic Editions.

Hartig, T., Böök, A., Gavril, J., Olsson, T., & Garling, T. (1996). Environmental influences on psychological restoration. *Scandinavian Journal of Psychology 37*, 378-393.

Hartig, T., Korpela, K., Evans, G. W., & Garling. T. (1997). A measure of restorative quality in environments. *Scandinavian Housing and Planning Research 14*, 175-194.

Hartig, T., Mang, M., & Evans, G. W. (1991). Restorative effects of natural environment experiences. *Environment and Behaviour 23*, 3-26.

Hartig, T., & Staats, H. (2003). Assessing the restorative components of environments. *Journal of Environmental Psychology 23*, 159-170.

Herzog, T. R., Maguire, C. P., & Nebel, M. B. (2003). Assessing the restorative components of environments. *Journal of Environmental Psychology 23*, 159-170.

Herzog, T. R., & Miller, E. J. (1998). The role of mystery in perceived danger and environmental preference. *Environment and Behaviour 30*, 429-449.

Hornberg, C. (2016). Gesundheit und Wohlbefinden. In U. Gebhard, & T. Kistemann (Hrsg.), *Landschaft – Identität – Gesundheit. Zum Konzept der Therapeutischen Landschaften* (S. 63-69). Wiesbaden: Springer VS.

Kaplan, R. (1985). The analysis of perception via preference: a strategy for studying how the environment is experienced. *Landscape Planning 12*, 161-176.

Kaplan, R. (1992). The restorative environment: nature and human experience. In Relf, D. (Hrsg.), *The role of horticulture in human well-being and social development* (S. 134-142). Portland, Oregon: Timber Press.

Kaplan, S. (1987). Aesthetics, affect, and cognition: Environmental preference from an evolutionary perspective. *Environment and Behaviour 19*, 3-32.

Kaplan, S. (1995). The urban forest as a source of psychological well-being. In: G. A. Bradley (Hrsg.), *Urban Forest Landscapes: Integrating multidisciplinary perspectives* (S. 101-108). Seattle: University of Washington Press.

Kaplan, R., und Kaplan, S. (1989). *The experience of nature: a psychological perspective.* Cambridge: Cambridge University Press.

Kaplan, S., und Peterson, C. (1993). Health and environment: A psychological analysis. *Landscape and Urban Planning 26*, 17-23.

Kellert, S. R. (1993). Biophilia and the Conservation Ethic. In S. R. Kellert & E. O. Wilson (Hrsg.), *The Biophilia hypothesis* (S. 42-69). Washington, D. C.: Island Press.

Kistemann, T., & Claßen, T. (2003). Naturschutz und Gesundheitsschutz: Konkurrenz oder Synergie? In Erdmann, K.-H. & Schell, C. (Hrsg.), *Zukunftsfaktor Natur – Blickpunkt Mensch* (S. 245-256). Bonn-Bad Godesberg: Bundesamt für Naturschutz.

Kistemann, T. (2016). Das Konzept der Therapeutischen Landschaften. In U. Gebhard, & T. Kistemann (Hrsg.), *Landschaft – Identität – Gesundheit. Zum Konzept der Therapeutischen Landschaften* (S. 123-149). Wiesbaden: Springer VS.

Laumann, K., Gärling, T., & Stormark, K. M. (2001). Rating scale measures of restorative components of environments. *Journal of Environmental Psychology 21*, 31-44.

Milligan, C. (2007). Restoration or risk? Exploring the place of the common place In: A. Williams (Hrsg.), *Therapeutic Landscapes* (S. 245-272). Aldershot: Ashgate.

Milligan, C., & Bingely, A. (2007). Restorative places or scary spaces? The impact of woodland on the mental well-being of young adults. *Health & Place 13*, 799-811.

Orians, G. H. (1980). Habitat selection: General theory and applications to human behavior. In: J. S. Lockard (Hrsg.), *The evolution of human social behavior* (S.49-63). Amsterdam: Elsevier.

Orians, G. H. (1986). An ecological and evolutionary approach to landscape aesthetics. In: E. C. Penning-Rowsell, & D. Lowenthal (Hrsg.), *Landscape Meanings and Values* (S. 3-22). London: Allen and Unwin.

Orians, G. H., und Heerwagen, J. H. (1992). Evolved responses to landscapes. In: J. H. Barkow, L. Cosmides, und J. Tooby (Hrsg.), *The adapted mind. Evolutionary psychology and the generation of culture* (S. 555-579). New York.

Parsons, R., Tassinary, L. G., Ulrich, R. S., Hebl, M. R., & Grossman-Alexander, M. (1998). The view from the road: implications for stress recovery and immunisation. *Journal of Environmental Psychology 18*, 113-140.

Scopelliti, M., & Giuliani, M. V. (2004). Choosing restorative environments across the lifespan: A matter of place experience. *Journal of Environmental Psychology 24*, 423-437.

Stamps, A. E. (2004). Mystery, complexity, legibility and coherence: a meta-analysis. *Journal of Environmental Psychology 24*, 1-16.

Tuan, Y.-F. (1974). *Topophilia: a study of environmental perception, attitudes, and values.* Englewood Cliffs, NJ: Prentice-Hall.

Tuan, Y.-F. (1979). *Landscapes of fear.* Minneapolis: University of Minnesota Press.

Ulrich, R. S. (1977). Visual landscape preference: a model and application. *Man Environment System 7*, 279-293.

Ulrich, R. S. (1983). Aesthetic and affective response to natural environments. In: I. Altman und J. F. Wohlwill (Hrsg.), *Behaviour and the Natural Environment 6* (S. 85-125). New York, London: Plenum.

Ulrich, R. S. (1984). View through a window may influence recovery from surgery. *Science 224(4647)*, 420-421.

Ulrich, R. S., Simons, R. F., Losito, B. D., Fiorito, E., Miles, M. A., & Zelson, M. (1991). Stress recovery during exposure to natural and urban environments. *Journal of Environmental Psychology 11*, 201-230.

Wells, N. M., & Evans, G. W. (2003). Nearby nature: A buffer of life stress among rural children. *Environment and Behavior 35*, 311-330.

Wilson, E. O. (1984). *Biophilia: The Human Bond with Other Species.* Cambridge, MA: Havard University Press.

Wilson, E. O. (1993). Biophilia and the Conservation Ethic. In: S. R. Kellert und E. O. Wilson (Hrsg.), *The Biophilia hypothesis* (S. 31-41). Washington, D. C.: Island Press.

Wohlwill, J. F. (1983). The Concept of Nature: A Psychologist's View. In: I. Altman und J. F. Wohlwill (Hrsg.), *Behaviour and the Natural Environment 6* (S. 5-37). New York, London: Plenum.

Das Konzept der Therapeutischen Landschaften 9

Thomas Kistemann

In der wissenschaftlichen Literatur der geographischen Gesundheitsforschung tauchte vor über zwanzig Jahren, zunächst eher beiläufig, der Begriff ‚*therapeutic landscape*' auf. Der Kulturgeograph Wilbert Gesler verwandte ihn in einer schmalen Monographie über die Kulturgeographie der Gesundheitsversorgung. Dort schrieb Gesler (1991, S. 171): ‚*There are many ways in which one could approach the task of illustrating symbolic landscapes in health care delivery. Three studies of therapeutic landscapes, each having a different emphasis, are presented …*' In einer Fußnote weist der Autor darauf hin, dass der Begriff nicht von ihm selbst stamme, sondern von einem anonymen Reviewer des Buches vorgeschlagen worden sei. Offensichtlich hat aber Gesler das konzeptionelle Potenzial des Begriffs sofort erkannt und schon im folgenden Jahr einen programmatischen Artikel veröffentlicht, in dessen Mittelpunkt der neue Begriff stand: *Therapeutic landscapes: Medical issues in the light of the new cultural geography* (Gesler 1992).[1] Die erste explizite Fremdzitierung des Begriffs ließ zwar einige Jahre auf sich warten (Joseph und Kearns 1996), aber seitdem avancierte die Arbeit zu einem viel beachteten Beitrag der Medizinischen Geographie. SciVerse Scopus, die größte internationale Datenbasis peer-reviewter Literatur, belegt inzwischen fast 400 Zitierungen, die Hälfte davon allein in den letzten fünf Jahren. Damit ist Geslers Publikation die wahrscheinlich am häufigsten zitierte Arbeit der geographischen Gesundheitsforschung.

Wo aber liegen die Gründe für diese überaus erfolgreiche Rezeptionsgeschichte? Mehrere zusammenwirkende Aspekte sind hierfür erkennbar. Sie hängen eng mit

1 Ein erster Nachweis für die Verwendung des Begriffs „Therapeutische Landschaft" im deutschen Schrifttum, allerdings ohne Verweis auf Gesler, findet sich 1992 in einer Arbeit der Architekturtheoretiker Lefaivre und Tzonis über die Geometrie des Gefühls und therapeutische Landschaft, in welcher die Entwicklung des pittoresken Landschaftsgartens gegen Ende des 17. Jahrhunderts analysiert wird.

der Kritik des die Medizin dominierenden biomedizinischen Krankheitsmodells einerseits und der Rezeption der Neuen Kulturgeographie durch die Medizinische Geographie andererseits zusammen.

Hinterfragung des biomedizinischen Krankheitsmodells

Seit der zweiten Hälfte des 19. Jahrhunderts dominiert ein naturwissenschaftliches Paradigma die (klinische) Medizin. Krankheit wird als Abweichung von einem natürlichen Zustand des Organismus gesehen, hat eine bestimmte Ätiologie und Prognose. Im Ergebnis erlaubt dieses biomedizinische Krankheitsmodell eine dichotome Unterscheidung von ‚krank' und ‚gesund'. Die Grenzen dieses Modells liegen in der Annahme einfacher Ursache-Wirkungsbeziehungen, in der Fixierung auf den Dualismus von Körper und Geist sowie im weitgehenden Versagen für die Prävention. Soziale, kulturelle und psychische Variablen bleiben unberücksichtigt.

Neue Krankheits- und Gesundheitsmodelle haben im Laufe der letzten Jahrzehnte wesentliche Kritikpunkte an den biomedizinischen Modellen aufgegriffen und Alternativen entwickelt. Den heutigen wissenschaftlichen Diskurs, der im Wesentlichen von nicht-medizinischen, randmedizinischen oder gesundheitswissenschaftlichen (Public Health) Disziplinen getragen wird, die klinische Medizin aber bislang kaum tangiert, bestimmen mehrere, im Grundsatz aber verwandte Modellfamilien von Gesundheit und Krankheit (Eckart 2009).

Soziokulturelle Krankheitsmodelle interpretieren Krankheit als Abweichung von gesellschaftlichen Normen, zu deren Verhinderung und Behandlung Prozesse der sozialen Kontrolle wirksam werden. Unterschieden werden ein strukturfunktionalistisches Modell, welches Krankheit als eine Störung der Fähigkeit definiert, die Anforderungen der sozialen Rolle zu erfüllen (Parsons 1964), und Interaktionstheorien, nach denen Krankheit Ergebnis einer gesellschaftlichen Konstruktion ist (Keupp 1988).

Den psychosomatischen Krankheitsmodellen ist gemeinsam, dass sie den Leib-Seele-Dualismus zu überwinden suchen. Die WHO (1993) hat sich der Position angeschlossen, dass Menschen stets auch psychosomatisch reagieren und dass somit jede Erkrankung letztlich eine psycho-somatische Störung darstellt. Die auf Sigmund Freud (1940) zurückgehenden psychoanalytischen Modelle – jedenfalls die, die in die Gesundheitsversorgung Eingang gefunden haben – bleiben biomedizinischen Prinzipien insofern verhaftet, als sie eine qualitative Unterscheidung von ‚gesund' und ‚krank' machen, zwischen äußerlich sichtbaren Symptomen und im Inneren zu Grunde liegenden Prozessen unterscheiden und Krankheit als ein individuelles Geschehen betrachten (Mertens 2005).

Vulnerabilitäts-Stress-Modelle (Lazarus 1974) betrachten Krankheit als Ergebnis der Wechselwirkung zwischen den genetisch angelegten oder erworbenen Eigenschaften einer Person und äußeren Belastungsfaktoren. Verhaltenstheoretische Modelle verstehen Gesundheit und Krankheit als ein Kontinuum, und das subjektive Befinden steht im Mittelpunkt von Diagnostik und Therapie (Franke 2010). Gesundheitsstörungen entstehen als gelernte Reaktion in der Auseinandersetzung mit äußeren Bedingungen. Nach dem biopsychosozialen Krankheitsmodell (Engel 1976) stellt sich Krankheit dann ein, wenn die autoregulative Kompetenz zur Bewältigung von auftretenden Störungen nicht ausreicht. Krankheit und Gesundheit sind nicht als Zustände definiert, sondern als dynamisches Geschehen (Egger 2005).

Das Modell der Salutogenese (Antonovsky 1979) stellte schließlich eine bedeutsame Neuorientierung dar, da es Gesundheit und nicht Krankheit in den Mittelpunkt der Betrachtung stellt. Es griff verschiedene Ansätze, Gedanken und politische Strömungen der 1970er Jahre auf und bündelte diese (Novak 1998). Besonders einflussreich waren Stress- und Verhaltensmodelle sowie das biopsychosoziale Krankheitsmodell. Wesentlich ist einerseits die Annahme, dass Gesundheit („*Health-Ease*", HE) und Krankheit („*Dis-Ease*", DE) Pole eines mehrdimensionalen HEDE-Kontinuums sind, und andererseits das Prinzip der Heterostase, der zufolge Krankheiten normale Erscheinungen des Lebens und nicht Abweichungen von der Normalität sind. Krankheit ist nach diesem Modell ein in den Fluss des Lebens eingebetteter Prozess der „Entsundung". Die Bewegung auf dem Kontinuum wird durch Widerstandsressourcen zum Umgang mit Stressoren bestimmt; diese können gesellschaftlicher (politische und gesellschaftliche Stabilität, Sozialstrukturen) und individueller Art (kognitiv, psychisch, physiologisch, materiell) sein. Erfolgreicher Umgang mit Stressoren führt nach Antonovsky zu einer globalen Orientierung, einem durchdringenden, andauernden und auch dynamischen Gefühl des Vertrauens (*sense of coherence*, Kohärenzgefühl), welches sich aus den Teilaspekten Verstehbarkeit und Handhabbarkeit interner und externer Stimuli sowie Sinnhaftigkeit des eigenen Lebens konstituiert.

Im weiterentwickelten Salutogenese-Modell wurde neben dem Strang des optimalen Bewältigungsverhaltens ein Strang des ressourcenfördernden Erlebens und Verhaltens etabliert (Welbrink und Franke 2000): Inneres Gleichgewicht und ausgeglichene Stimmung, Humor, Optimismus und die Fähigkeit zu verzeihen tragen demnach zu besserer Gesundheit bei (Franke 2010).

Das Salutogenese-Konzept überwindet wesentliche Beschränkungen des biomedizinischen Paradigmas, indem es die empirisch nie belegte, strikte Dichotomie von Gesundheit und Krankheit ablehnt. Es schafft die Theoriebasis für eine

Gesundheitsförderung, die auf Stärkung der gesellschaftlichen und individuellen Ressourcen zielt und damit aus der relativ erfolglosen Sackgasse einer am Risikofaktorenmodell orientierten Prävention führen kann (Franke und Witte 2009).

Die Akzeptanz dieses Modells in der medizinischen Wissenschaft ist bisher relativ gering (Pauli et al. 2000). Die WHO (1978) hat aber mit der Proklamation von „Gesundheit für alle bis zum Jahr 2000" in Alma Ata und der Vorstellung ihres Programms zur Gesundheitsförderung (WHO 1986) die Ergänzung des biomedizinischen Risikofaktorenmodells als notwendig anerkannt.

Im gesundheitswissenschaftlichen Diskurs hat ein Pluralismus innovativer, komplexer, vieldimensionaler Konzepte die Hegemonie des biomedizinischen Krankheitsmodells zu relativieren begonnen. Die neuen Modelle berücksichtigen die vielseitige Interaktion der Menschen mit ihrer physischen, sozialen und kulturellen Umwelt. Und diese Interaktionen finden notwendigerweise an Orten statt, womit die räumliche Dimension *an sich* gesundheitsrelevant wird: „*Places matter!*" (Johnston 1985, S. 58; Kearns und Moon 2002).

Der *Cultural turn* der Medizinischen Geographie

In der angelsächsischen Humangeographie setzte in den 1980er Jahren ein sich rasch intensivierender Diskurs über die Rezeption des so genannten ‚*cultural turn*' ein. Mit diesem Begriff werden in den Kulturwissenschaften mehrere zwar zusammenhängende, aber dennoch recht unterschiedliche Phänomene bezeichnet. Dazu gehören wesentlich „die explizite Einbeziehung kultureller Forschungsgegenstände, die Berücksichtigung kultureller Einflüsse auf Gesellschaft und Wirtschaft, die Verwendung qualitativer bzw. interpretativer Methoden, die Akzentuierung des Idiographischen, die Ablehnung strukturalistischer Erklärungsansätze" (Blotevogel 2003, S. 9). Dabei wird Kultur nicht mehr als ein mehr oder weniger eigenständiger Funktionsbereich der Gesellschaft aufgefasst, sondern als Chiffre für kollektiv institutionalisierte Sinnwelten, innerhalb derer die Menschen denken und handeln.

Sahr (2001) identifizierte fünf Forschungsperspektiven des *cultural turn*:

- die Untersuchung sozialer Beziehungen in kultureller Hinsicht, insbesondere die kritische Reflexion von Fragen zur Identität einschließlich der Rolle des Körpers;
- semiotische und sozio-politische Interpretation kultureller Repräsentationen, hierbei unter anderem das kulturelle Distinktionsverhalten in Konsumentenkulturen (Bourdieu 1982);

- Untersuchung von Alltagspraktiken als kulturelle Ausdrucksformen, wobei insbesondere die Aufdeckung der verborgenen Muster der sozialen Alltagspraxis, ihrer Symbolordnungen und Logiken sowie ihrer Durchdringung durch Macht und Markt mittels der Methode der interpretierenden, ‚dichten Beschreibung' (Geertz 1983) interessieren;
- Untersuchung der semiotischen Gestaltung von Landschaften, Städten und Konsumwelten, d. h. der sozialen und sprachlichen Konstruktion von ‚*geographical imaginations*' und ihrer sozio-politischen Bedeutungen;
- Analyse des Zusammenhangs zwischen Kapitalismus, Postmoderne und Kultur.

Zu den Wegbereitern des *cultural turn* gehören die hermeneutische Tradition deutscher Sozialwissenschaften, deren Ziel nicht das Erklären aufgrund von Gesetzmäßigkeiten, sondern das Verstehen des individuell Besonderen ist (Dilthey 1883), Max Webers (1922) Konzept einer ‚verstehenden Soziologie' mit dem Ziel, menschliches Handeln erklärend zu verstehen, sowie die Kritische Theorie der Frankfurter Schule (Horkheimer und Adorno 1947) (zum Ganzen Blotevogel 2003, S. 16f.). Der *linguistic turn* der 1960er Jahre (Rorty 1967) gilt als die entscheidende kulturtheoretische Entwicklung auf dem Weg zu den späteren, heterogenen Ausprägungen des *cultural turn*.

Die Anfänge der *cultural turns* lassen sich in einigen Disziplinen bis in die 1970er Jahre zurückverfolgen. Die verschiedenen Verästelungen und Verzweigungen werden in der Rezeption regelmäßig zu einem *cultural turn* verschmolzen. In den 1980er Jahren erreichte er im englischsprachigen Raum die meisten Humanwissenschaften. In der Folge kam es auch, vorbereitet durch die humanistische Geographie der 1970er Jahre, zu einem raschen Wachstum der *New Cultural Geography*, sodass das kulturalistische Paradigma heute große Teile der anglophonen Humangeographie dominiert (Kemper 2003). Der interpretative Kulturbegriff, d. h. Kultur als vom Menschen gesponnenes Bedeutungsgewebe, das wie ein Text zu lesen, zu analysieren und interpretieren sei (Geertz 1973), war für die Entwicklung der *New Cultural Geography* maßgeblich. Als wesentliche wissenschaftsexterne Impulse für den Erfolg des *cultural turn* in der Geographie werden das Ende des Kolonialismus nach dem Zweiten Weltkrieg, die Ethnisierung des politischen Diskurses nach dem Ende des Kalten Krieges sowie die ökonomische Globalisierung angesehen (Blotevogel 2003, Kemper 2003; Natter und Wardenga 2003).

Gegenüber dem Empirismus bzw. Rationalismus impliziert der *cultural turn* der Humangeographie eine kulturalistische Verschiebung in mindestens vier Dimensionen: Auf der ontologischen Ebene gibt es eine Verschiebung von der Annahme einer beobachter-unabhängigen Realität zu einer sozial konstruierten und kulturell vorinterpretierten ‚Wirklichkeit'. Auf der epistemologischen Ebene tritt die (kritische) Rekonstruktion und Reinterpretation von Handlungen und Sinnordnungen an die Stelle eines positivistischen Wissenschaftsbegriffes. Methodisch treten teilnehmende Beobachtung, qualitative Interviews und Diskursanalysen an die Stelle von Geländebeobachtungen und Kartierungen, Zählungen und standardisierten Befragungen. Die vierte Dimension bezieht sich auf die Inhalte, z. B. die Untersuchung der kulturellen Konstitution sozialer Milieus (zum Ganzen Blotevogel 2003, 22ff.). Cosgrove und Jackson (2004) definierten Kultur für die *New Cultural Geography*, in der Landschaft als Text verstanden wird, folgendermaßen: *„Culture is not a residual category, their surface variation unaccounted for by more powerful economic analyses; it is the very medium through which social change is experienced, contested and constituted."*

Die Medizinische Geographie rezipierte den *cultural turn* mit Verzögerung. Zwar hatten bereits Eyles und Woods (1983) die Notwendigkeit betont, die psychischen, sozialen und auch kulturellen Dimensionen und Determinanten von Gesundheit (zum Beispiel subjektives Befinden, Beeinflussung des Gesundheitsverhaltens durch die soziale Bezugsgruppe oder durch kulturelle Traditionen) stärker zu berücksichtigen. Aber erst Anfang der 1990er Jahre intensivierte sich der Diskurs über neue Perspektiven der bislang auf positivistische Konzepte (Krankheitsökologie, Gesundheitssystemforschung) konzentrierten und vom Sog der quantitativen Revolution (Burton 1963) beherrschten Medizinischen Geographie. Die Debatte über die Rolle von Theorie in der Humangeographie und den *cultural turn* hatte sie bis dahin nicht intensiv aufgenommen (Litva und Eyles 1995).

Curtis und Taket (1996) stellten den zwei traditionellen Strängen der Medizinischen Geographie (Krankheitsökologie und Gesundheitssystemforschung) drei neue und eng miteinander verwobene Stränge der Medizinischen Geographie zur Seite, welche die Verschiebung hin zu einer Geographie der Gesundheit markierten: *humanistic turn*, *structuralistic/materialist/critical turn* und schließlich *cultural turn*.

Der *humanistic turn* bildete sich seit den späten 1980er Jahren in Arbeiten zu Gesundheit und gesundheitsbezogenem Verhalten ab, welche hochgradig simplifizierende normative Verhaltensannahmen ablehnten und ersetzten. Dabei spielten qualitative Methoden der Ethnographie eine wichtige Rolle und führten auch zu einer humanistischen Perspektive (Eyles und Donovan 1986). In den Mittelpunkt des Interesses rückten die Erforschung gelebter Gesundheitserfahrungen der Menschen sowie die soziale Konstruktion von Gesundheit und Krankheit. In diesem Sinne begann man auch, die Gesundheitsversorgung aus der Perspektive der Nutzer neu und dialektisch zu erkunden.

Der *structuralistic/materialist/critical turn* reflektiert die unterschiedlichen zugrunde liegenden Sozialtheorien und wird auch zu einer Politischen Ökologie von Gesundheit und Krankheit (Mayer 1996) zusammengefasst. Er sucht nach sozioökonomischen Erklärungen für Muster der Verteilung von Gesundheit und Krankheit ebenso wie von Gesundheitsdienstleistungen. Insbesondere beschäftigt er sich mit den Interaktionen zwischen der individuellen Ebene sowie den strukturellen und materiellen Zwängen, unter denen die Gesundheitserfahrungen der Menschen geprägt werden. Im Mittelpunkt stehen die ökonomischen, sozialen und politischen Determinanten von Gesundheit. Dieser erweiterte Blick fordert die biomedizinischen Krankheitsursachen-Modelle substantiell heraus. Von exemplarischer Bedeutung sind Eyles' Untersuchung der Geographie der nationalen Gesundheit in Großbritannien (1987) oder Rosenbergs Untersuchung zur differentiellen Inanspruchnahme von Abtreibungsangeboten in Ontario (1988).

Der *cultural turn* schließlich ergänzte die humanistische und die politisch-ökologische um die kulturelle Perspektive und markierte insofern die Entwicklung zu einer Geographie der Gesundheit. „*Culture matters!*" (Gesler und Kearns 2002, S. 34) Es geht um einen geänderten Blick auf die Bedeutung von Raum und Ort für Individuen und ihre Gesundheit.

Kearns (1993) hatte dazu aufgerufen, die Medizinische Geographie grundlegend zu reformieren. Er sah in der Verbindung von humanistischer Geographie und modernen Gesundheitsmodellen den Beginn einer „post-medizinischen" Geographie der Gesundheit. Die Forschungsprojekte und Publikationen der folgenden Jahre reflektierten deutlich, dass die Emanzipierung vom biomedizinischen Modell, die sozial- bzw. kulturwissenschaftliche Neuorientierung, die sozialtheoretische Fundierung und das politische Engagement für Probleme der öffentlichen Gesundheit ein breites Echo fanden (Smyth 2005).

Therapeutische Landschaft – Das neue Paradigma der Gesundheitsgeographie

Gesler (1992) erkannte, dass aus der Anwendung von Kategorien der neuen Kulturgeographie – Landschaft als Text, symbolische Landschaften, *sense of place*, ausgehandelte Wirklichkeit, Hegemonie und Widerstand, Territorialität, Legitimation und Marginalisierung – ein großer Nutzen für das Verständnis therapeutischer Prozesse in unterschiedlichen Situationen gezogen werden könne und integrierte diese in den Begriff *therapeutic landscape*, den er als eine geographische Metapher verwendet, die zu verstehen hilft, wie sich ein Heilungsprozess an gewissen Orten (oder in Situationen, Settings, Milieus) entfaltet. Der facettenreiche Landschaftsbegriff der Kulturgeographie, den Gesler für eine Geographie der Gesundheit erschlossen hat, erlaubt, Landschaften verschieden zu sehen und zu interpretieren:

- als Mensch-Umwelt-Wechselbeziehung, die den Kern der Humanökologie ausmacht: das Physische naturalistischer ebenso wie vom Menschen geschaffener Landschaften;
- im humanistischen Sinne: Bedeutung, Erfahrung, Subjektivität, Spiritualität, Authentizität und Symbolwert würdigend;
- aus strukturalistischer Perspektive als Landschaften, die soziale Konstrukte sind, welche von gesellschaftlichen Institutionen produziert werden;
- aus poststrukturalistischer Perspektive als diskursive Konstruktionen von Wissen und Erfahrung.

Williams (1998) entwickelte die humanistische Ebene substantiell weiter, um ihr im Sinne einer ganzheitlichen, salutogenetisch orientierten Medizin angemessene Geltung zu verschaffen. Alle diese Landschaftsinterpretationen überlagern sich als Schichten einer Therapeutischen Landschaft; die relative Bedeutung verschiedener therapeutischer Landschaftsschichten variiert von Situation zu Situation (Claßen und Kistemann 2010) und auch zwischen unterschiedlichen Nutzergruppen. So fanden Windhorst und Williams (2015) in einer Untersuchung mit jungen Studierenden, dass diese zur Förderung ihres mentalen Wohlbefindens Naturorte bevorzugten, die sie zwar kennen, die außerhalb ihrer Alltagswelt liegen, und die viele unterschiedliche Naturelemente bieten (insbesondere Bäume und Wasser). Für ältere Menschen haben hingegen offensichtlich die Aspekte Sicherheit, Zugänglichkeit und Wahrnehmung entscheidende Bedeutung für die gesundheitliche Wirkung grüner und blauer Räume (Finlay et al. 2015). Die Ausdeutung Therapeutischer Landschaften ist insofern abhängig von persönlichen Haltungen und Erfahrungen (Conradson 2005).

In letzter Zeit wurde auch der zeitlich dynamische Charakter Therapeutischer Landschaften herausgestellt. Es sind je veränderliche Umwelten, die Veränderungen in der medizinischen Versorgung ebenso wie den Wandel der sozialen Konstruktion von Krankheit und ihren Ursachen widerspiegeln – *history matters*! (Wood et al. 2015).

Therapeutische Landschaften, insbesondere Alltagsorte, reichen im Übrigen von solchen mit offensichtlich hohem ästhetischem Wert bis zu solchen, deren gesundheitsfördernde Qualitäten für einen Außenstehenden mitunter gar nicht wahrnehmbar sein können. In diesem Zusammenhang wurde das ‚*sense of place*'-Konzept (siehe Lengen 2016, in diesem Band Kap. 12) zunehmend als zentral für individuelle Wohlbefinden-Erfahrungen entdeckt (Eyles und Williams 2008).

Die oben genannten *Wirklichkeits*dimensionen von Therapeutischen Landschaften – naturalistisch und vom Menschen errichtet, humanistisch, strukturalistisch, poststrukturalistisch – ergänzten Völker und Kistemann (2011) um vier

*Aneignungs*dimensionen zu einem zweidimensionalen Modell Therapeutischer Landschaften. Diese Aneignungsdimensionen bezeichnen die Art und Weise, in welcher Menschen mit den Wirklichkeitsdimensionen der Landschaft agieren, um sie sich als therapeutisch zu erschließen: in kontemplativem Erleben (Dimension des Erfahrens), in körperlicher Aktivität (Dimension der Aktivität), für soziale Begegnung (Dimension des Sozialen) und/oder als Symbolisierungsanlass (Dimension der Symbolik). In einer empirischen Untersuchung zur Wirkung von ‚Stadtblau' an Rheinpromenden in Köln und Düsseldorf wurde der Nutzen dieser Matrix zur Strukturierung der erhobenen salutogenen Befunde demonstriert (Völker und Kistemann 2013).

Die Medizinische Geographie hat sich nach der transformativen Phase eines Paradigmenwechsels – ihrem *cultural turn* (Kearns und Moon 2002) – als Geographie der Gesundheit neu erfunden (Kearns und Gesler 1998). Die Therapeutische Landschaft, als komplexes Modell komplementärer Bedeutungsebenen (Claßen und Kistemann 2010), ist das noch in Ausreifung befindliche (Williams 2007) Leitparadigma der neuen Geographie der Gesundheit. Es steht für das Verständnis, dass Gesundheit und Gesundheitsversorgung an *places* stattfindet, die beackert und gefühlt werden, die eine Haltung veranlassen und repräsentiert werden (Andrews et al. 2014). In gewisser Hinsicht ist dies auch eine Rückkehr zu den ältesten Anliegen der Medizinischen Geographie: die Wechselwirkungen zwischen menschlichem Leben und Gesundheit an bestimmten Orten und Räumen zu verstehen. Aber es gibt auch wichtige Unterschiede, insbesondere den expliziten Anspruch, nicht nur den Raum-Container (*space*) zu betrachten, sondern auch den *place* mit seinen bedeutungsgeladenen Strukturen und Akteuren zu berücksichtigen, sowie die Interpretation von Gesundheit als lebenslangen Prozess.

Erfahrungen, Erweiterungen, empirische Befunde

In den vergangenen 25 Jahren haben zahlreiche empirische Untersuchungen die Beobachtung unterstützt, dass Landschaften ‚therapeutisch' sind, sich also auf Gesundheit und Wohlbefinden auswirken können (vgl. Claßen 2016; Völker 2016a, in diesem Band Kapitel 6 bzw. 7). Die ursprüngliche Idee einer Therapeutischen Landschaft als physischem Ort mit besonderen physikalischen, chemischen oder biologischen Eigenschaften und heilenden Assoziationen wurde deutlich erweitert. Aktuell umfasst das Konzept natürliche und gebaute physische Landschaften, soziale und symbolische sowie Landschaften des Geistes, das sind, mehr oder weniger, imaginierte Landschaften (Claßen und Kistemann 2010; Kistemann und Claßen 2012).

Gesler hatte in seinen empirischen Untersuchungen zunächst Orte im Visier, die explizit die *Heilung* von Krankheit unterstützen. Und er interessierte sich für außergewöhnliche Orte außerhalb des täglichen Lebens (English et al. 2008), oft in Verbindung mit Wasser, um den ‚therapeutischen Verbund' (Foley 2014) zu verstehen, der sich nicht auf physikalische und chemische Eigenschaften reduzieren lässt, sondern offensichtlich auch soziale und spirituelle Rituale zu umfassen hat (Bell et al. 2015): Pilgerstätten (Lourdes, Gesler 1996), antike Kultstätten (Epidauros, Gesler 1993), Heilbäder (Bath, Gesler 1998) und auch Krankenhäuser (Gesler und Curtis 2007).

Auch in der deutschsprachigen Medizinischen Geographie fokussierte die Rezeption von Geslers Konzept zunächst auf die Anwendung für naturalistische Landschaften (Kistemann und Claßen 2003; Claßen und Kistemann 2004; Claßen u. a. 2005; Claßen 2008; Kistemann et al. 2008; Kistemann und Lengen 2009; Kistemann u. a. 2010; Kistemann und Claßen 2012). Abraham et al. (2007) untersuchten das Potential einer Verbindung der Konzepte von Landschaft und Gesundheit. Sie identifizierten dabei sechs konzeptuell verbindende Komponenten (ökologisch, ästhetisch, physisch, psychisch, sozial, pädagogisch), und wiesen darauf hin, dass die von ihnen untersuchten natürlichen Landschaftselemente Bestandteile Therapeutischer Landschaften sein können. Jonietz und Rathmann (2013) gingen von der Prämisse aus, dass zwischen dem therapeutischen Potenzial einer (Natur-) Landschaft und ihrer Ästhetik eine enge Verbindung bestehe, und unternahmen am Beispiel des bayerischen Landkreises Aichach-Friedberg den ambitionierten Versuch, den therapeutischen Wert von Landschaften mittels einer GIS-gestützten Multikriterien-Analyse quantitativ zu evaluieren. Freizeit- und Erholungseinrichtungen, Freizeitwege und das Landschaftsbild, bewertet nach Reliefenergie, Natürlichkeit und Sichträumen, legten sie ihrer Bewertung zugrunde.

Williams (1999) erweiterte das Konzept, indem sie dazu aufforderte, auch Orte einzuschließen, die Gesundheit *fördern* und erhalten. Die gesundheitsfördernden Qualitäten von Therapeutischen Landschaften (bzw. „ertüchtigenden" Orten, Duff 2011, 2012) umfassen unter anderem Stress-abfedernde Mechanismen, Moderation von Stress und Angst (Korpela et al. 2008), gesteigerte Zugehörigkeit und Bestimmung (Williams 2002), Stimmungsregulation und verbessertes Wohlbefinden (Korpela et al. 2008), körperliche Aktivität und verbesserte Freizeitmöglichkeiten (Baum 2002), soziale Interaktion und Förderung des sozialen Kapitals (Carpiano 2007) sowie Unterstützung gesunden Verhaltens (Tawil et al. 1995). Am Beispiel eines sogenannten Preventoriums, welches 1929 in der Nähe von Perth (Australien) eingerichtet wurde, um die Widerstandskräfte Tuberkulose-gefährdeter Kinder in frischer Luft zu stärken, wurde ein Natur-orientiertes Konzept derartiger Gesundheitsförderung untersucht, welchem in Zeiten von kindlichem Übergewicht und ‚*nature-deficit-disorder*' neue Bedeutung beigemessen wird (Grose 2011).

Als problematisch wurde einerseits noch unlängst kritisiert, dass drei Themenfelder die Literatur zu Therapeutischen Landschaften beherrschen: Orte, die wegen ihrer naturräumlichen Ausstattung (z. B. Heilquellen) mit Gesundheit assoziiert sind; formale Orte der Gesundheitsversorgung; und Orte marginalisierter Gruppen (Wendt und Gone 2012). So wurden neben Gesundheitseinrichtungen (z. B. Gesler und Curtis 2007; Crooks und Evans 2007) etwa die therapeutischen Geographien bestimmter Gruppen (Drogenabhängige: DeVerteuil u. a. 2007; Phobiker: Davidson und Parr 2007) oder sehr spezieller Orte (Schwulen-Badehäuser: Andrews und Holmes 2007; sowjetischer Gulag: DeVerteuil und Andrews 2007) näher untersucht.

Andererseits wurde angemerkt, dass es sich um eine westlich dominierte und fokussierte Konzeption handle, zu der empirische Untersuchungen im ersten Jahrzehnt, von ganz wenigen Ausnahmen abgesehen (Chile: Frazier und Scarpaci 1998; Havanna: Scarpaci 1999; Gambia: Madge 1998), nur aus Europa, Nordamerika und Ozeanien vorlagen (Wilson 2003). Das hat sich inzwischen durchaus geändert: In Japan beispielsweise untersuchten Serbulea und Payyappallimana (2012) heiße Quellen (‚*Onsen*') als Therapeutische Orte und Element der japanischen Gesundheitskultur in historischer und aktueller Perspektive; Hampshire et al. (2011) interpretierten aus der Perspektive junger Menschen die medizinische Versorgungslandschaft Ghanas als Therapeutische Landschaft, die sich durch Einführung einer Krankenversicherung, Zugang zu Medikamenten und Mobiltelefonie einem rasanten Wandel ausgesetzt sieht.

Außergewöhnliche Orte sind oft exklusiv, werden vermarktet und in der Regel nur unregelmäßig aufgesucht. Insofern ist wahrscheinlich das gesundheitsfördernde Potenzial von Alltagsorten (‚*everyday landscapes*') das größere (Smyth 2005; English et al. 2008). Eine wichtige Öffnung erfuhr das Konzept insofern durch Adressierung solcher gewöhnlicher Alltagsorte wie etwa dem herunter gekommenen Hafen- und Industrieareal von Hamilton, Ontario (Wakefield und McMullan 2005), dem Reservat der Anishinabek *Native Americans* in Nord-Ontario (Wilson 2003), der eigenen vier Wände (Liamputtong und Suwankhong 2015) als Therapeutische Landschaft für ihre Bewohner. Die Untersuchung einer lokalen südenglischen Küste als alltägliche Therapeutische Landschaft ihrer Anwohner kam zu dem Ergebnis, dass die emotionale, tief verwurzelte und oftmals geteilte Bindung von Menschen zu ihren alltäglichen Erholungsorten stärker zu würdigen sei (Bell et al. 2015). Auch die öffentliche Bücherei wurde als Therapeutische Landschaft entdeckt (Brewster 2014). Sie zeichnet sich aus durch ruhige, vertraute und einladende Atmosphäre sowie als befähigender Ort. Sogar Raucherecken wurden mittels semistrukturierter Interviews von Rauchern als deren therapeutische Orte identifiziert (Tan 2013): Sie wurden als kreierte Fluchtpunkte aus der Normalität, als Antidot gegen emotional belastete Orte bezeichnet, als Würze für langweilige Plätze, ja sogar als ‚Kirchen' für Raucher, als Orte sozialer Erfahrung und Introspektion.

In ihrem Zuhause konstruieren Menschen ihre Alltagsorte als Therapeutische Landschaften und kombinieren dabei unterschiedliche Strategien: Reduzierung der Exposition gegenüber nachteiligen Agentien, Schaffung persönlicher Räume (Küche als sozialer Mittelpunkt, Wohnzimmer als Schaufenster des Selbst, Schlafzimmer als unverletzlicher Rückzugsort des Selbst, Garten als externer Ort), soziale Unterstützung durch Familie als Puffer (Cristoforetti et al. 2011; Liamputtong und Suwankhong 2015).

Die räumliche Gestalt medizinischer Versorgung und Pflege ist weiterhin, in ganz unterschiedlichem Maßstab, häufig Gegenstand Therapeutischer Landschaftsforschung. Bromeley (2012) untersuchte etwa, ob und wie sich das Paradigma der Patienten- (=Kunden-)Orientierung, das, getriggert durch Konsumprimat und Ökonomisierung der westlichen Medizin, an Einfluss gewinnt, als interpretativer Akt in der architektonischen Gestalt von Klinikgebäuden abbildet. Vielfach interessieren besondere Aspekte, außergewöhnliche Angebote, marginalisierte Gruppen. Für Mitglieder einer städtischen *American Indians* Gemeinschaft etwa wurde ihre Gesundheitsorganisation als ‚*urban-indigenous therapeutic landscape*' herausgearbeitet, die ihnen Verbundenheit mit ihrer Kultur vermittelt, ein Gefühl von Zuhause und Willkommen-Sein, von vertrauter und freundlicher Behandlung (Wendt und Gone 2012). Die Popularisierung des Yoga wurde im Sinne der Genese einer globalisierten Therapeutischen Landschaft interpretiert (Hoyez 2007). Und durch eine ‚postkoloniale Linse' untersuchten Buzinde und Yarnal (2012) kritisch die sich dynamisch entwickelnden Therapeutischen Landschaften des rasant wachsenden globalen Medizintourismus, den viele Zielländer befördern, indem sie ihre nationalen Gesundheitsmärkte für eine zahlungsbereite internationale Klientel öffnen und gestalten.

Durch den Trend der Verlagerung der Therapie und Pflege kranker und alter Menschen von spezialisierten Einrichtungen in das häusliche Umfeld mutiert das Zuhause zu einer neuen Therapeutischen Landschaft und eröffnet Möglichkeiten, die gesundheitsfördernden Eigenschaften des Zuhauses zu nutzen und zu erforschen (Williams 2002). Im Sinne konkurrierender Therapeutischer Landschaften wurde in diesem Kontext vergleichend untersucht, welchen Ort Frauen zur medikamentösen Geburtseinleitung bevorzugen: Zuhause oder Klinik – ‚behaglich' oder ‚sicher' (Oster et al. 2011). Hospize, einerseits institutionalisierte Orte, andererseits letztes Zuhause, wurden als insofern ambivalente Therapeutische Landschaften (‚*home away from home*') untersucht und interpretiert (Moore et al. 2013).

Zunehmend werden auch Körper als konstituierend für ‚Terrains' von Gesundheit und Krankheit angesehen (English et al. 2008). Durch Auseinandersetzung mit Krankheit werden Körper zu veränderter Landschaft, zu ‚*healing landscape*', und werden insofern als die persönlichste Landschaft des alltäglichen Heilens konzeptualisiert. Die Körperlichkeit der Interaktion mit Landschaft wird bei *blue spaces* besonders deutlich: Wasser ermöglicht Eintauchen, ‚Umschlossen werden', sich körperlich leicht und beweglich zu erleben (Foley und Kistemann 2015).

Unter Bezug auf den ‚*mobility turn*' der Sozialwissenschaften plädiert Doughty (2013) für eine Mobilisierung des Konzepts der Therapeutischen Landschaften: Sie rezipiert die Metapher von der Therapeutischen Landschaft als dynamischen und relationalen Prozess, als beweglichen Raum, der sich eher in und durch Interaktion mit der Umwelt entfaltet, als dass er ein fester Platz sei: eher orts*bewusst* als orts-*gebunden* (van Ingen 2004). Noch einen Schritt weiter geht Gatrell (2013), der die therapeutische Qualität des Bewegungsvorgangs an sich in den Mittelpunkt stellt, ein eigenes Konzept von ‚*therapeutic mobilities*' entwickelt und drei Elemente dieser Beziehung untersucht: körperliche Aktivität, soziale Aktivität und den räumlichen Kontext des Gehens (‚*walkability*'). Beim gemeinsamen Wandern – eine zeitlich begrenzte soziale Zusammenkunft eher niedriger emotionaler Intensität, ohne ständigen Augenkontakt, fragmentiert, beweglich – wird Therapeutische Landschaft durch gemeinsame und mobile Auseinandersetzung mit Orten produziert. Die Therapeutische Landschaft kann hierbei verstanden werden als eine gemeinsame Orientierung auf etwas, was Wohlbefinden und Glücksgefühl verspricht (Doughty 2013), als Produktion eines sozialen Guts (Ahmed 2008). Dabei ist unser Körper das affektive Vehikel, durch das wir Ort und Bewegung spüren.

Popularisierung

Den Weg der Therapeutischen Landschaft in eine breitere deutsche Öffentlichkeit und in die Publikumsmedien markiert wohl der Artikel eines Landschaftsarchitekten in der Zeitschrift „Natur & Heilen": „Von bestimmten Landschaftsformen geht eine positive emotionale Wirkung aus" (Schober 2008). In diesem Sinne haben in den vergangenen Jahren deutsche Tourismuswirtschaft und insbesondere Kurorte den Begriff für sich entdeckt und medienwirksam in ihre Werbesprache übernommen: Der niedersächsische Naturpark TERRA.vita befindet sich unter dem Motto „Gesundheit & Wellness – Regional" auf dem Weg zu einer Therapeutischen Landschaft (Escher 2010). Bad Laer und Bad Iburg schmücken sich mit dem neuem Kurort-Prädikat „Therapeutische Landschaft". Die Gesundheitsangebote im Höhenklimapark des Hochschwarzwaldes mit seinen Luftkurorten werden im Sinne des Konzeptes der Therapeutischen Landschaft zu einer „Gesundheitslandschaft“ ausgebaut. Im hessischen Bad Homburg wird die Bedeutung der Therapeutischen Landschaft für die historische Entwicklung als Kurstadt thematisiert. Bad Berleburg mit dem Wittgensteiner Schieferpfad, Bad Bertrich in der Vulkaneifel (mit dem ersten „Landschaftstherapeutischen Park“ Europas), und auch das kleine Heidedorf Schwalingen orientieren sich an dem sich entwickelnden Markt „Therapeutische Landschaft“. Bei einem Kurort-Symposium 2014 in Bad Kissingen legten Kurdirektoren aus ganz Deutschland ein klares Bekenntnis zu ihren Kurparkanlagen als „Therapeutische Landschaften“ ab. Und im gleichen Jahr fand in Bad Homburg ein Workshop unter dem Titel „Kurlandschaft als therapeutische Landschaft – ein vergessener Wert der europäischen Kurstädte“ statt.

Bereits seit etwa fünfzehn Jahren tritt der Begriff in der Psychiatrie und Psychotherapie auf. Er wird dort verwendet, um das Angebot therapeutischer Optionen zu bezeichnen (Hunold und Rahn 2000; Stierlin 2003; Leiendecker 2005). Auch in der Komplementär- und Alternativmedizin und sogar in der somatischen Schulmedizin fand der Begriff einen gewissen Eingang (Alanus-Hochschule 2014, Eber 2008). Allen diesen Rezeptionen ist gemeinsam, dass sie den Terminus als Oberbegriff für das Geflecht und Gefüge therapeutischer Möglichkeiten und Angebote in definierten therapeutischen Bereichen verwenden. Es handelt sich insofern um eine strukturalistische Rezeption: soziale Konstrukte, die von gesellschaftlichen Institutionen produziert werden (Kistemann und Claßen 2012).

Erklärungsansätze aus der Gesundheitsgeographie

Die kausalen Zusammenhänge bzw. erklärenden Mechanismen zur Wirkung Therapeutischer Landschaften werden kontrovers diskutiert. Im Mittelpunkt der Forschung stehen eher subjektorientierte Analysen von Heilungserfahrungen als die Analyse der spezifischen erholsamen Qualitäten Therapeutischer Landschaften. Es ist bislang unklar, welche spezifischen Aspekte von Orten als besonders gesundheitsfördernd anzusehen sind; diskutiert werden materielle Eigenschaften, psychophysiologische, soziale ästhetische und relationale Dimensionen (Conradson 2005). Unser Bedürfnis, mit der Diversität von Farben, Formen und Texturen, die in Grenzräumen am größten ist, zu interagieren, ist hierbei offensichtlich besonders bedeutsam (Lengen 2015).

Ein allgemein anerkanntes theoretisches Modell, idealerweise mit belastbarer empirischer Basis, das zentrale Fragen zufriedenstellend beantworten könnte, steht indes aus. Wie wirken Therapeutische Landschaften? Wie können sie identifiziert werden? Wie kann ihr Nutzen evaluiert werden? In welchem Ausmaß sind Therapeutische Landschaften ‚gemacht'? In der Gesundheitsgeographie fanden in den letzten Jahren zwei Erklärungsansätze besondere Beachtung: die Akteur-Netzwerk-Theorie (ANT) und das Konzept des Mentalisierens.

Nach Conradson (2005) besteht in der empirischen Forschung eine Tendenz, gewissen Settings intrinsische therapeutische Eigenschaften *per se* zuzuschreiben: Physische Präsenz in einer Landschaft wird mit der problemlosen Rezeption ihrer (therapeutischen) Wirkung gleichgesetzt. Jedoch erfahren Menschen Landschaften in unterschiedlicher Weise, und Erfahrungen mit Orten resultieren stets aus spezifischen Formen der Auseinandersetzung. Insofern lässt sich die Erfahrung einer Therapeutischen Landschaft am ehesten als eine relationale Wirkung erfassen, als etwas, das sich durch ein umfangreiches Set von Transaktionen zwischen Individuum und Landschaft manifestiert. Diese Interaktionen sind komplex und facettenreich, sie sind sowohl unmittelbare körperliche Erfahrung als auch Gegenstand späterer Interpretation. Und eine relationale Analyse dieser Interaktionen hat nicht nur unmittelbare Selbst-Landschaft-Erfahrungen zu berücksichtigen, sondern das weite Netz sozio-natureller Beziehungen, in die ein Individuum eingebunden ist.

Für seine theoretische Fundierung greift Conradson auf die ANT (Latour 1996) zurück, nach der die Welt netzwerkartig verfasst ist, sich also alle ihre Bestandteile als mehr oder weniger kohärente Akteure aus verschiedenen Elementen zusammensetzen. Der Dualismus von Natur und Kultur ist aufgehoben, und materielle (zwischen Dingen) ebenso wie semiotische Verbindungen (zwischen Konzepten) werden berücksichtigt. Aktion ist das Produkt spezifischer Netzwerk-Verbindungen, die einen Akteur räumlich und zeitlich mit einem anderen verbinden. Orte fungieren als komplexe Knoten in relationalen Netzwerken. Sie vermitteln Beziehungen und tragen ihre Materialität, ihren Kraftfluss zu der fortwährenden Übertragung von Aktion und Wirkung bei (Latour 1996). Thrift (1999) ergänzte mit seinem Konzept der ‚*ecology of place*' die räumliche Dimension: Ort ist danach eine aktive und konstitutive Präsenz, die Einstellungen und Interaktionen formt und alle Erfahrung erdet und unterbringt. Und auch Orte bilden sich durch Interaktionen heraus – zwischen Menschen, zwischen Menschen und Dingen, zwischen Menschen und anderen Lebewesen. Nach Conradson (2005) ist eine relationale Konzeption des Selbst notwendig, um die Verbindungen zwischen Selbst und dem diversen Anderen, das Landschaft konstituiert, zu würdigen. Alle Beziehungen, welche das menschliche Selbst formen, besitzen typischerweise auch geographische Einbettung und räumliche Konsistenz. Conradsons Perspektive schenkt der Interaktionsdynamik des Selbst mit Landschaft Beachtung, die der psychosozialen Perspektive zu entgehen neigt. Eine solche (therapeutische) Landschaftserfahrung umfasst sowohl physiologische als auch interpretative Elemente, die schwierig zu entflechten sind (und auch gar nicht entflochten werden sollten), insbesondere weil Geist und Körper zusammen hängende Kategorien sind. Conradson (2005) empfiehlt vor dem Hintergrund eigener Untersuchungen, zwischen Therapeutischer Landschaft und Therapeutischer Landschaftserfahrung zu unterscheiden.

Duff (2011) entwickelte die ANT-basierte Theorie Therapeutischer Landschaften weiter: Relationen sind charakteristische Ressourcen, die die Realisierung bestimmter Aktionen und die Erlangung bestimmter Kräfte (*agencies*) unterstützen. Orte sind ein Mechanismus oder Medium zur Generierung und Verteilung dieser Ressourcen. Da Gesundheit, salutogenetisch verstanden, eine sehr spezifische Zusammenstellung von Ressourcen und Kräften erfordert, müssen für das Verständnis von Gesundheitsförderung sowohl diejenigen Ressourcen erfasst werden, die für die Entfaltung gesundheitsbezogener Kräfte erforderlich sind, als auch die spezifischen Orte, in denen diese Ressourcen generiert werden. Die Eigenschaften Therapeutischer Landschaften kann man sich insofern als Netzwerke, Ressourcen und Kräfte vorstellen. Duff (2011) unterscheidet drei Klassen von gesundheitsfördernden Ressourcen: soziale, affektive und materielle.

Therapeutische Landschaften sind eher gemacht als einfach entdeckt; sie sind aus diversen sozialen, affektiven und materiellen Ressourcen konstruiert. Ihre therapeutischen Eigenschaften sind nicht fix, sondern bleiben relationale Errungenschaften; sie resultieren aus jeweils einzigartiger Konvergenz gesundheitsfördernder Ressourcen an einem spezifischen Ort. Die Relationalität von Orten, ihr Kraftfluss und ihre Spezifität schließen jedes definitive Kriterium für die a priori-Bestimmung gesundheitsfördernder Orte aus. Es geht nicht um die Identifizierung von ‚Idealtypen'; vielmehr muss den vielfältigen Prozessen, durch die soziale, affektive und materielle Ressourcen an Alltagsorten (zum Beispiel Straße vor der Haustür, Friseursalon, Café, Friedhof, Kirche, Buchladen) generiert werden, Beachtung geschenkt werden (Duff 2012).

Die theoretischen Überlegungen von Rose (2012) hingegen gehen von der Praxis, Landschaft zu *sehen*, aus. Sie stehen damit in Einklang mit jüngerer Kritik eines Logozentrismus, die die Bedeutung des Objekts im Kontext sensorischer Praktiken betont. Wenn Sichtbarkeit für die Ortserfahrung zentral ist, dann sind sensorische Vermittlung, Schemata des Sehens und Erkennens, kulturelle Praktiken der Visualisierung und Darstellung bei jedem Zusammentreffen mit Landschaft wichtig. Verschiedene Praktiken des Sehens reproduzieren Räume (*spaces*) als spezifische Orte (*places*); sie sind Praktiken von Orten. Es ist wichtig zu untersuchen, was das Objekt in die Begegnung einbringt und was der Seher. Das Objekt ‚antwortet zurück' (Rose 2012). Die sichtbare Erscheinung von Landschaft ist veränderlich und teilweise unvorhersehbar. Auch der Betrachter ist nicht nur kognitiv, sondern auch emotional engagiert. Erst letzteres bildet die Basis für Erfahrungen, die zu einem Gefühl des Wohlbefindens beitragen.

Aber wie kommen derartige Benefits zustande? Hier greift Rose auf das Konzept des ‚*mentalising*' im Rahmen der ‚*Theory of Mind*'[2] zurück (Fonagy 1991, Fonagy et al. 2004): einen Mechanismus des emotionalen Spiegelns, erklärt durch das soziale Feedback-Modell reflektierter Affekte (Gergely und Watson 1996), welches wiederum auf dem Konzept der Affektspiegelung (Winnicott 1971) basiert. ‚Mentalisieren' bezeichnet unsere Fähigkeit, das Verhalten eines sozialen Gegenübers (oder unser eigenes Verhalten) durch Zuschreibung der zugrunde liegenden emotionalen Zustände zu deuten.

Indem wir nun einem Ort (einer Landschaft) gleichzeitig als objektive Realität und als Repräsentation begegnen, können durch diesen Ort Emotionen und Kognitionen zu uns zurückgespiegelt werden und dadurch auch einen Prozess des Mentalisierens bei uns auslösen. Orten durch Visualisierung, Imagination und eben Mentalisieren einen Sinn zu geben, das ist eine essentielle, ja geradezu überlebensnotwendige Aufgabe: Um eine komplexe visuelle Situation (Objekte, Orte, Landschaften) zu verarbeiten, kreieren wir bedeutungsvolle mentale Repräsentationen (Lengen 2015).

Das Konzept des Mentalisierens umfasst zwei Ebenen: die primitive psychische Äquivalenz, in welcher Emotionen als Realität erfahren werden, ohne Unterscheidung zwischen Geist und Welt, und die Vorspiegelung, bei der die repräsentative Natur von Erfahrungen bewusst ist und die Beziehung von Emotionen und Kognitionen zur Realität moderiert sind. Analog zum Feedback-Mechanismus zwischen Kleinkind und Eltern kann ein Individuum, indem es Landschaftsmanifestationen als ‚Gesicht' aufnimmt, innere affektive und kognitive Zustände darauf projizieren, in der Wiederbegegnung wieder erkennen und dabei die dazu gehörigen Emotionen ebenso wie Kognitionen reproduzieren: diese Auseinandersetzung kann dann auch Grundlage gesundheitsrelevanter Erfahrung sein. Das ‚Gesicht' als Repräsentation von Landschaft kann quasi als Person betrachtet werden, mit welcher der Betrachter interagiert. Sehweisen, Visualisierung, Ab-Bildung, wesentlich im Prozess des Mentalisierens, sind dabei nicht allein auf individuelle Biologie reduzierbar, sondern vielmehr auch kulturell konstruiert (Illich 1986; Lengen 2015). Im Prozess des Mentalisierens entwickeln und verstärken wir tiefe Erfahrungen des ‚Verortet-Seins' und frischen Bedürfnisse, Gefühle und Sehnsüchte auf (Lengen 2015).

Die Theorie des ‚*mentalising*' bietet einen umfassenden Erklärungsansatz dafür, wie gewisse gesundheitswirksame Effekte auftreten können, und warum so viele

2 Fähigkeit, eine Annahme über Bewusstseinsvorgänge in anderen Personen vorzunehmen und diese in der eigenen Person zu erkennen, also Gefühle, Bedürfnisse, Ideen, Absichten, Erwartungen und Meinungen zu vermuten (Resch 1999).

Menschen starke Gefühle bezüglich bestimmter Landschaften entwickeln, insbesondere vertrauter ‚Palimpsest[3]-Landschaften', die seit langem Gegenstand weit verbreiteter künstlerischer und Alltags-Repräsentationen sind.

Diese theoretischen Überlegungen sollen als Ausgangspunkt für die Untersuchung und Einbeziehung weiterer in diesem Kontext möglicherweise wichtiger, da gesundheitswirksamer Aspekte der Mensch-Landschaft-Interaktion dienen. Der Zusammenhang der Konstitution von Identität mit dieser Interaktion wurde bereits behandelt (Lengen und Gebhard 2016, in diesem Band Kapitel 4): Im Spannungsfeld von Identitätskontinuität im stetigen Wandel der Lebenswelt kann Therapeutische Landschaft gewissermaßen als Moderator interpretiert werden, der dieses Paradoxon aushaltbar macht. In weiteren Kapiteln dieses Bandes wird ausführlicher darzustellen sein, welche Bedeutung der symbolischen Aufladung von Orten und Landschaften bei der gesundheitsrelevanten Interaktion mit dem Individuum zukommt (Gebhard 2016a, in diesem Band Kapitel 10); wie die persönlichkeitswirksame, psychodynamische Bedeutung von Orten und Landschaften gewissermaßen zwingend zu einem dreidimensionalen Persönlichkeitsmodell führt, das neben dem sozialen Gegenüber auch Orte und Landschaften als ‚Gegenüber' würdigt, welche für die Persönlichkeitsentwicklung bedeutsam sind (Gebhard 2016b, in diesem Band Kapitel 11); welche gesundheitsrelevanten Konsequenzen sich aus der identitätskonstituierenden Funktion von Orten und Landschaften ableiten lassen (Lengen 2016b, in diesem Band Kapitel 12); und schließlich, inwiefern aktuelle neurowissenschaftliche Befunde zum Verständnis der gesundheitsrelevanten Mensch-Landschaft-Interaktion beitragen können (Lengen und Kistemann 2016, in diesem Band Kapitel 13). Arbeitsgrundlage ist eine erweiterte Modellvorstellung zum Konzept der Therapeutischen Landschaften, die sowohl mit der ANT-Theorie (Orte als aktive und konstitutive Netzwerkknoten) als auch der Theorie des Mentalisierens (Orte als Emotionen und Kognitionen widerspiegelnde Repräsentationen) harmoniert. In der Mitte des Modells steht, eng verzahnt, die Trias aus *Place*, Identität und Gesundheit. Jenseits anthropologisch-umweltpsychologisch orientierter Deutungen dieser Beziehung (Völker 2016b, in diesem Band Kapitel 8) umspannt *Sense of Place* als das, was den Raum zum Ort macht (vgl. hierzu Gebhard 2016a, in diesem Buch Kapitel 10: „Atmosphäre"), die bereits genannten weiteren Aspekte: *Place*/Landschaft als Symbolisierungsanlass, als Persönlichkeitsbildner, als Identitätsstifter, als neurobiologisches Objekt (siehe Abb. 1).

3 Von gr. παλίμψηστος = wieder abgeschabt, für das erneute Beschreiben vorbereitet (antike Praxis zur Wiederverwendung von Pergament); fig.: überprägt.

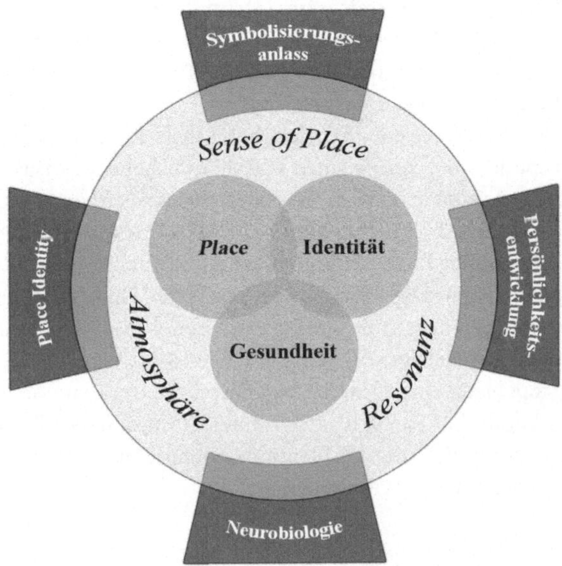

Abb. 1 Konstituierende Elemente Therapeutischer Landschaften

Fazit

Als Frumkin (2003) seine Public Health-Fachkollegen dazu aufrief, die Bedeutung von ‚*healthy places*' wiederzuentdecken und ihren politischen Einfluss geltend zu machen, um „gesunde Orte" zu entwerfen, zu bauen und zu erhalten, passte dies zu einen Impuls, der seit einem Jahrzehnt mit dem Konzept der Therapeutischen Landschaften als Paradigma in der Gesundheitsgeographie großen Einfluss gewonnen hatte. Es reflektiert die kulturalistischen Verschiebungen in den Sozialwissenschaften, fußt aber auch auf einer „postmedizinischen", holistischen Konzeption von Gesundheit. Es erlaubt eine mehrdimensionale Interpretation der gesundheitsrelevanten Interaktionen von Menschen mit Orten und Landschaften. Standen zunächst vor allem *heilende* Wirkungen außergewöhnlicher Orte und Landschaften mit natürlichen bzw. inszenierten Naturschönheiten im Mittelpunkt des Interesses, so haben sich seitdem deutliche Erweiterungen und auch Verschiebungen ergeben: Heute geht es insbesondere um Alltagsorte und deren *gesundheitsfördernde* Wirkungen. Das Konzept der Therapeutischen Landschaften erweist sich zudem als sehr hilfreich, um Gesundheit und Gesundheitsförderung im Licht großer aktueller Themen wie Globalisierung, Ökonomisierung, Urbanisierung, Postkolonialismus, Mobilität, Kommunikation und (Umwelt-)Gerechtigkeit zu sehen, einzuordnen und zu interpretieren.

Neben der Akteur-Netzwerk-Theorie scheint insbesondere die *Theory of Mind* mit dem Konzept des *mentalising* einen viel versprechenden Ansatz zum tieferen Verständnis der auf *sense of place* basierenden Zusammenhänge zwischen *places* und Gesundheit zu bieten: Indem wir einem *place* sowohl als Realität als auch als Repräsentation begegnen, können durch diesen *place* Emotionen und Kognitionen zurückgespiegelt werden. Das ‚Gesicht' des *place*, der Landschaft kann quasi als personales Gegenüber angesehen werden, mit dem wir interagieren. Im Prozess des Mentalisierens entwickeln wir so die Erfahrung des Verortet-Seins.

Dieses Konzept bietet einen guten Ausgangspunkt, um zu untersuchen, ob und wie *places* und Landschaften auch als Symbolisierungsanlass, als Dimension bei der Persönlichkeitsentwicklung, als identitätsstiftende Institution auf Gesundheit und Wohlbefinden zu wirken vermögen.

Literatur

Abraham, A., Sommerhalder, K. Bolliger-Salzmann, H., & Abel T. (2007). *Landschaft und Gesundheit. Das Potential einer Verbindung zweier Konzepte.* Bern.

Ahmed, S. (2008). Sociable happiness. *Emotion, Space and Society 1*, 10-13.

Alanus-Hochschule (2014). 12 x Kunsttherapie bitte – öffentliche Ringvorlesung. *In Alanus-Hochschule Newsletter September 2014.* http://www.alanus.edu/newsletter/ archiv/ september-2014.html (Zugegriffen: 11.12.2015)

Andrews, G. J. u. D. Holmes (2007). Gay Bathhouses: The transgression of health in therapeutic places. In A. M. Williams (Hrsg.), *Therapeutic Landscapes* (S. 221-232). Aldershot und Burlingtion: Ashgate Publishing (= Ashgate Geographies of Health Series).

Andrews, G. J., Chen, S., & Myers, S. (2014). The 'taking place' of health and wellbeing: Towards non-representational theory. *Social Science & Medicine 108*, 210-222.

Antonovsky, A. 1979: *Health, stress and coping.* San Francisco: Jossey-Bass Publishers.

Baum, F. (2002). *The New Public Health.* Melbourne: Oxford University Press.

Bell, S. L., Phoenix, C. Lovell, R., & Wheeler, B. (2015). Seeking everyday wellbeing: The coast as a therapeutic landscape. *Social Science & Medicine 142*: 56-67.

Blotevogel, H. (2003). „Neue Kulturgeographie". Entwicklung, Dimensionen, Potenziale und Risiken einer kulturalistischen Humangeographie. *Berichte zur deutschen Landeskunde 77 (1)*, 7-34.

Bourdieu, P. (1982). *Die feinen Unterschiede. Kritik der gesellschaftlichen Urteilskraft.* Frankfurt a.M: Suhrkamp.

Brewster, L. (2014). The public library as therapeutic landscape: A qualitative case study. *Health & Place 26*, 94-99.

Bromley, E. (2012). Building patient-centeredness: Hospital design as an interpretative act. *Social Science & Medicine 75*, 1057-1066.

Burton, I. (1963). The quantitative revolution and theoretical geography. *Canadian Geographer 7*, 151-162.

Buzinde, C.N., & Yarnal, C. (2012). Therapeutic landscapes and postcolonial theory: A theoretical approach to medical tourism. *Social Science & Medicine 74*, 783-787.

Carpiano, R.M. (2007). Neighborhood social capital and adult health: an empirical test of a Bourdieu-based model. *Health & Place 13*, 639-655.

Claßen, T., & Kistemann, T. (2004). Die Heilsteinquelle in der Nordeifel: Vom Dornröschenschlaf zur Nationalpark-Attraktion. *Heilbad & Kurort*, 3-4: 52-54.

Claßen T., & Kistemann, T. (2010). Das Konzept der Therapeutischen Landschaften. *Geographische Rundschau 62 (7-8)*, 40-46.

Claßen T., Kistemann T., & Schillhorn, K. (2005). *Naturschutz und Gesundheitsschutz: Identifikation gemeinsamer Handlungsfelder.* Bonn-Bad Godesberg: Bundesamt für Naturschutz (= Naturschutz & Biologische Vielfalt 23).

Claßen, T. (2016). Empirische Befunde zum Zusammenhang von Landschaft und physischer Gesundheit. In U. Gebhard, & T. Kistemann (Hrsg.). *Landschaft – Identität – Gesundheit. Zum Konzept der Therapeutischen Landschaften* (S. 71-91). Wiesbaden: Springer VS.

Claßen, T. (2008). *Naturschutz und vorsorgender Gesundheitsschutz: Synergie oder Konkurrenz? Identifikation gemeinsamer Handlungsfelder im Kontext gegenwärtiger Paradigmenwechsel.* Dissertation Universität Bonn.

Conradson, D. (2005). Landscape, care and the relational self: Therapeutic encounters in rural England. *Health & Place 11*, 337-348.

Cosgrove D., & Jackson, P. (2004). New directions in cultural geography. In N. Thrift & S. Whatmore (Hrsg.), *Cultural geography: critical concepts in the cultural sciences* (S. 33-41). London: Routledge.

Cristoforetti, A., Gennai, F., & Rodeschini, G. (2011). Home sweet home: The emotional construction of places. *Journal of Aging Studies 25*, 225-232.

Crooks, V. a., &. Evans, J. (2007). The writing's on the wall: Decoding the interior space of the hospital waiting room. In A.M. Williams (Hrsg.): *Therapeutic Landscapes* (S. 165-180). Aldershot und Burlingtion (= Ashgate Geographies of Health Series).

Curtis, S., & Taket, A. (1996). *Health & Societies. Changing Perspectives.* London: Arnold.

Davidson, J., & Parr, H. (2007). Anxious subjectivities and spaces of care: Therapeutic geographies of the UK National Phobics Society. In A.M. Williams (Hrsg.), *Therapeutic Landscapes* (S. 95-110). Aldershot und Burlingtion: Asgate Publishers (= Ashgate Geographies of Health Series).

DeVerteuil G., Wilton, R.D., & Klassen, S. (2007). Making clean and sober places: The intersections of therapeutic landscapes and substance abuse treatment. In A.M. Williams (Hrsg.), *Therapeutic Landscapes* (S. 77-94). Aldershot und Burlingtion: Ashgate Publishers (= Ashgate Geographies of Health Series).

DeVerteuil, G., & Andrews, G.J. (2007). Surviving profoundly unhealthy places: the ambivalent, fragile and absent therapeutic landscapes of the Soviet Gulag. In A.M. Williams (Hrsg.), *Therapeutic Landscapes* (S. 273-287). Aldershot und Burlingtion: Ashgate Publishers (= Ashgate Geographies of Health Series).

Dilthey W. (1883). *Einleitung in die Geisteswissenschaften. Versuch einer Grundlegung für das Studium der Gesellschaft und der Geschichte*. Leipzig.

Doughty, K. (2013). Walking together: The embodied and mobile production of therapeutic landscape. *Health & Place 24*, 140-146.

Duff, C. (2011). Networks, resources and agencies: On the character and production of enabling places. *Health & Place 17*, 149-156.

Duff, C. (2012). Exploring the role of ‚enabling places' in promoting recovery from mental illness: A qualitative test of a relational model. *Health & Place 18*, 1388-1395.

Eber B. (2008). Die Bedeutung der ONTARGET-Ergebnisse für die Behandlung kardiovaskulärer Hochrisikopatienten. *Journal für Kardiologie 15*: 189-191.

Eckart, W. E. (2009). *Geschichte der Medizin*. 6., erweiterte und aktualisierte Auflage, Heidelberg: Springer.

Egger, J. W. (2005). Das biopsychosoziale Krankheitsmodell. Grundzüge eines wissenschaftlich begründeten ganzheitlichen Verständnisses von Krankheit. *Psychologische Medizin 16(2)*: 3-12.

Engel, G. L. (1976). *Psychisches Verhalten in Gesundheit und Krankheit*. Bern: Huber.

English, J., Wilson, K., & Keller-Olaman, S. (2008). Health, healing and recovery: therapeutic landscapes and the everyday lives of breast cancer survivors. *Social Science & Medicine 67*, 68-78.

Escher H. (2010). Gesundheit und nachhaltige Regionalentwicklung. In: Bundesamt für Naturschutz (Hrsg.), *Naturschutz und Gesundheit. Allianzen für mehr Lebensqualität* (S. 77-78). Bonn-Bad Godesberg: Bundesamt für Naturschutz.

Eyles J. (1987). *The Geography of the National Health*. London: Routledge.

Eyles, J., & Donovan, J. (1986). Making sense of sickness and care: an ethnography of health in a West Midlands town. *Transactions of the Institute of British Geographers, NS 11*, 412.

Eyles, J., & Woods, K. J. (1983). *The Social Geography of Medicine and Health*. London: Routledge.

Eyles, J., & Williams, A. (2008). Introduction. In J. Eyles, & A. Williams (Hrsg.), Sense of Place and Quality of Life (S. 1-13). Aldershot und Burlingtion: Ashgate Publishing (= Ashgate Geographies of Health Series).

Finlay, J., Franke, T., McKay, H., & Sims-Gould, J. (2015). Therapeutic landscapes and wellbeing in later life: Impacts of blue and green spaces for older adults. *Health & Place 34*, 97-106.

Foley, R. (2014). The Roman-Irish Bath: Medical/health history as therapeutic assemblage. *Social Science & Medicine* 106, 10-19.

Foley, R., & Kistemann, T. (2015). Blue space geographies: Enabling health in place. *Health & Place 35*, 157-165.

Fonagy, P. (1991). Thinking about thinking: Some clinical and theoretical considerations in the treatment of a borderline patient. International Journal of Psychoanalysis 72, 639-656.

Fonagy, P., Gergely, G., Jurist, E. L., & Target, M. (2004). *Affektregulierung, Mentalisierung und die Entwicklung des Selbst*. Stuttgart: Klett-Cotta.

Franke, A. (2010). *Modelle von Gesundheit und Krankheit*. Bern: Huber.

Franke, A., & Witte, M. (2009). *Das HEDE-Training – Manual zur Gesundheitsförderung auf Basis der Salutogenese*. Bern: Huber.

Frazier, L. Z., & Scarpaci, J. L. (1998). Landscapes of state violence and struggle to reclaim community: mental health and human rights in Iquique, Chile. In R. A. Kearns, & W. M. Gesler (Hrsg.), *Putting Health into Place* (S. 53-74). Syracuse: Syracuse University Press.

Freud, S. (1940). Abriß der Psychoanalyse. *Internationale Zeitschrift für Psychoanalyse und Imago 25(1)*: 7-67.

Frumkin, H. (2003). Healthy places: Exploring the evidence. *American Journal of Public Health 93*, 1451-1456.

Gatrell, A. C. (2013). Therapeutic mobilities: walking and 'steps' to wellbeing and health. *Health & Place 22*, 98-106.

Gebhard, U. (2016a): Landschaft und Natur als Symbolisierungsanlass. In U. Gebhard, & T. Kistemann (Hrsg.), *Landschaft – Identität – Gesundheit. Zum Konzept der Therapeutischen Landschaften* (S. 169-184). Wiesbaden: Springer VS.

Gebhard, U. (2016b): Zum Zusammenhang von Persönlichkeitsentwicklung und Landschaft. In U. Gebhard, & T. Kistemann (Hrsg.), *Landschaft – Identität – Gesundheit. Zum Konzept der Therapeutischen Landschaften* ((S. 169-184). Wiesbaden: Springer VS

Geertz, C. (1973). *The interpretation of cultures. Selected essays.* New York: Basic Books.

Geertz, C. (1983). *Dichte Beschreibung. Beiträge zum Verstehen kutureller Systeme.* Frankfurt a. M.: Suhrkamp.

Gergely, G., & Watson, J. (1996). The social biofeedback model of parental affect-mirroring. *International Journal of Psycho-Analysis 77*, 1181-1212.

Gesler W. M. (1992). Therapeutic landscapes: medical issues in light of the new cultural geography. *Social Science & Medicine 34(7)*: 735-746.

Gesler W. M., & Kearns, R. A. (2002). *Culture/Place/Health.* London, New York: Routledge (= Critical Geographies 16).

Gesler, W. M., & Curtis, S. (2007). Application of concepts of therapeutic landscapes to the design of hospitals in the UK: The example of a mental health facility in London. In A. M. Williams (Hrsg.), *Therapeutic Landscapes* (S. 149-164). Aldershot und Burlingtion: Ashgate Publishers. (= Ashgate Geographies of Health Series).

Gesler, W. M. (1993). Therapeutic landscapes: theory and a case study of Epidauros, Greece. *Environment and Planning D: Society and Space 11*, 171-189.

Gesler, W. M. (1996). Lourdes: healing in a place of pilgrimage. *Health & Place 2(2)*, 95-105.

Gesler, W. M. (1998). Bath's reputation as a Healing Place. In R. A. Kearns & W. M. Gesler (Hrsg.), *Putting Health into Place* (S. 17-35). Syracuse NY: Syracuse University Press.

Gesler, W. M. 1991: The Cultural Geography of Health Care. Pittsburgh: University of Pittsburgh Press.

Grose, M. (2011). Landscape and children's health: Old natures and new challenges for the preventorium. *Health & Place 17*, 94-102.

Hampshire, K. R., Porter, G., Owusu, S. A., Tanle, A., & Abane, A. (2011). Out of the reach of children? Young people's health-seeking practices and agency in Africa's newly emerging therapeutic landscapes. *Social Science & Medicine 73*, 702-710.

Horkheimer M., & Adorno, T. W. (1947). *Dialektik der Aufklärung. Philosophische Fragmente.* Amsterdam: Querido.

Hoyez, A.-C. (2007). From Rishikesh to Yogaville: The Globalization of Therapeutic Landscapes. In A. Williams (Hrsg.), *Therapeutic Landscapes* (S. 49-64). Aldershot und Burlingtion: Ashgate Publishing (= Ashgate Geographies of Health Series).

Hunold P. u. E. Rahn 2000: *Selbstbewusster Umgang mit psychiatrischen Diagnosen*. Bonn: Psychiatrie-Verlag.

Illich, I. (1986). *H_2O and the waters of Forgetfulness.* London, New York: Marion Boyars Publishers.

Johnston, R. J. (1985). Places matter! *Irish Geography 18*: 58-63.

Jonietz, D., & Rathmann, J. (2013). Entwicklung einer Methodik zur GIS-gestützten Analyse therapeutischer Landschaften. In J. Strobl, T. Blaschke, G. Griesebner, G., & B. Zagel (Hrsg.), Angewandte Geoinformatik 2013. Beiträge zum 25. AGIT-Symposium Salzburg (S. 600-609). Berlin und Offenbach: Wichmann Verlag.

Joseph, A. E., & Kearns, R. A. (1996). Deinstitutionalization meets restructuring: The closure of a psychiatric hospital. *Health & Place 2*: 179-189.

Kearns R. A., & Gesler, W. M. (1998). Introduction. In R. A. Kearns & W. M. Gesler (Hrsg.), *Putting Health into Place. Landscape, Identity & Well-Being.* Syracuse: Syracuse University Press.

Kearns, R. A. (1993). Place and health: towards a reformed medical geography. *Professional Geographer 45*: 139-147.

Kearns, R. A., & Moon, G. (2002). From medical to health geography: novelty, place and theory after a decade of change. *Progress in Human Geography, 26*: 605-625.

Kemper F. (2003). Landschaften, Texte, soziale Praktiken. Wege der angelsächsischen Kulturgeographie. *Petermanns Geographische Mitteilungen 147(2)*: 6-15.

Keupp, H. (1988). Psychische Störungen im gesellschaftlichen Lebenszusammenhang. In: G. C. Davison & J. M. Neale (Hrsg.), Klinische Psychologie. Ein Lehrbuch (S. 69-92). Weinheim: Beltz.

Kistemann T., & Lengen, C. (2009). Gesundheitschancen und -risiken von Natur. *Public Health Forum 62(17)*: 6-8.

Kistemann T., Claßen T., & Schäffer, S. (2008). Naturschutz und Gesundheitsschutz – Identifikation gemeinsamer Handlungsfelder. In: K.-H. Erdmann, S. Eilers, B. Job-Hoben, N. Wiersbinski & S. Deickert (Hrsg.): *Naturschutz und Gesundheit: Eine Partnerschaft für mehr Lebensqualität* (S. 25-34). Bonn: Bundesamt für Naturschutz (= Naturschutz und Biologische Vielfalt 65).

Kistemann T., Völker, S., & Lengen, C. (2010). Stadtblau – Die gesundheitliche Bedeutung von Gewässern im urbanen Raum. In Natur- und Umweltschutzakademie NRW (Hrsg.), Die Bedeutung von Stadtgrün für die Gesundheit (S. 61-75). Recklinghausen (= NUA-Heft Nr. 26).

Kistemann, T., & Claßen, T. (2003). Naturschutz und Gesundheitsschutz: Konkurrenz oder Synergie? In K.-H. Erdmann & C. Schell (Hrsg.), *Zukunftsfaktor Natur Blickpunkt Wasser* (S.245-256). Bonn-Bad Godesberg: Bundesamt für Naturschutz.

Kistemann, T., & Claßen, T. (2012). Therapeutische Landschaften Schlüsselkonzept einer post-medizinischen Geographie der Gesundheit. *Berichte zur deutschen Landeskunde 86(2)*, 109-124.

Korpela, K., Ylen, M., Tyrvainen, L., & Silvennoinen, H. (2008). Determinants of restorative experiences in everyday favourite places. *Health & Place 14*, 636-652.

Latour, B. (1996). On Actor-network Theory. A few Clarifications. *Soziale Welt 47(4)*: 369-382.

Lazarus, R. S. (1974). Psychological stress and coping in adaptation and illness. *International Journal of Psychiatry and Medicine 5*: 321-333.

Lefaivre L., & Tzonis, A. (1992). Geometrie des Gefühls und therapeutische Landschaft. (Theorie der pittoresken Landschaft) *Daidalos, 46*: 53-59.

Leiendecker, C. 2005: Bericht von der MV vom 21.05.2005. In Deutsche Gesellschaft für Psychoanalyse, Psychotherapie, Psychosomatik und Tiefenpsychologie e. V., Landesverband Hessen (Hrsg.): *Mitgliederrundschreiben 2/2005* (S. 2-5).

Lengen, C. (2015). The effects of colours, shapes and boundaries of landscapes on perception, emotion and mentalising processes promoting health and well-being. *Health & Place 35*, 166-177.

Lengen, C. (2016). Place Identity – Zur identitätskonstituierenden Funktion von Landschaft. In U. Gebhard, & T. Kistemann (Hrsg.). *Landschaft – Identität – Gesundheit. Zum Konzept der Therapeutischen Landschaften.* Wiesbaden: Springer VS.

Lengen, C., & Gebhard, U. (2016). Zum Identitätsbegriff. In U. Gebhard, & T. Kistemann (Hrsg.), *Landschaft – Identität – Gesundheit. Zum Konzept der Therapeutischen Landschaften* (S. 45-61). Wiesbaden: Springer VS.

Lengen, C., & Kistemann, T. (2016). Neurowissenschaftliche Befunde zur Raumaneignung. In: U. Gebhard, & T. Kistemann (Hrsg.). *Landschaft – Identität – Gesundheit. Zum Konzept der Therapeutischen Landschaften.* Wiesbaden: Springer VS.

Liamputtong, P., & Suwankhong, D. (2015). Therapeutic landscapes and living with breast cancer: The lived experiences of Thai women. *Social Science & Medicine 128*, 263-271.

Litva, A., & Eyles, J. D. (1995). Coming out: exposing social theory in medical geography. *Health and Place 1*: 5-14.

Madge, C. (1998). Therapeutic landscapes of the Jola, The Gambia, West Africa. *Health & Place 4*, 293-311.

Mayer, J. (1996). The political ecology of disease as a new focus for medical geography. *Progress in Human Geography 20*: 441-456.

Mertens, W. (2005). Grundlagen psychoanalytischer Psychotherapie. In W. Senf & M. Broda (Hrsg.), *Praxis der Psychotherapie. Ein integratives Lehrbuch* (S. 196-238). Stuttgart: Thieme.

Moore, A., Carter, B., Hunt, A., & Sheikh, K. (2013). 'I am closer to this place – Space, place and notions of home in lived experiences of hospice day care. *Health & Place 19*, 151-158.

Natter, W., & Wardenga, U. (2003). Die „neue" und die „alte" Cultural Geography in der anglo-amerikanischen Geographie. *Berichte zur deutschen Landeskunde 7 (1)*: 71-90.

Novak, P. (1998). Salutogenese und Pathogenese: Komplementarität und Abgrenzung. In J. Markgraf, J. Siegrist & S. Neumer (Hrsg.), Gesundheits- oder Krankheitstheorie? Saluto- vs. Pathogenetische Ansätze im Gesundheitswesen (S. 27-39). Berlin: Springer.

Oster, C., Adelson, P. L., Wilkinson, C., & Turnbull, D. (2011). Inpatient versus outpatient cervical priming for induction of labour: Therapeutic landscapes and women's preferences. *Health & Place 17*, 379-385.

Parsons, T. (1964). Social Structure and Personality. London: The Free Press.

Pauli, H. G., White, K. L., & McWhinney, I. R. (2000). Medical education, research, and scientific thinking in the 21st century (part one of three). *Education for Health 13*: 15-25.

Resch F.(1999). *Entwicklungspsychopathologie des Kindes- und Jugendalters. Ein Lehrbuch.* Weinheim: Belz.

Rorty, R. M. (1967). *The linguistic turn. Essays in philosophical methods.* Chicago: The University of Chicago Press.

Rose, E. (2012). Encountering place: A psychoanalytic approach for understanding how therapeutic landscapes benefit health and wellbeing. *Health & Place 18*, 1381-1387.

Rosenberg, M. (1988). Linking the geographical, the medical and the political in analyzing health care delivery systems. *Social Science & Medicine 26*: 179-186.

Sahr, W. D. (2001). New Cultural Geography. In Lexikon der Geographie, Bd. 2. Heidelberg: Springer.

Scarpaci, J. L. (1999). Healing landscapes: revolution ans health care in post-socialist Havana. In A. Williams (Hrsg.), *Therapeutic Landscapes. The Dynamic between Place and Wellness* (S. 201-220). Oxford, New York: Oxford University Press.

Schober, R. (2008). Landschaft als Therapie. *Natur & Heilen* 9: 20-25.

Serbulea, M., Payyappallimana, U. (2012. *Onsen* (hot springs) in Japan – Transforming terrain into healing landscapes. *Health & Place 18*, 1366-1373.

Smyth, F. (2005). Medical geography: therapeutic places, spaces and networks. *Progress in Human Geography 29*, 488-495.

Stierlin, H. (2003). *Die Demokratisierung der Psychotherapie*. Stuttgart: Klett-Cotta.

Tan, Q. H. (2013). Smoking spaces as enabling spaces of wellbeing. *Health & Place 24*, 173-182.

Tawil, O, Verster, A., & O'Reilly, K. (1995). Enabling aproaches for HIV/AIDS prevention: can we modigfy the environment and minimize the risk? *AIDS 9(12)*, 1299-1306.

Thrift, N. (1999). Steps towards an ecology of place. Massey, D., Allen, J. & Sarre, P. (Hrsg.), *Human Geography Today* (S.295-322). Cambridge: Polity.

Van Ingen, C. (2004). Therapeutic landscapes and the regulated body in the Toronto Front Runners. Sociology and Sport Journal 21, 253-269.

Völker S, Kistemann T (2011). The impact of blue space on human health and well-being – Salutogenetic health effects of inland surface waters: A review, *International Journal of Hygiene and Environmental Health 214(6)*, 449-60.

Völker S, Kistemann T (2013). "I'm always entirely happy when I'm here!" Urban blue enhancing human health and well-being in Cologne and Düsseldorf, Germany, *Social Science and Medicine 78*, 113-124.

Völker, S. (2016a). Empirische Befunde zum Zusammenhang von Landschaft und mentaler Gesundheit. In U. Gebhard, & T. Kistemann (Hrsg.). *Landschaft – Identität – Gesundheit. Zum Konzept der Therapeutischen Landschaften* (S. 71-91). Wiesbaden: Springer VS.

Völker, S. (2016b). Anthropologische Erklärungen des Mensch-Landschafts-Verhältnisses. In U. Gebhard, & T. Kistemann (Hrsg.). *Landschaft – Identität – Gesundheit. Zum Konzept der Therapeutischen Landschaften* (S. 109-122). Wiesbaden: Springer VS.

Wakefield, S., McMullan, C. (2005). Healing in places of decline: (re)imagining everyday landscapes in Hamilton, Ontario. *Health & Place 11*, 299-312.

Weber, M. (1922). Wirtschaft und Gesellschaft. Grundriss der verstehenden Soziologie. Tübingen: J. C.B. Mohr.

Welbrink, A., & Franke, A. (2000). Zwischen Genuss und Sucht – das Salutogenesemodell in der Suchtforschung. In H. Wydler, P. Kolip & T. Abel (Hrsg.), *Salutogenese und Kohärenzgefühl. Grundlagen, Empirie und Praxis eines gesundheitswissenschaftlichen Konzepts*(S. 43-55). Weinheim und München.

Wendt, D. C., & Gone, J. P. (2012). Urban-indigenous therapeutic landscapes: A case study of an urban American Indian health organization. *Health & Place 18*, 1025-1033.

WHO 1978: Declaration of Alma-Ata. International Conference on Primary Health Care, Alma-Ata, USSR, 6-12 September 1978. http://www.who.int/publications/almaata_declaration_en.pdf. Zugegriffen: 18. Dezember 2015.

WHO 1986: Ottawa Charter for Health Promotion. https://www.betterhealth.vic.gov.au/health/servicesandsupport/ottawa-charter-for-health-promotion?viewAsPdf=true. Zugegriffen: 18. Dezember 2015

WHO 1993: Tenth Revision of the International Classification of Diseases. Genf: WHO.

Williams, A. (1999). Introduction. Williams, A. (Hrsg.), *Therapeutic Landscapes: The Dynamic between Place and Wellness* (S. 1-11). Lanham: University Press of America.

Williams, A. (2002). Changing geographies of cars: emplying the concept of therapeutic landscapes as a framework in examining home space. *Social Science & Medicine 55*, 141-154.
Williams, A. (1998). Therapeutic landscapes in holistic medicine. *Social Science & Medicine 46*: 1193-1203.
Williams, A. M. (2007). Introduction: The continuing maturation of the Therapeutic Landscape Concept. In A. M. Williams (Hrsg.), *Therapeutic Landscapes* (S. 1-15). Aldershot und Burlingtion: Ashgate Publishers. (= Ashgate Geographies of Health Series).
Wilson, K. (2003). Therapeutic landscapes and First Nations peoples: an exploration of culture, health and place. *Health & Place 9*, 83-93.
Windhorst, E., & Williams, A. (2015). „It's like a different world": Natural places, post-secondary students, and mental health. *Health & Place 34*, 241-250.
Winnicott, D. W. (1971). *Playing and Reality. Kapitel 9: Mirror-role of mother and family in child development* (S. 149-159). (Nachdruck 2005). New York: Routledge.
Wood, V. J., Gesler, W., Curtis, S. E., Spencer, I. H., Close, H. J., Mason, J., & Reilly, J. G. (2015). 'Therapeutic landscapes' and the importance of nostalgia, solastalgia, salvage and abandonment for psychiatric hospital design. *Health & Place 33*, 83-89.

Natur und Landschaft als Symbolisierungsanlass 10

Ulrich Gebhard

Natur und Landschaft sind zum einen in ihrer phänomenalen „Tatsächlichkeit" ein konkreter Lebensraum für den Menschen. Landschaftsformationen, Pflanzen, Tiere, Wälder, Wiesen etc. spielen eine nicht unerhebliche Rolle für die Lebensqualität, das Wohlbefinden, die Gesundheit. Zusätzlich und durchaus damit im Zusammenhang stellen Natur und Landschaft einen Symbolvorrat dar, der dem Menschen für Selbst- und Weltdeutungen zur Verfügung steht. Diese symbolische Dimension unserer Natur- und Landschaftsbeziehungen ist für den Menschen als „animal symbolicum" (Cassirer 1969) nicht unbedeutend, ist es doch gerade der symbolische Weltzugang, der es uns gestattet, unser Leben als ein sinnvolles zu interpretieren (Gebhard 2005).

Der Begriff der Therapeutischen Landschaften zielt insofern auch nicht nur auf die physischen Attribute von Natur und Landschaft, sondern v. a. auf deren symbolische und kulturelle Bedeutung (Kistemann 2016, in diesem Band Kapitel 9). Landschaften sind dann nicht nur gleichsam „wirkliche" Gebilde in der äußeren Welt, sondern „landscapes of the mind" (Williams 1998, 2010). Entscheidend bei diesen Landschaften des Geistes ist die symbolische Aufladung von äußeren Landschaften. „… they could exist as spaces and places created by, and located in the mind" (Andrews 2004). Landschaft und Natur sind dann nicht mehr nur ein gleichsam seelenloser, abstrakter „Raum", vielmehr sind sie ein „Amalgam von Maßeinheit und Gestimmtheit" (Ipsen 2006, S. 17). Eben so konzeptualisiert auch Gesler (1992) das Konzept der Therapeutischen Landschaften, indem er den Akzent seines Konzepts auf die Interpretation kultureller Landschaften durch den menschlichen Geist legt.

Diese Gestimmtheit, diese Atmosphäre (Böhme 1995) ist eben das, was den Raum zum „Ort" (place) macht (Lengen 2016, in diesem Band Kapitel 2) und der wäre ohne besagte Symbolisierungen leer bzw. klischeehaft. Die Atmosphäre, die zwischen Subjekt und Landschaft bzw. Natur aufgespannt ist, ist gewissermaßen der

Resonanzraum, in dem und durch den die psychischen und mentalen Wirkungen „in Schwingung" geraten und auf diese Weise auch „verkörpert" werden können. „And in the originary expression of words the gesture is a property of the sensory object, an attunement in the body schema, which provides a felt resonance " (Backhaus/Mrungi 2009, S. 17). Die Nähe von Symbolisierungen und „Verkörperungen" ist gut verstehbar vor dem Hintergrund der Metapherntheorie der kognitiven Linguistik (Lakoff/Johnson 1998), nach der v. a. elementare körperliche Erfahrungen (z. B. innen – außen) eine, wenn nicht die wesentliche Quelle für Symbolisierungen darstellen.

Es kommt also eher auf die symbolisierende subjektive Bedeutung („inner meaning", Gesler 1992) von Natur und Landschaft an, als auf deren gleichsam objektiven Attribute. Darum geht es in diesem Kapitel. Es geht um die dialektische Beziehung zwischen realer physischer Umwelt und deren symbolischer und sozialer Konstruktion. „The explanation for this lies in the fact that landscape is linked to meaning, identity, attachment, belonging, memory and history"(Abraham et al., 2010, S. 60).

Insofern sind Natur und Landschaft im Sinne von „places" nicht ein gleichsam objektives Gegenüber, sondern Schöpfungen des Menschen, in die kulturelle und biographische Bedeutungen auf symbolisierende Weise einfließen. „Indem wir den Raum wahrnehmen, erzeugen wir ihn. … Erst wenn man ein Stück Wald rodet, entsteht Raum um uns. Erst wenn wir Muster entwickeln, die Rodung als Lichtung oder als Siedlung wahrzunehmen, entsteht Raum in uns" (Ipsen 2006, S. 19). Diese Muster sind symbolisch chiffriert.

Im Verhältnis des Menschen zu Landschaft und Natur wird zudem stets auch sein Verhältnis zu sich selbst sichtbar bzw. aktualisiert. Dieser Zusammenhang wird mit den Begriffen „sense of place" bzw. „place identity" (Lengen 2016b, in diesem Band Kapitel 12) markiert. Die Erfahrungen, die wir in und mit der Natur machen, sind auch Erfahrungen mit uns selbst – nicht nur, weil wir es sind, die diese Erfahrungen machen (das wäre trivial) – sondern weil Naturerfahrungen und Naturphänomene Anlässe sind, uns auf uns selbst zu beziehen. Die Natur wird so – wie Caspar David Friedrich es sagt – zur „Membran subjektiver Erfahrungen und Leiden". So können Landschaften zusätzlich identifikatorische Funktionen (Lengen/Gebhard 2016, in diesem Band Kapitel 4) haben: damit werden sie zu sinnkonstituierenden „Orten" bzw. „places". Es wird kein Zufall sein, dass Landschaften Namen haben und auf diese Weise die symbolisierende Identifikation ermöglichen. Sie wirken gleichsam als „Raumpersönlichkeiten" (Ipsen 2006, S. 66).

Beispiel Wald

Beispielhaft sei im Folgenden diese symbolische Ebene für den Wald bzw. den Baum herausgearbeitet (vgl. Windhorst/Williams 2015). Der Wald wird häufig für den Inbegriff von „Natürlichkeit" (Wild-Eck 2002) gehalten und mit Wohlbefinden und Erholung (Braun 2000) assoziiert. Ungeachtet der Tatsache, dass der Wald natürlich ein Kulturphänomen ist, wird er als „reine" Natur interpretiert, und zwar nicht in erster Linie wegen ökologischer und biologischer (Stichwort Sauerstoff) Zusammenhänge, sondern wegen seines geradezu ideologisch-symbolischen Gehalts.

So zeigen volkskundliche Untersuchungen zum Walderleben bei Erwachsenen in Deutschland, dass animistisch-symbolische Vorstellungen ein essentielles Element bei ihren Walderlebnissen sind. Der Wald kann Symbol sein für Ruhe, Freiheit, Schönheit, wird mit Lebendigkeit, Entspannung, Entlastung und Zufriedenheit assoziiert. Dadurch bewirkt er Wohlbefinden und trägt zur Erholung von Stress bei (Rauch-Schwegler 2001). Nicht umsonst ist ein sehr verbreitetes projektives Testverfahren der so genannte Baumtest. Natürlich fungiert hier der Baum als symbolische Projektionsfläche, was allerdings mit den Erlebnisqualitäten, die wir bei der Beziehung zu Bäumen haben können, zusammenhängt. Dabei wird der Wald als ein Symbol für das Unbewusste aufgefasst; er ist typisch für das menschliche Leben, weil sich in ihm Verfall, Tod und Leben in analoger Weise wie beim Menschen ereignen. Bäume haben Individualität und damit gewissermaßen Persönlichkeit. Man geht gern in den Wald, fühlt sich geborgen und gut. Und der Wald wirkt identitätsstiftend. Man ist mit sich allein, kann gewissermaßen endlich seine eigenen Gedanken denken. Der Wald im Allgemeinen und einzelne Bäume im Besonderen können eine persönliche Bedeutung erlangen und damit in Geschichten, Mythen und Legenden eingebaut werden. Auch das ist identitätskonstituierend. Zudem werden bei Waldaufenthalten eigene (schöne) Erinnungen an Kindheit und Unbeschwertheit aktiviert (Henwood/Pidgeon 2001).

Der Wald steht allerdings nicht nur für positiv getönte Gedanken und Gefühle. In vielen Märchen und Mythen werden geheimnisvolle und auch bedrohliche Aspekts des Waldes betont (Vollichard 1992). Das gilt nicht nur für die Welt der Geschichten, sondern kann auch in aktuellen Befragungen zur Wirkung des Waldes bestätigt werden. Wild-Eck (2002) zeigt, dass der Wald ein Raum der Angst sein kann (vgl. Lehmann 2000).

Diese ambivalenten Bedeutungen von Wald und Baum machen sie für eine psychodynamische Verwendung in besonderer Weise geeignet, weil widersprüchliche psychische Zustände einen symbolischen Anker finden können.

Beispiel Wasser

Diese ambivalenten Bedeutungszuschreibungen gelten gleichermaßen auch für sogenannte „*blue spaces*". „Blau" in der Stadt, in Küstenregionen, in Fluss- und Seenlandschaften wird auch im Kontext der Diskussion um Therapeutische Landschaften häufig erwähnt (z.B. Finlay et al. 2015; Foley/Kistemann 2015; Windhorst/Williams 2015), und zwar vor allem wegen der Fähigkeit von *blue spaces*, symbolische Bedeutungen zu transportieren. Die besagte Ambivalenz wird auch durch das Symbol Wasser in geradezu zugespitzter Weise symbolisch chiffriert (Illich 1986): man kann vom Wasser ebenso getragen und gehalten sein wie man ertrinken kann. Man kann beim Blick aufs Wasser in kontemplative Stimmungen geraten oder sich auch verlieren.

Völker (2012) weist darauf hin, dass und wie der Mensch in seinem alltäglichen Sprachgebrauch wasserassoziierte Redewendungen verwendet, wie „flüssige Ausdrucksweise" oder „die Informationen sprudelten aus ihm heraus". Der Mensch nutzt das Wasser und seine Eigenschaften, um sich selbst und die Welt zu beschreiben. Nach Völker ist Wasser ein essentielles Artefakt für jeden Menschen, da es durch seine Variabilität die Fähigkeit besitzt, nahezu jedwede Bedeutungszuschreibung oder Metapher auf- bzw. anzunehmen. Wasser fließt und kann damit Wandel symbolisieren; zugleich kann der Blick auf das unendliche und ewig gleiche Meer Konstanz, sogar Identität symbolisieren. Wasser sieht stets anders aus, ist beweglich und reflektiert in immer neuer Weise (Strang 2004). Der Anblick und das Erleben von Wasser kann zudem inspirierend sein und damit auch gesundheitlich wirksam werden, sobald „darin eine Darstellung von Werten zu erkennen [ist], die für unser Wohlergehen unabdingbar sind, eine Verkörperung individueller Ideale durch ein stoffliches Medium" (de Botton 2008, S. 101). Auf symbolische Weise werden damit „Freundlichkeit, Liebenswürdigkeit, Zartheit, Stärke und Intelligenz" (de Botton 2008, S. 99) transportiert.

Im Vergleich zu grünen Räumen hält Völker (2012) die symbolische Valenz von blauen Räumen sogar für noch ausgeprägter: „Die symbolische Bedeutung von stadtgrünen Landschaften erreicht nicht die Universalität der stadtblauen" (Völker 2012). Eine Konkurrenz bzw. Gegenüberstellung, die angesichts der im Folgenden entfalteten symboltheoretischen Überlegungen unnötig ist: Denn Landschaft und Natur im Allgemeinen werden hier – und das passt eben auch zum Konzept der Therapeutischen Landschaften – als Symbolisierungsanlass interpretiert. Grün wie blau, weite ebenso wie undurchdringliche Landschaften, vielfältige wie eintönige, „schöne" wie „hässliche" Landschaften oder Natur können gleichermaßen subjektiv symbolisch aufgeladen werden und damit zur besagten „Membran subjektiver Erfahrungen und Leiden" werden.

Der Mensch als „animal symbolicum"

Ernst Cassirer hat den Menschen als „animal symbolicum" bezeichnet, wonach alle Formen menschlicher Weltwahrnehmung Akte symbolischer Sinngebungen sind. Der menschliche Weltbezug, der Bezug zur nichtmenschlichen wie menschlichen Umwelt ist danach notwendig ein symbolischer. Der zentrale Begriff der Cassirerschen Semiotik ist der der „symbolischen Form". Darunter „soll jene Energie des Geistes verstanden werden, durch welche ein geistiger Bedeutungsgehalt an ein konkretes sinnliches Zeichen geknüpft und diesem Zeichen innerlich zugeeignet wird" (Cassirer 1969, S. 175). Cassirer bezieht sich auf den Umweltbegriff von Uexküll (1928). Danach sind Tiere perfekt über den „Funktionskreis" von „Merknetz" und „Wirknetz" in ihre jeweilige Umwelt eingepasst. Beim Menschen allerdings erhält die Umwelt eine neue Dimension:

> „Der Mensch hat gleichsam eine neue Methode entdeckt, sich an seine Umgebung anzupassen. Zwischen dem Merknetz und dem Wirknetz, die uns bei allen Tierarten begegnen, finden wir beim Menschen ein drittes Verbindungsglied, das wir als ‚Symbolnetz' oder Symbolsystem bezeichnen können. Diese eigentümliche Leistung verwandelt sein gesamtes Dasein. ... Es gibt indessen kein Mittel gegen diese Umkehrung der natürlichen Ordnung. Der Mensch entkommt dieser seiner Erfindung nicht. ... Er lebt nicht mehr in einem bloß physikalischen, sondern in einem symbolischen Universum" (Cassirer 1996, S. 49 f.).

Die Umwelt des Menschen ist also ein Symbolsystem. Für den Bezug des Menschen zu den äußeren Dingen ist das ein folgenschwerer Gedanke. Zwischen Ich und Welt, zwischen Subjekt und Objekt, zwischen Innen und Außen gibt es einen dritten Bereich, der vermittelnd den Kontakt herstellt. Damit wird sowohl Subjektivität als auch Objektivität konstituiert. Dies wird grundlegend auch die Beziehung des Menschen zur Natur beeinflussen. Die nichtmenschliche Umwelt, Landschaft und Natur, sind nie nur äußere Phänome, sondern immer auch ein mit (subjektiver) Bedeutung aufgeladenes Symbolsystem.

Blumenberg zufolge ist der Mensch existentiell geradezu darauf angewiesen, sich auf diese Weise von der Welt, auch von der Natur, zu distanzieren. Danach kann der Mensch nur auf eine Weise existieren, nämlich „indem [er] sich nicht unmittelbar mit dieser Wirklichkeit einläßt" (Blumenberg 1971, S. 115). Die Welt, in der wir leben, ist eine kulturell geschaffene Symbolwelt, ein Amalgam aus äußerer und innerer Welt:

> „Der menschliche Wirklichkeitsbezug ist indirekt, umständlich, verzögert, selektiv und vor allem ‚metaphorisch'. ... Der metaphorische Umweg, von dem thematischen Gegenstand weg auf einen anderen zu blicken ..., nimmt das Gegebene als das Fremde, das Andere als das vertrauter und handlicher Verfügbare. ... Das animal symbolicum beherrscht die ihm genuin tödliche Wirklichkeit, indem es sie vertreten läßt; es sieht weg von dem, was ihm unheimlich ist, auf das, was ihm vertraut ist" (Blumenberg 1971, S. 115f.).

Das Verhältnis zur Welt ist kein unmittelbares, sondern ein durch Symbole gewissermaßen geschütztes und vermitteltes. Unser Bezug zur Welt ebenso wie unsere Möglichkeit von Erkenntnis von Welt wird durch Metaphern ermöglicht und zugleich prinzipiell begrenzt. Es sind nie die Dinge der Welt, die unmittelbar zu uns sprechen, stets sind es unsere metaphorischen Deutungsmuster, die die Welt auf eine menschliche Weise zu verstehen suchen. „Nicht die Dinge selbst beunruhigen den Menschen, sondern die Meinungen über die Dinge", sagt der griechisch-römische Philosoph Epiktet.

„Was ist also Wahrheit?", fragt Friedrich Nietzsche in seinem gern und oft kolportierten Essay „Über Wahrheit und Lüge im außermoralischen Sinne."

> „Ein bewegliches Heer von Metaphern, Metonymien, Anthropomorphismen, kurz eine Summe von menschlichen Relationen, die poetisch und rhetorisch gesteigert, übertragen, geschmückt wurden, und die nach langem Gebrauche einem Volke fest, canonisch und verbindlich dünken: Die Wahrheiten sind Illusionen, von denen man vergessen hat, dass sie welche sind; Metaphern, die abgenutzt und sinnlich kraftlos geworden sind, Münzen, die ihr Bild verloren haben und nun als Metall, nicht mehr als Münzen in Betracht kommen" (Nietzsche 1873, S. 374f.).

Nietzsche geht also von der prinzipiellen Metaphorizität des menschlichen Natur- und Weltbezuges aus und kritisiert dies zugleich als eine Art kollektiver Lüge „nach einer festen Convention" (a. a. O.). Bei genauerem Hinsehen (vgl. Keil 1993) zeigt sich allerdings, dass diese harsche Kritik vor allem dem Umstand gilt, dass der Mensch vergessen habe, „das es so mit ihm steht" (a. a. O.). Insofern mahnt uns Nietzsche, den notwendig mittelbaren Weltbezug nicht zu verleugnen, denn „alle Weltconstructionen" – so Nietzsche (1872/73, S. 47) – seien „Anthropomorphismen" und die Philosophie sei „die Fortsetzung des Triebes, mit dem wir fortwährend, durch anthropomorphische Illusionen, mit der Natur verkehren" (Nietzsche 1872/73, S. 51).

Genauso, wie das Verständnis der äußeren Welt ein symbolisches ist und damit die Möglichkeit von Erkenntnis begrenzt und relativiert, ist auch das Verständnis des eigenen Selbst notwendig symbolisch. So kann die äußere Welt als der bereits erwähnte Metaphernvorrat wirken, der in Symbolisierungsprozessen ein Selbstverständnis des Menschen ermöglicht und begleitet. Die Symbole, mit denen wir uns zu deuten und zu verstehen versuchen, werden aus der begegnenden Welt genommen; die Welt, in der wir leben, die Lebenswelt, be-ding-t (im Sinne des Wortes) unser Selbstverständnis. Die Computermetapher des menschlichen Geistes, Verwurzelung oder Entwurzelung, Schlange als Verführerin, agnus dei, dass der Mensch dem Menschen ein Wolf sei – solche beliebig zu ergänzenden Beispiele verweisen auf je unterschiedliche Lebenswelten, die auf symbolische, jetzt allerdings physiomorphe und auch technomorphe Weise Deutungsmuster für das menschliche Selbstverständnis bereitstellen.

So ist es nicht gleichgültig, in welcher Umwelt wir leben. Auch die nichtmenschliche Umwelt, Landschaften, Dinge, haben über Symbolisierungsprozesse eine psychodynamische Bedeutung, ein Gedanke, der für die Wahrnehmung und Wirkung von Natur und Landschaft bedeutsam sein dürfte. Psychische Entwicklung geschieht nicht nur innerhalb der Beziehung zwischen Menschen. Auch die Art und Qualität der Dinge unserer Umwelt sind bedeutsam. Das betrifft die Naturumgebung ebenso wie die Landschaftsumgebung und hier könnte demzufolge auch ein Verständnis der Wirkungsweise von Therapeutischen Landschaften ansetzen.

Da die Symbolschicht als ein dritter Bereich zu denken ist, als ein Zwischenbereich des Übergangs zwischen Ich und Welt, ist es auch folgerichtig, dass Symbolisierungsprozesse ihr Material sowohl aus der äußeren Natur (physiomorphe Symbole) als auch aus dem Ich (anthropomorphe Symbole) entnehmen. Selbstverständlich bedingen sich die physiomorphen und anthropomorphen Symbole und Deutungsmuster gegenseitig; die Frage nach Henne und Ei ist auch hier unbeantwortbar. Das, was wir als Natursymbole im Kontext physiomorpher Deutungsmuster als Grundlage unseres Selbstverständnisses nehmen, entspringt natürlich zugleich anthropomorphen Projektionen und umgekehrt. Keil (1993) spricht in diesem Zusammenhang von einem anthropomorph-physiomorphen Paradox. Im übrigen lassen sich die zwei zentralen kognitiven Schemata der Metapherntheorie der kognitiven Linguistik (Lakoff/Johnson 1998) in dieses Muster einordnen: Die metaphorische Strategie der Verräumlichung von abstrakten Vorstellungen wäre in diesem Kontext eine physiomorphe Metaphorik (Entwicklung als „Lebensweg", die Bäume nicht in den Himmel wachsen lassen), die Strategie des „embodiment" eine anthropomorphe Metaphorik. Vor allem die Nutzung des eigenen Körpers als Bedeutungsspender ist bei Lakoff und Johnsen zentral. Danach beginnt alles Verständnis der äußeren Welt beim eigenen Körper und bei konkreten Sinneswahrnehmungen.

Die Symbolisierung ist also eine ernsthafte Angelegenheit, da durch Symbole menschliches Leben erst als ein sinnvolles erlebt und interpretiert werden kann. „Wer auch immer denkt, strukturiert den Kosmos seines Bedeutungsuniversums durch Metaphern" (Lakoff/Johnson 1998, S. 7). So haben auch gemäß empirischen Befunden aus der Psychotherapieforschung Symbole die Funktion, Sinnstrukturen zu konstituieren (Buchholz 1996). Es gibt einen Zusammenhang von psychischer Gesundheit und dem Reichtum an symbolischen Bildern. Die nackten Fakten und Erklärungen der Welt stiften noch keinen Sinn, wohl aber deren persönliche Aneignung.

Durch Metaphern kann einer an sich unbegreiflichen Welt Sinn verliehen werden. Bilder, die uns vertraut sind, die gewohnten Kontexten entstammen, können somit Unsicherheit reduzieren. Die Analyse von Metaphern hat die Aufgabe, „an die Substruktur des Denkens heranzukommen, an den Urgrund, die Nährlösung der systematischen Kristallisationen" (Blumenberg 1998, S. 13). Symbolsierungen sind somit nicht Realitätsverkennungen oder -verzerrungen, wie es die frühe Psychoanalyse noch angenommen hat (siehe unten), sondern im Gegenteil „Modelle in pragmatischer Funktion" (Blumenberg 1998, S. 11) zur sinnhaften Orientierung in der Realität einerseits und zugleich zur Strukturierung der Realität andererseits. Die Metapher von der „Lesbarkeit der Welt" trifft eben diesen Aspekt, nämlich den Wunsch, „die Welt möge sich in anderer Weise als der bloßen Wahrnehmung und sogar der exakten Vorhersagbarkeit ihrer Erscheinungen zugänglich erweisen: im Aggregatzustand der ‚Lesbarkeit' als ein Ganzes von Natur, Leben und Geschichte sinnspendend sich erschließen" (Blumenberg 1981, S. 10).

Dieser Wunsch der Lesbarkeit als Inbegriff des „Sinnverlangens an die Realität" ist Grundlage und Motor für Religion, Kultur und aufgeklärte Wissenschaft. Blumenberg verfolgt diesen Wunsch von der griechischen Kosmogonie und dem biblischen Weltverständnis, über Goethes Naturauffassung bis hin zur modernen Biologie, dem genetischen Code. Die Lesbarkeit der Welt erweist sich dabei als eine Konkretisierung des menschlichen Bedürfnisses, die Welt und die Natur mit Bedeutung und Sinn zu versehen und sie so zu verstehen. Die „Lesbarkeit" ist natürlich ihrerseits eine Metapher. Sie zeigt an, dass das Lesen der Welt nicht in der Sprache der Welt erfolgt, sondern gemäß den Metaphern, den Bildern, den Welt-Bildern des Menschen. Durch Metaphern kann zwar die Welt gelesen werden, aber die jeweiligen Bilder strukturieren die Phänomene und Gegenstände vor. In der Metapher verbinden sich eben Ich- und Welt-Anteile, es ist der Bezug zur Welt, der in den Metaphern verdichtet ist – und dies in historischen und kulturellen Spielarten. Metaphern organisieren auf diese Weise als Deutungsmuster die Aneignung von Welt. So kann die Welt vertraut werden, nicht zuletzt, weil wir uns in ihr wiederfinden können. Durch Metaphern finden wir einerseits einen Zugang zu den Dingen der Welt, andererseits zeigt der metaphorische Charakter unseres Weltbezugs an, dass wir keinen unmittelbaren Zugang zu den Dingen haben. Mit Cassirer gehe ich also davon aus,

> „daß ‚Ich' und ‚Du' nicht fertige Gegebenheiten sind, die durch die Wirkung, die sie aufeinander ausüben, die Formen der Kultur erschaffen. Es zeigt sich vielmehr, daß in diesen (symbolischen) Formen und kraft ihrer die beiden Sphären, die Welt des ‚Ich' und die des ‚Du', sich erst konstituieren. Es gibt nicht ein festes, in sich geschlossenes Ich, daß sich mit einem ebensolchen Du in Verbindung setzt und gleichsam von außen in seine Sphäre einzudringen sucht" (Cassirer 1961, S. 50f.).

Stattdessen muss man sich – so Cassirer – in den „Mittelpunkt jenes Wechselverkehrs" versetzen. Der Gedanke des „Mittelpunkts des Wechselverkehrs" zwischen Ich und Welt entspricht genau dem Konzept, dass das Verhältnis von Ich und nichtmenschlicher Umwelt als Interaktion, als Beziehung gedacht werden muss, dass mithin die nichtmenschliche Umwelt, auch Landschaft und Natur, eine psychische Bedeutung haben muss (Gebhard 2016b, in diesem Band Kapitel 11).

Da Symbolisierungen auf realen Erfahrungen beruhen und diese verdichten, sind Symbole auch Ausdruck der Qualität und der Tönung unserer Beziehung zur Welt, zu Natur und Landschaft. Sie repräsentieren Weltbezug und Lebensgefühl zugleich. Noch deutlicher als in der philosphischen Metapherntheorie wird durch die Psychoanalyse das Subjekt in den Mittelpunkt der Betrachtung gestellt. Der Fokus verschiebt sich damit von einem eher erkenntnistheoretischen Schwerpunkt auf eine individuelle Perspektive, auf die Perspektive des Subjekts: Wie gelingt es den Subjekten, eine Verbindung von Innen und Außen herzustellen, eine „Begegnung" von Ich und Du zu inszenieren?

Dazu werde ich im Folgenden einige Aspekte der psychoanalytischen Symboltheorie zusammentragen, um dann im nächsten Abschnitt den „Mittelpunkt jenes Wechselverkehrs" in den Blick zu nehmen. Hierbei werde ich die Winnicottschen Begriffe der Übergangsphänomene und des potentiellen Raums heranziehen.

Für die Freudsche Psychoanalyse ist das Symbol Ausdruck einer Erfahrung, in der Regel einer vergessenen beziehungsweise verdrängten Erfahrung. Angesichts der radikal-aufklärerischen Perspektive von Freud war dies gleichbedeutend mit dem Programm, diese Erfahrungen wieder zurückzugewinnen. Sie sollten gewissermaßen direkt wiederbelebt werden, ohne Umschreibung durch Symbole. Letztlich galt es, die Symbole zu desymbolisieren. In den Anfängen der Psychoanalyse galt das Symbol also noch als Anzeichen für Entstellung von eigentlich Gemeintem, das der Aufklärung bedarf.

In der Traumdeutung entwickelte Freud (1900) folgendes Symbolverständnis: Die Bilder des Traumes sind ein symbolischer Ersatzausdruck für unbewusste Vorstellungen, die nur über eine symbolische Entstellung die Zensur umgehen können. In der sogenannten Traumarbeit wird der unbewusste Gehalt, der latente Trauminhalt, überführt in den manifesten Trauminhalt, der lediglich symbolisch die unbewussten Inhalte darstellt. Die symbolische Darstellung ist ein Kompromiss zwischen den unbewussten Regungen und einer normgebenden Zensur, der durch Verschiebung, Verdichtung, Verkehrung ins Gegenteil zustande kommt. Für Freud ergibt sich hier eine auffällige Parallele zum neurotischen Symptom. Auch dieses sei eine symbolische Lösung für den eigentlichen Konflikt, der allerdings auf diese Weise unbewusst bleiben kann beziehungsweise muss. Beispielsweise wird bei einer Phobie das eigentliche Angstobjekt durch ein zufälliges anderes Objekt (zum Beispiel ein Tier) symbolisch ersetzt. Das Ziel der psychoanalytischen Behandlung ist, diese Symbolisierung rückgängig zu machen, um sich der unmittelbaren Realität stellen zu können. Die Verdrängung soll aufgehoben werden, was idealtypisch in der völligen Aufklärung der Symbole geschehen würde. „Nur was verdrängt ist, wird symbolisch dargestellt, nur was verdrängt ist, bedarf der symbolischen Darstellung", fasst Ernest Jones (1919) die klassische Freudsche Position zusammen.

Dieses Symbolverständnis steht eindeutig in der aristotelisch geprägten Tradition, wonach Symbole lediglich Ausdruck unklarer Gedanken, bestenfalls rhetorisches Ornament sind und letztlich in logische und klare Aussagen überführbar sind. Dieses Symbolverständnis unterstellt, dass wir gleichsam direkten Weltbezug – jenseits und unabhängig von symbolischen Formen – haben könnten. Genau dies kann jedoch nach den Überlegungen im Anschluss an vor allem Cassirer und Blumenberg nicht angenommen werden. Der Mensch ist als animal symbolicum geradezu auf Symbole angewiesen, um verdrängte Erfahrungen wiederzugewinnen. Es geht also bei der Wiedergewinnung von Erfahrung nicht um Desymbolisierung, sondern um Resymbolisierung. Entsprechend hat Lorenzer (1983) den Freudschen Symbolbegriff sozusagen vom Kopf auf die Füße gestellt. Danach muss das Symbol geradezu als Anzeichen von Bewusstheit verstanden werden, während Verdrängung der Vorgang ist, durch den Symbole aus der Kommunikation ausgeschlossen werden. Solchermaßen verwandelte Symbole nennt Lorenzer Klischees. Insofern ist die Freudsche Position genau umgekehrt: Nicht die Symbolbildung ist Ausdruck der Neurose, sondern der Verzicht auf die Symbolisierung. Wichtig ist der Gedanke, dass der Verzicht auf Symbolisierung nicht etwa notwendig zu Aufklärung und mehr Klarheit führt, also zu einer eindeutigen und logischen Form des ehemals Symbolisierten, sondern im Gegenteil zu einer klischeehaften Verzerrung. Wir müssen also – und das ist eine der Haupteinsichten, die wir der Psychoanalyse in unserem Zusammenhang verdanken – bei der symbolischen Übertragung unterscheiden:

- in Symbole, die sinnhaftes menschliches Leben erst ermöglichen und die auch nur um den Preis der Zerstörung von Sinn aufklärbar sind.
- in Klischees, die Ausdruck von Verdrängtem sind und deren Bildhaftigkeit verdunkelt und verschleiert. Der Versuch der Aufklärung dieser „Symbole"

bleibt weiterhin das berechtigte Anliegen der Psychoanalyse und das einer kritischen Hermeneutik.

In dieser Differenzierung ist sowohl der aufklärerische Impetus der (Freudschen) Psychoanalyse als auch das „Sinnverlangen an die Realität" im Sinne von Blumenberg berücksichtigt, wobei es freilich nicht immer einfach ist, zwischen sinnstiftenden Symbolen und sinnentstellenden Klischees zu unterscheiden.

Äußere und innere Landschaften: Therapeutische Landschaften als Übergangsphänomene

Äußere Natur und Landschaft beeinflussen immer auch die innere, psychische Natur des Menschen und umgekehrt. Innere Landschaften und äußere Landschaften hängen zusammen (Gebhard 2005). Natur und Landschaft können symbolisch zum Spiegel des Menschen werden und deshalb treten in unseren Natur- und Landschaftsbeziehungen auch Selbstaspekte zu Tage beziehungsweise werden uns zugänglich.

Auf diese Weise können Landschaft und Natur – wie einleitend bereits angemerkt – zur „Membran subjektiver Erfahrungen und Leiden" werden. Dass in Naturerfahrungen Selbst- und Naturbezug zusammengehen, macht auch verstehbar, dass dabei die Natur häufig auf anthropomorphe Weise eine physiognomische Gestalt annimmt. Auf symbolische Weise fühlt man sich bei Naturerlebnissen „gemeint" und angesprochen. Das gilt bei der Wirkung von Landschaften ebenso wie bei der Beziehung zu Tieren und Pflanzen, die subjektiv als bedeutungsvoll interpretiert werden. Die anthropomorphe Interpretation von Natur allein macht allerdings den Selbstbezug bei unseren Naturbeziehungen noch nicht verständlich. Es muss noch ein entscheidender zusätzlicher symbolischer Akt hinzugedacht werden. In literarischen Zeugnissen und Berichten von Naturerfahrungen fällt zusätzlich die häufige Verwendung von Natursymbolen zur Interpretation des Menschen bzw. sich selbst auf. Man kann verwurzelt sein wie ein Baum oder fromm wie ein Lamm. Der grünende Frühling kann zum Hoffnungsträger werden oder wir können uns fühlen wie ein Fisch im Wasser. Landschaften können heiter oder düster sein und auch entsprechende Wirkungen entfalten. Man könnte derartige Symbolisierungsprozesse in logischer Umkehrung zu den anthropomorphen Interpretationen „physiomorphe" Interpretationen nennen. Durch diesen Deutungsmusterzirkel – anthropomorph gedeutete Naturobjekte werden durch physiomorphe Deutungsmuster wieder zurück auf das Subjekt bezogen (vgl. Keil 1993) – können die mit Bedeutung versehenen Naturobjekte zu Selbstaspekten werden. Die seelischen

Objektrepräsentanzen enthalten nicht lediglich das getreue Spiegelbild der äußeren Welt, sondern sind mit symbolischer Bedeutung versehen, in der die Beziehung zu den Objekten verankert ist. Auf diesem Wege beeinflussen sie auch das eigene Selbst, konstituieren mithin Identität (Lengen/Gebhard 2016, in diesem Band Kapitel 4). Dieser Zusammenhang wird mit dem Begriff der „Place Identity" in besonderer Weise unterstrichen (Lengen 2016b, in diesem Band Kapitel 12).

Die Bedeutungen, die Natur- und Landschaftsphänomene in symbolischer Hinsicht haben, sind keine Eigenschaften der Natur- und Landschaftsphänomene, sondern Schöpfungen des Menschen. Eben deshalb kann mit Naturerfahrung auch Selbsterfahrung verknüpft sein. Natursymbole können genutzt werden, uns selbst zu beschreiben und zu verstehen. Es handelt sich dabei jedoch nicht um eine Homologie, die eine strukturelle Wesenverwandtschaft unterstellen würde, sondern um eine Analogie, die die Natur als symbolischen Spiegel gleichsam nutzt. So wirkt die äußere Welt bzw. die Natur als ein Symbolisierungsanlass, der ein Selbstverständnis des Menschen ermöglicht und damit Identität konstituiert. Die Symbole, mit denen wir uns zu deuten und zu verstehen suchen, werden aus der begegnenden Welt genommen; die Welt, in der wir leben, be-ding-t unser Selbstverständnis.

Vor diesem theoretischen Hintergrund wird nun der besagte „Mittelpunkt jenes Wechselverkehrs" (Cassirer 1961) zwischen Ich und Du, Innen und Außen, Subjekt und Objekt, inneren und äußeren Landschaften genauer in den Blick genommen. Cassirers symboltheoretische Position, wonach es „nicht ein festes, in sich geschlossenes Ich" gäbe, das sich mit einem ebensolchen Du in Verbindung setzen könne (vgl. Cassirer 1961, S. 50f.), findet sich in Winnicotts Theorie der Übergangsphänomene wieder. Entscheidend ist dabei der Umstand, dass diese Verbindung zwischen dem Selbst und der Welt der Objekte nicht nur eine entwicklungspsychologisch frühe Stufe ist, sondern dass dieser Übergangsraum – wenn auch im ersten Lebensjahr gleichsam „erfunden" – prinzipiell von Winnicott zu den Bedingungen menschlicher Existenz gerechnet wird.

Die Übergangsobjekte haben nach Winnicott (1990) eine Mittlerrolle zwischen Objekt- und Subjektwelt. Dabei ist sicherlich bedeutsam, dass die Übergangsobjekte nichtmenschliche Objekte sind. Insofern ist die Theorie der Übergangsobjekte auch ein wichtiger kategorialer Rahmen zum Verständnis des Verhältnisses zur nichtmenschlichen Umwelt, auch des Verhältnisses zu Natur und Landschaft. Besonders wichtig ist hier die Rolle für die Identitätskonstituiering (Lengen/Gebhard 2016, in diesem Band Kapitel 4). Zur Reflexion der grundlegenden Frage, auf welche Weise der Mensch die gleichzeitige Existenz einer innerseelischen und einer äußeren, materiellen Realität der ihn umgebenden Welt miteinander vereinbart, schlägt Winnicott den Begriff des „Übergangsraums" oder „potentiellen Raums" vor. Es handelt sich dabei um einen fiktiven Raum, in dem der Mensch sich gleichsam oszillierend zwischen seinen innerseelischen Prozessen und den materiellen Gegebenheiten der äußeren Welt hin- und herbewegt. Solche Vorgänge sind besonders gut im Spiel der Kinder nachvollziehbar.

Nach Winnicott gibt es die scharfe Trennung von seelischem Innenraum und äußerer Realität nicht; insofern postuliert er einen dritten Bereich, in dem Innen und Außen vermittelbar sind:

> „Meines Erachtens ist noch ein dritter Aspekt notwendig, sobald man diese beiden Arten der Darstellung für erforderlich hält: Dieser dritte Bereich des menschlichen Lebens, den wir nicht außer Acht lassen dürfen, ist ein intermediärer Bereich von Erfahrungen, in den in gleicher Weise innere Realität und äußeres Leben einfließen. Es ist ein Bereich (…), in dem das Individuum ausruhen darf von der lebenslänglichen menschlichen Aufgabe, innere und äußere Realität voneinander getrennt und doch in wechselseitiger Verbindung zu halten. … Deshalb untersuche ich das Wesen der Illusion, die dem Kleinkind zugebilligt wird und im Leben des Erwachsenen einen bedeutsamen Anteil an Kunst und Religion hat." (Winnicott 1951, S. 11f.).

Die nichtmenschliche Umwelt bekommt nach Winnicott nun zum ersten Mal eine wichtige Bedeutung, wenn das Kind beginnt, sich seiner existentiellen Abhängigkeit von der Mutter und zugleich seiner Getrenntheit von ihr bewusst zu werden. In einer solchen Situation erschafft das Kind sozusagen das Übergangsobjekt: Nichtmenschliche Gegenstände – ein Teddy, ein Tuch, der Zipfel der Bettdecke, ein Kissen, Worte, Klänge, Geräusche u. v. m. – gewinnen auf diese Weise eine besondere Bedeutung; sie werden zum Symbol, das hilft, die Angst auszuhalten. In diesem Prozess bekommt ein Objekt der nichtmenschlichen Welt die Funktion, über die drohende und auch reale Trennung von den Menschen hinwegzutrösten und Halt zu gewähren. Dieses Objekt symbolisiert nicht nur die Mutter, es symbolisiert vor allem die kreative Lösung und die Fähigkeit, mit einer solchen Situation umgehen zu können.

Die Übergangsphänomene sind insofern paradox, als sie sowohl das subjektive Innen als auch das objektive Außen repräsentieren. Dass ein Ding zugleich Teil der äußeren Welt und der inneren Welt ist, ist ein „Paradox, das ich hinnehme und nicht aufzulösen versuche. Das Kleinkind kann die Trennung von Objektwelt und Selbst nur vollziehen, weil es zwischen beiden keinen leeren Raum gibt" (Winnicott 1971, S. 125). Diesen Raum nennt Winnicott den potentiellen Raum, weil in ihm Spiel, Illusion und Symbolisierungsprozesse stattfinden können. Dieser paradoxe Raum des Übergangs, der Illusion, des Symbols ist eine Vermittlung zwischen „subjektivem Objekt und objektiv wahrgenommenem Objekt, zwischen Ich und Nicht-Ich" (Winnicott 1967, S. 116).

Auch die Symbolschicht habe ich als einen dritten Raum konzeptualisiert, als einen Raum des Übergangs zwischen Ich und Welt. Symbolisierungsprozesse nehmen demzufolge notwendig ihr Material sowohl aus der Welt als auch aus dem Ich. Der potentielle Raum der Übergangsphänomene und der Symbole stellt eben jenen Schutz zwischen Ich und Welt dar, den Cassirer als notwendig für das animal symbolicum angenommen hat. Ohne sich auf metapherntheoretische Ansätze aus der Philosophie zu beziehen, behauptet Winnicott genau dies, nämlich

> „daß kein Mensch frei von dem Druck ist, innere und äußere Realität miteinander in Beziehung setzen zu müssen, und daß die Befreiung von diesem Druck nur durch einen nicht in Frage gestellten intermediären Erfahrungsbereich (in Kunst, Religion usw.) geboten wird" (Winnicott 1951, S. 24).

Übergansphänomene sind also – und das ist ihre nicht aufzulösende Paradoxie – sowohl innen als auch außen. In diesem Sinne ist der Übergangsraum der psychische Ort, an dem äußere und innere Landschaften zusammenkommen. Die „landscapes of the mind" konstituieren sich symbolisch und können theoretisch als Übergangsphänomene beschrieben werden. Im Kapitel über die psychodynamische Bedeutung der nicht-menschlichen Umwelt wird ein analoger Gedanke entfaltet, indem vor dem Hintergrund der Selbstpsychologie und Narzissmustheorie einzelne Objekte von Natur und Landschaft als sogenannte „Selbstobjekte" interpretiert werden (Gebhard 2016b, in diesem Band Kapitel 11).

So kann der psychische Wert von Naturerfahrungen – zum Beispiel die Vorliebe für bestimmte Landschaften, das Halten von Heimtieren oder das Herumstreunen in wilder Natur – mit der Theorie der Übergangsobjekte interpretiert werden, zumal, wie viele Befunde aus der natur- und landschaftsbezogenen Gesundheitsforschung zeigen (Claßen 2016b, in diesem Band Kapitel 6, Völker 2016a, in diesem Band Kapitel 7), die Beschäftigung mit verschiedenen Naturphänomenen durchaus die tröstende und haltende Funktion hat, wie sie Winnicott für die Übergangsobjekte beschrieben hat.

Der sogenannte „sense of place" (Eyles 1985; Eyles/Litava 1998; Relph 1976; Williams 2010) ist eben nicht lediglich die gleichsam objektive Wahrnehmung eines Ortes, sondern wesentlich dessen innere symbolische und damit sinnhafte Repräsentierung. In einem ähnlichen Kontext spricht Rose (2012) davon, dass in der Wahrnehmung bzw. Begegnung mit Natur und Landschaft gleichsam eine Art von Mentalisierungsprozess angestoßen werden könne, wodurch wir uns in gewisser Weise in der äußeren Natur und Landschaft „spiegeln" können. Die Umgebung ist damit paradoxerweise gleichzeitig so wie wir selbst und zugleich äußeres Objekt. Diese Mentalisierung, deren paradoxe Struktur nur symboltheoretisch aufzulösen ist, kann auch als „Grundlage therapeutischer Erfahrung" (Gebhard/Kistemann 2016, in diesem Band Kapitel 1, Kistemann 2016, in diesem Band Kapitel 9) verstanden werden. Analog zu Übergangsobjekten können vor diesem Hintergrund Natur und Landschaft eine haltende, tröstende, eben gleichsam therapeutische Funktion haben, weil eben auch Natur und Landschaft sowohl Teil der äußeren Realität und zugleich als „symbolische Landschaften" Teil der psychischen Welt sind. Jedenfalls kann das als eine wesentliche Fundierung des Begriffs der Therapeutischen Landschaften herausgestellt werden, weil so die Paradoxie der gleichzeitigen Existenz von inneren und äußeren Landschaften theoretisch gefasst werden kann.

Literatur

Abraham, A., Sommerhalder, K., Abel, T. (2010). landccape and well-beeing: a scopining study on the health-prmoting impact of outdoor environments. In: International Journal of Public Health 55, S. 59-69.

Andrews, G. J. (2004). (Re)thinking the dynamics between healthcare and place: therapeutic geographies in treatment care practices. In: Area 36 (3), S. 307-318.

Backhaus, G., Mrungi, G. (Hrsg.)(2009). Symbolic Landscapes. Springer: Dordrecht.

Blumenberg, H. (1971). Beobachtungen an Metaphern. In: Archiv für Begriffsgeschichte 15, S. 161 214.

Blumenberg, H. (1981). Die Lesbarkeit der Welt. Frankfurt/M.:Suhrkamp .

Blumenberg, H. (1998). Paradigmen zu einer Metaphorologie. Frankfurt/M.: Suhrkamp.

Böhme, G. (1995). Atmosphäre. Essays zur neuen Ästhetik. Franfurt/M.: Suhrkamp.

Braun, A. (2000). Wahrnehmung von Wald und Natur. Opladen.

Buchholz, M. B. (1996). Metaphern der Kur. Eine qualitative Studie zum psychotherapeutischen Prozeß. Opladen: Westdeutscher Verlag.

Cassirer, E. (1961). Zur Logik der Kulturwissenschaften. Darmstadt: WBG

Cassirer, E. (1969). Wesen und Wirkung des Symbolbegriffs. Darmstadt: WBG.

Cassirer, E. (1996), Versuch über den Menschen. Einführung in eine Philosophie der Kultur. Hamburg: Meiner.

Claßen, T. (2016b). Empirische Befunde zum Zusammenhang von Landschaft und physischer Gesundheit. In: U. Gebhard/T. Kistemann. Landschaft – Identität – Gesundheit. Zum Konzept der Therapeutischen Landschaften (S. 71-91). Wiesbaden: Springer VS.

De Botton, A. (2006). The architecture of happiness. London: Penguin.

Dornes, M. (2000). Die emotionale Welt des Kindes. Frankfurt/M. : Fischer.

Erikson, Erik H. (1968). Kindheit und Gesellschaft. Stuttgart: Klett.

Eyles, J. (1985). Senses of place. Warrington.

Eyles, J., Litava, A. (1998). Place, participation and policy. In: Kearns, R., Gesler, W. (Hrsg.). Putting health into place: landscape, identity ans well being. Syracuse, S. 248-269.

Finlay, J., Franke, T., McKay, H., & Sims-Gould, J. (2015). Therapeutic landscapes and wellbeing in later life: Impacts of blue and green spaces for older adults. *Health & Place 34*, 97-106.

Foley, R., Kistemann, T. (2015). Blue space geographies: Enabling health in place. In: Health and Place 35, S. 157-165.

Freud, S. (1900). Die Traumdeutung. GW Band II und III.

Gebhard, Ulrich (2005). Naturverhältnis und Selbstverhältnis. In: Scheidewege 35:243-267.

Gebhard, U. (2016b). Zum Zusammenhang von Persönlichkeitsentwicklung und Landschaft. In: U. Gebhard/T. Kistemann. Landschaft – Identität – Gesundheit. Zum Konzept der Therapeutischen Landschaften (S.169-184). Wiesbaden: Springer VS.

Gebhard, U./Kistemann, T. (2016). Therapeutische Landschaften und das Gute Leben. In: U. Gebhard/T. Kistemann. Landschaft – Identität – Gesundheit. Zum Konzept der Therapeutischen Landschaften (S. 1-17). Wiesbaden: Springer VS.

Gesler, W. (1991). The Cultural Geography of Health Care. University of Pittsburgh Press, Pittsburgh.

Gesler, W. (1992). Therapeutic landscapes: medical issues in light of the new cultural geography. Soc. Sci. Med. 34, S.735-746.

Gesler, W. (2003). Healing places. Lanham, MD: Roman & Littlefield Publishers.

Henwood, Karen/ Nick Pidgeon (2001). Talk about woods and trees: threat of urbanization, stability, and biodiversity. In: J. of Environmental Psychology 21, S. 125-147.

Ipsen, D., 2006. Ort und Landschaft. Wiesbaden: VS Verlag.

Illich, I. (1986). H_2O and the Waters of Forgetfulness. London und New York.

Jones, E. (1919). Die Theorie des Symbols. Nachdruck: Psyche 24 (1970), S. 942-959 und Psyche 26 (1972) S. 581-622.

Keil, G. (1993). Kritik des Naturalismus. Berlin: de Gruyter.

Lakoff, G., Johnson, M. (1998). Leben in Metaphern. Konstruktion und Gebrauch von Sprachbildern. Heidelberg: Auer.

Lehmann, A. (2000). Alltägliches Waldbewusstsein und Waldnutzung. In: Lehmann, Albrecht /Karin Schriever: Der Wald – Ein deutscher Mythos? Berlin: Reimer, S. 23-38.

Kistemann, T. (2016). Das Konzept der Therapeutischen Landschaften. In: U. Gebhard/T. Kistemann. Landschaft – Identität – Gesundheit. Zum Konzept der Therapeutischen Landschaften (S. 123-149). Wiesbaden: Springer VS.

Lengen, C. (2016a). Places – Orte mit Bedeutung. In: U. Gebhard/T. Kistemann. Landschaft – Identität – Gesundheit. Zum Konzept der Therapeutischen Landschaften (S. 19-29), Wiesbaden: Springer VS.

Lengen, C. (2016b). Place Identity. Zur identitätskonstituierenden Funktion von Landschaft. In: U. Gebhard/T. Kistemann. Landschaft – Identität – Gesundheit. Zum Konzept der Therapeutischen Landschaften (S. 185-199). Wiesbaden: Springer VS.

Lengen, C./Gebhard, U. (2016). Zum Identitätsbegriff. In: U. Gebhard/T. Kistemann. Landschaft – Identität – Gesundheit. Zum Konzept der Therapeutischen Landschaften. (S. 45-61), Wiesbaden: Springer VS.

Lorenzer, A. (1983). Sprache, Lebenspraxis und szenisches Verstehen. Psyche 37, S. 97-115.

Nietzsche, F. (1872/73). Nachgelassenes Fragment 19=P I 20b. In: Werke. Kritische Gesamtausgabe, hrsg. von G. Colli u. M. Montinari, Band III/4, Berlin/New York 1978, S. 3 108

Nietzsche, F. (1873). Über Wahrheit und Lüge im außermoralischen Sinne. In: Werke. Kritische Gesamtausgabe, hrg. von G. Colli u. M. Montinari, Band III/2, Berlin/New York 1973, S. 369-384.

Strang, V. (2004). The meaning of Water. Oxford: Blommsburry Publishing.

Rauch-Schwegler, T. (2001). Der Wald – ein Antistressfaktor. Bildung Schweiz 1:8-9.

Relph, E. (1976). Place and Placeless. London: Pion.

Rose, E. (2012). Encountering place: A psychoanalytic approach for understanding how therapeutic landscapes benefit health and wellbeing. *Health & Place 18*, 1381-1387.

Völker, S. (2012). Stadtblaue Gesundheit. Aspekte menschlichen Wohlbefindens an urbanen Gewässern. Dissertation, Universität Bonn.
Völker, S. (2016a). Empirische Befunde zum Zusammenhang von Landschaft und mentaler Gesundheit. In: U. Gebhard/T. Kistemann. Landschaft – Identität – Gesundheit. Zum Konzept der Therapeutischen Landschaften (S. 71-91). Wiesbaden: Springer VS.
Wild-Eck, S. (2002). Statt Wald – Lebensqualität in der Stadt. Zürich.
Williams, A. (1998). Therapeutic landscapes in holistic medicine. Social Science & Medicine 46(9): 1193-1203.
Williams, A. (2008). Therapeutic Landscapes (Ashgate's Geographies of Health Series). Farnham, Burlington: Ashgate Publishing Company.
Williams, A. (2010). Spiritual therapeutic landscapes and healing.: A case study of St. Anne de Beaupre, Quebec, Canada, Social Science & Medicine 70 (10), S. 1633-1640.
Windhorst, E., & Williams, A. (2015). „It's like a different world": Natural places, post-secondary students, and mental health. *Health & Place 34*, 241-250.
Winnicott, D. W. (1951). Übergangsobjekte und Übergangsphänomene (1951). In: Winnicott, D. W. (1995), S. 10-36.
Winnicott, D. W. (1971). Der Ort, an dem wir leben. In: Winnicott 1995, S. 121-127.
Winnicott, D. W. (1967). Die Lokalisierung des kulturellen Erlebens. In: Winnicott 1995, S. 111-120.
Winnicott, D. W. (1990). Der Anfang ist unsere Heimat. Stuttgart: Klett-Cotta.
Winnicott, D. W. (1995). Vom Spiel zur Kreativität. Stuttgart: Klett-Cotta.
Vollichard, P. (1992). Mythologie des Holzes. Bern: Bundesamt für Konjunkturfragen.

Zum Zusammenhang von Persönlichkeitsentwicklung und Landschaft

11

Ulrich Gebhard

Ein dreidimensionales Persönlichkeitsmodell

Die Persönlichkeit des Menschen wird in den meisten psychologischen Schulen als das Ergebnis der Beziehung zu sich selbst und der Beziehung zu anderen Menschen verstanden. In der jeweils aktuellen Persönlichkeitsstruktur verdichten sich nach dieser Auffassung die Erfahrungen mit sich selbst und den anderen; die nichtmenschliche Umwelt – also Gegenstände, Pflanzen, Tiere, Natur, Landschaft, Bauten – spielen in einem solchen zweidimensionalen Persönlichkeitsmodell keine oder jedenfalls nur eine untergeordnete Rolle.

In zweidimensionalen Persönlichkeitsmodellen (vgl. Krampen 1987) hängt nämlich die psychische Entwicklung vor allem von der Art und Qualität der menschlichen Umwelt ab. Wie wichtig beispielsweise feste Bezugspersonen für die Persönlichkeitsentwicklung in der (frühen) Kindheit sind, ist unbestritten. Die Erfahrungen, die Kinder in den ersten Lebensjahren mit vertrauten Bezugspersonen machen, bestimmen wesentlich die Persönlichkeit und auch, mit welcher Tönung und Qualität die Welt wahrgenommen wird. Erikson (1968) hat dafür den Begriff „Urvertrauen" eingeführt. Macht das Kind die Erfahrung, dass es geliebt und gewollt, dass es gehalten wird, so sind das gute Bedingungen für ein von Vertrauen geprägtes Verhältnis zur Welt, zu anderen Menschen und auch zu sich selbst. Das Winnicottsche Konzept des „Haltens" akzentuiert genau diesen Gedanken (vgl. Winnicott 1974). Auch die aktuellen Positionen und empirischen Befunde im Kontext bindungstheoretischer Überlegungen gehen in diese Richtung. Insofern kann und soll die Bedeutung der menschlichen Umwelt keineswegs bestritten werden. Im Gegenteil: Der Mensch als soziales Wesen kann nur vor dem Hintergrund seiner gemeinsamen Geschichte mit personalen „Objekten" verstanden werden.

Nun leben die Menschen aber nicht allein auf der Welt. Sie leben vielmehr in einer Welt, in der es weitaus mehr nichtmenschliche „Objekte" gibt als menschliche. Mehr noch: Der Mensch ist als Teil und Gegenüber der Natur untrennbar mit all diesen nichtmenschlichen Objekten verbunden. Während es bezüglich der biologisch-ökologischen Verflochtenheit des Menschen mit der nichtmenschlichen Natur keine Zweifel gibt, suggeriert ein zweidimensionales Pesönlichkeitsmodell, dass man sich die psychische Genese der menschlichen Persönlichkeit unabhängig von der nichtmenschlichen Umwelt vorstellen könne.

Indem hier zusätzlich die psychodynamische Bedeutung auch der nicht-menschlichen Objekte bedacht wird, wird das Persönlichkeitmodell gleichsam dreidimensional und gewinnt dadurch im Sinne des Wortes an Tiefe. Dabei geht es zentral um den Gedanken, dass die Vertrautheit der Welt sich auch als das Ergebnis einer gelungenen Beziehung zur Welt der Dinge verstehen lässt, dass unser Leben also im Sinne des Wortes „bedingt" ist. Besagtes „Urvertrauen" könnte dann in einem dreidimensionalen Persönlichkeitsmodell (Gebhard 1993) auch als das Ergebnis einer gelungenen Beziehung zu nicht-menschlichen Objekten verstanden werden.

Dinge sind für die Subjekte nicht nur objektive Gegebenheiten, sondern in gewisser Weise auch Interaktionspartner; dadurch werden sie zu Elementen eines persönlich gedeuteten Lebens und erhalten damit eine emotionale Bedeutung. Diese Bedeutung haftet symbolisch den Dingen an, womit sie Ausdruck unserer Deutungsmuster gegenüber der Welt sind. In diesen Deutungsmustern manifestiert sich gewissermaßen unser Weltbild, und zwar nicht nur im Sinne einer neutralen Erklärung, sondern auch im Sinne des Ausdrucks einer emotionalen Beziehung. Erst vor dem Hintergrund dieser Bedeutung kann davon gesprochen werden, dass die Dinge einen Sinn für das Individuum haben, dass sich die menschliche Persönlichkeit auch in Auseinandersetzung mit den Dingen entwickelt. Die Vertrautheit (oder auch Unvertrautheit) mit den Dingen konstituiert also ein basales Weltbild, das etwas mit unserem Lebensgefühl zu tun hat. Die Welt kann vertraut werden auch durch unsere Beziehung zu Dingen. Auch in Landschafts- und Naturerfahrungen kann dieses Lebensgefühl zum Tragen kommen. So kann ein neutraler Raum durch die Interaktion in und mit ihm zum „place" werden (Lengen 2016a, in diesem Band Kapitel 2). Thrift (1999) spricht in diesem Kontext von „ecology of place", womit unterstrichen wird, dass die Wirkungen von Landschaft und Natur sich v. a. als ein interpretatives und relationales Geschehen verstehen lassen (vgl. Conradson 2005). Diese Zusammenhänge treffen in besonderer Weise für die so genannten Therapeutischen Landschaften zu (Kistemann 2016, in diesem Band Kapitel 9.)

Die psychische Aneignung der Welt ist eine aktive Tätigkeit. Dabei ist vor allem der Gedanke, dass erst durch die Aneignungstätigkeit die Objekte der Außenwelt psychisch repräsentiert werden, mit der psychoanalytischen Vorstellung der Entwicklung von Selbst- und Objektrepräsentanzen durchaus vergleichbar. Die Objektrepräsentanzen repräsentieren angesichts des Beziehungsaspekts nie nur die Objekte, sondern stets und unentflechtbar damit verbunden die Interaktionserfahrungen mit diesen Objekten. Insofern sind die symbolischen Repräsentanzen der äußeren, phänomenalen Welt immer – wie Lorenzer (1983) es formuliert – „geronnene Interaktionserfahrungen" und dadurch wird auch ermöglicht, dass bei der Erfahrung mit äußeren Phänomenen atmosphärisch so viel mehr mitschwingt als die neutrale Registrierung von Objekten. Die Atmosphären, die wir bei Landschafts- und Naturerfahrungen erleben können, sind nämlich Ausdruck der emotionalen Bedeutungen, die wir als Folge unserer Beziehung zu Natur und Landschaft mit diesen verbinden.

Durch den sinnlichen Wahrnehmungsakt werden äußere Objekte gleichsam zu inneren Objekten. Erst dadurch können wir sie erfahren. Diese Überführung von Außen nach Innen ist eine symbolische (Gebhard 2016a, in diesem Band Kapitel 10). Die seelischen Objektrepräsentanzen enthalten nicht lediglich das getreue Spiegelbild der äußeren Welt, sondern sind mit symbolischer Bedeutung, in der der besagte Beziehungsaspekt zu den Objekten als Atmosphäre verdichtet ist, gleichsam aufgeladen und – das ist besonders wichtig – beeinflussen auf diesem Wege auch das eigene Selbst, sind mithin identitätsbildend (Habermas 1996, Lengen/Gebhard 2016, in diesem Band Kapitel 4). So sind auch in Naturerlebnissen notwendig Selbstbezüge und Naturbezüge enthalten. Diese Version von Wahrnehmung, bei der Welt- und Selbstbezug aufeinander verwiesen sind, wird von dem Phänomenologen Straus „Empfindung" genannt: „Das Empfinden ist ein sympathetisches Erleben. Im Empfinden erleben wir uns in und mit unserer Welt. … Die Beziehung des Ich auf seine Welt ist im Empfinden eine Weise des Verbunden-Seins, die von dem Gegenüber des Erkennens scharf zu unterscheiden ist" (Straus 1956, S. 208). Der damit implizierte Begriff der „Sympathie" ist im Hinblick auf unsere Beziehung zu Dingen, zu Natur- und Landschaftsphänomenen insofern sinnvoll, als der verwandte Begriff der Empathie, der die Einfühlung in andere Menschen meint, nicht für die Beziehung zu Landschaft und Natur bemüht werden muss. Wir müssen also nicht annehmen oder behaupten, wir könnten uns beispielsweise in einen Baum, eine Landschaft oder eine Eidechse empathisch einfühlen, aber wir können annehmen, dass in der Beziehung zu einem Baum, einer Landschaft, einer Eidechse eine sympathetische Atmosphäre aufkommt, die subjektive Bedeutsamkeit und phänomenale Wahrnehmung vereint.

Bereits Hellpach hat – sozusagen als erster Umweltpsychologe – diesen Zusammenhang thematisiert und versucht, eine allgemeine „Geopsychologie" (Hellpach 1911) zu begründen. Von Dürckheim vertritt die Auffassung, dass Selbst- und Welterfahrung auf sehr subtile Weise zusammenhängen und kaum voneinander getrennt betrachtet werden können: „Zwischen dem lebendigen Selbst und seinem Raum besteht ein konkretes Sinnverhältnis; denn das lebendige Selbst und der gelebte Raum stehen zueinander im Verhältnis der Verwirklichung" (v. Dürckheim 1931, S. 473). Damit rücken die natürliche Umwelt und die Landschaft, in der wir leben, ins Zentrum des Interesses.

Seit den 1960er Jahren versucht die Umweltpsychologie der traditionellen „Umweltvergessenheit" (Kruse 1983, S. 122) entgegenzuwirken. Damit ist das traditionelle zweidimensionale Persönlichkeitsmodell durch die dritte Dimension insofern erweitert, als dass die Wechselwirkung des Menschen auch mit der nichtmenschlichen Umwelt in den Blick gerät (vgl. Craik 1976). Während die traditionelle Psychologie die Umwelt letztlich für die psychischen Prozesse als unbedeutend oder jedenfalls als nachgeordnet betrachtet, wird hier versucht, Person und Umwelt in eine systematische Beziehung zu setzen. Diese Sichtweise lenkt den Blick auch auf die natürliche und dingliche Umwelt des Menschen und damit auch auf „places" und Landschaften. Zweifellos ist diese neue Perspektive auch ein Effekt der ökologischen Krise, durch die die natürliche und dingliche Umwelt zunehmend gefährdet wird. Dem gedankenlosen Umgang mit der Umwelt entsprach insofern auch eine Umweltvergessenheit in der Psychologie.

Umwelt ist im Rahmen der Umweltpsychologie eine Kategorie für die Gesamtheit der relevanten Umgebung des Menschen, wozu Menschen und Dinge gleichermaßen gehören. Es wird davon ausgegangen,

> „dass der Mensch nicht ein passiver Reizempfänger, auch nicht ein psychologisch autonomes Wesen ist, sondern in einer dialektischen Spannung zu seiner Umgebung steht, mit ihr interagiert, sie formt und von ihr geformt wird" (Ittelson u. a. 1977, S. 26).

Als ein entscheidender Grundgedanke ist in diesem Zusammenhang noch einmal herauszustellen, dass das Verhältnis von Mensch und nichtmenschlicher Umwelt, das Verhältnis von Mensch und Natur, von Mensch und „place" als ein Interaktionsgefüge, geradezu als eine Beziehung gedacht werden muss, und nicht als ein Verhältnis des mehr oder weniger unverbundenen Gegenüber. Dieser Beziehungsaspekt ist im Hinblick auf die lebendige Natur ebenso grundlegend wie bei der unbelebten Natur, bei Landschaften oder Gewässern.

Die Beziehung, die wir zu unserer Umwelt haben beziehungsweise entwickeln, ist also entscheidend. Insofern hat das Subjekt sowohl Eigenschaften, die der Umwelt entstammen, als auch solche individueller Art. Ebenso, wie das Individuum auf der einen Seite Bestandteil seiner Umwelt ist (vgl. Ittelson u. a. 1977, S. 26f.), gibt es auf der anderen Seite keine materielle Umwelt, die nicht in persönliche und soziale Bezüge eingebettet wäre. Dieses Interaktionsgefüge ist nur mit dem besagten dreidimensionalen Persönlichkeitsmodell beschreibbar (siehe z. B. Hemmati-Weber 1992, Heubach 1987). Der Beziehungsaspekt wird besonders spürbar in Situationen, in denen wir „Atmosphären" erleben. Bei Natur- und Landschaftserlebnissen erfahren wir nämlich sowohl uns selbst als auch die Natur bzw. Landschaft. In Atmosphären fließen insofern Subjekt- und Objektanteile zusammen (Böhme 1995, Gebhard 2005). Dieses Amalgam aus Erfahrung der äußeren Welt („äußere Landschaften) und Erfahrung des eigenen Selbst („innere Landschaften") und die sich dadurch eröffnende „Resonanz" wird hier als ein zentrales Moment postuliert. Dies kann auch zur theoretischen Fundierung des Konzepts der Therapeutischen Landschaften beitragen (Kistemann 2016, in diesem Band Kapitel 4, vgl. Kearns/Gesler 1998).

Zur Psychoanalyse der nichtmenschlichen Umwelt

Die Psychoanalyse ist geradezu ein klassisches Beispiel dafür, wie die Genese von Persönlichkeitsstrukturen nur aus intra- und interpsychischen Prozessen abgeleitet wird. In der Objektbeziehungstheorie der Psychoanalyse sind die relevanten „Objekte", mit denen sich das Kind psychisch auseinandersetzen und die es psychisch repräsentieren muss, immer Menschen (Jacobson 1978). Die Psychoanalyse beschäftigt sich theoretisch und auch in ihrer therapeutischen Praxis vorwiegend mit der Analyse menschlicher Interaktionsprozesse und unterliegt damit einer problematischen Einengung, die sie freilich mit den meisten anderen psychologischen Schulen teilt und für die es historische Gründe gibt.

Die Psychoanalyse könnte jedoch einen wichtigen Beitrag leisten zur Aufklärung der eben auch unbewussten Prozesse des menschlichen Verhältnisses zu Natur und Landschaft. Die Umwelt wirkt sich meistens auf einer nicht-bewussten Ebene aus. Erst bei Änderungen der Umwelt wird diese wieder bewusst wahrgenommen, weil neue Anpassungsprozesse nötig werden. Angesichts des insofern auch fehlenden Zusammenhangs von Umweltpsychologie und Psychotherapie beklagt Keul (1995) zu Recht eine angesichts des Psychobooms „teure Innenweltgestaltung", während die dingliche Umwelt als unveränderbar phantasiert wird.

Gewissermaßen nebenbei wurde freilich immer wieder aus Sicht der Psychoanalyse auf die Bedeutung auch nichtmenschlicher Objekte hingewiesen: So unterschied zum Beispiel Balint (1972) zwischen „Oknophilen" (Menschen, die beengte Verhältnisse bevorzugen) und „Philobaten" (Menschen, die gern durch „freundliche Weiten" schweifen). Mitscherlich (1965, 1971) machte auf die verheerenden psychischen Folgen der „unwirtlichen" Städte aufmerksam. Ihm zufolge braucht der Mensch „Lebensbedingungen, bei denen genügend dingliche Reize vorhanden sind, die zu (personenbezogenen) Objektbeziehungen herausfordern" (Mitscherlich 1971, S.39). Winnicott (1951) entwickelte mit seiner Theorie der Übergangsobjekte sogar eine explizite Begrifflichkeit für das Verständnis der Bedeutung auch nichtmenschlicher Gegenstände (siehe Gebhard 2016a, in diesem Band Kapitel 10).

Von diesen vereinzelten Hinweisen abgesehen gibt es meines Wissens nur einen einzigen konsistenten psychoanalytischen Ansatz, der die Bedeutung der nichtmenschlichen Umwelt für die menschliche Persönlichkeitsentwicklung reflektiert. Es handelt sich dabei um die Arbeit von H. F. Searles (1960), der die Bedeutung der nichtmenschlichen Umwelt in der normalen Entwicklung und in der von Schizophrenen untersucht hat.

Searles geht von einer grundlegenden „Verwandtschaft" (*kinship*) des Menschen mit der nichtmenschlichen Umwelt aus und verweist dabei auf sehr allgemeine Phänomene, die zeigen: „Man is not an alien in his nonhuman environment but in kinship with it" (Searles 1960, S. 5). Eine Verwandtschaft besteht Searles zufolge zwischen Mensch und nichtmenschlicher Umwelt bereits vor jeder konkreten psychischen Erfahrung oder Entwicklung. Diese Verwandtschaft konstituiert gewissermaßen den Rahmen, innerhalb dessen psychische Entwicklung einschließlich der Beziehung zu menschlichen Objekten sich vollziehen kann. Die psychische Existenz des Menschen ist insofern auch eine Funktion seiner nichtmenschlichen Umwelt. Die Hauptthese von Searles lautet:

> "The nonhuman environment, far from being of little or no account to human personality development, constitutes one of the most basically important ingredients of human psychological existence. It is my conviction that there is within the human individual a sense, whether at a conscious or unconscious level of relatedness to his nonhuman environment, that this relatedness is one of the transcendentally important facts of human living, that – as with other very important circumstances in human existence – it is source of ambivalent feelings to him, and that finally, if he tries to ignore its importance to himself, he does so at peril to his psychological well-being" (Searles 1960, S. 5f.).

Während des weitaus größten Teils seiner Geschichte war für den Menschen diese Verwandtschaft mit der nichtmenschlichen Umwelt selbstverständlich: Animistische Weltauffassungen gehen ja geradezu von einer entsprechenden Isomorphie von Mensch und Natur aus.

Searles verweist auch auf die Bedeutung von nichtmenschlichen Umweltelementen für die psychische Gesundheit, ein Phänomen, das in therapeutischen Zusammenhängen längst zum Beispiel im Rahmen von Beschäftigungstherapien genutzt wird. Das gilt übrigens ebenso für die Arbeit mit kreativen Medien oder für die Bedeutsamkeit einer ansprechenden Umgebung eines Krankenhauses. Auch in diesem Kontext könnte das Konzept der Therapeutischen Landschaften eine wichtige Rolle einnehmen.

Auch im alltäglichen Leben spielen nichtmenschliche Umweltelemente eine offensichtliche Rolle: Gartenpflege, die Liebe zu vertrauten Orten, Bewegung und Sport in der Natur, Haustiere, Zoobesuche, Freude an Landschaften. Searles verweist weiter darauf, wie häufig nichtmenschliche Umweltelemente in der Kunst, der Poesie, in der Sprache der romantischen Liebe und vor allem in Träumen vorkommen.

Vor dem Hintergrund dieser allgemeinen Hinweise, die die Relevanz der nichtmenschlichen Umwelt für die Persönlichkeitsentwicklung unterstreichen, entwirft Searles eine (neue) psychoanalytische Entwicklungslehre, die auf der Grundlage klassischer psychoanalytischer Theorieelemente (vor allem der Objektbeziehungs- und der Narzissmustheorie) reflektiert, welchen Einfluss die nichtmenschliche Umwelt auf die menschliche seelische Entwicklung hat.

In *Das Unbehagen in der Kultur*, einem seiner glänzendsten Essays, hält Freud zum Verhältnis von Ich und Welt folgende für unseren Zusammenhang grundlegende Gedanken fest:

> „[Das] Ichgefühl des Erwachsenen kann nicht von Anfang an so gewesen sein. Es muß eine Entwicklung durchgemacht haben, die sich begreiflicherweise nicht nachweisen, aber mit ziemlicher Wahrscheinlichkeit konstruieren läßt. […] Ursprünglich enthält das Ich alles, später scheidet es eine Außenwelt von sich ab. Unser heutiges Ichgefühl ist also nur ein eingeschrumpfter Rest eines weit umfassenderen, ja – eines allumfassenden Gefühls, welches einer innigeren Verbundenheit des Ichs mit der Umwelt entsprach" (Freud 1930, S. 424f.).

Dieses Gefühl der gleichsam allumfassenden Verbundenheit mit der Umwelt nennt Freud „ozeanisch". In der ganz frühen Entwicklung des Kindes gibt es in der traditionellen psychoanalytischen Entwicklungslehre eine Phase, in der das Kind noch nicht zwischen dem „Selbst" und den äußeren Objekten unterscheiden kann. Dieser Auffassung zufolge kann das Kind nicht zwischen Innen und Außen, Ich und Du, Subjekt und Objekt differenzieren, vielmehr muss man sich das subjektive Erleben als eine Fusion zwischen den genannten Faktoren vorstellen. Es handelt sich dabei um die frühkindliche, primär-narzisstische Position, bei der das Kind sich verbunden fühlt mit den äußeren Objekten, womit freilich in dieser theoretischen Version nur menschliche Objekte gemeint sind. Spitz (1972) hat diesen Zustand des Neugeborenen „objektlose Stufe" genannt und meint damit die Tendenz, im subjektiven Erleben mit den wichtigen menschlichen Objekten, in der Regel der Mutter, zu verschmelzen. Ein entscheidender Schritt ist in diesem Zusammenhang die Auflösung der symbiotischen Verschmelzung mit den primären Objekten, nämlich die Erfahrung und die Verarbeitung der realen Getrenntheit (von der Mutter). Damit ist die primäre Einheit aufgehoben: Das Selbst und die Welt der

Objekte sind getrennt und finden psychisch ihren Niederschlag in Selbst- und Objektrepräsentanzen (s. ausführlich Lengen/Gebhard 2016, in diesem Band Kapitel 4).

Es muss in diesem Zusammenhang darauf hingewiesen werden, dass in jüngster Zeit Zweifel an der Existenz einer solchen primären symbiotischen oder gar autistischen Phase (wie sie zum Beispiel von Mahler (1978) beschrieben wurde) geäußert wurden (vgl. Stern 1998). Konkrete Säuglingsbeobachtungen (Zusammenfassung bei Dornes 1993) zeigen, dass Kinder von Anfang an auf die „Objekte" der Welt ausgerichtet sind, ohne jemals vollständig mit ihnen verschmolzen gewesen zu sein (vgl. auch Lichtenberg 1991). Nach Stern sind bereits Säuglinge durchaus auf die wirkliche äußere Realität ausgerichtet und eine Verschmelzung von Subjekt und Objekt gibt es demzufolge nicht.

Searles behauptet nun (im Anschluss an Piaget), dass die ursprüngliche – man müsste jetzt wohl hinzusetzen: relative – Einheit im subjektiven Erleben des Kindes nicht nur die primären Bezugspersonen betrifft, sondern eben alle Objekte, die nichtmenschliche Umwelt genauso wie die menschliche Umwelt. Die psychische Leistung, zwischen sich selbst und der nichtmenschlichen Umwelt zu differenzieren, ist nun Searles zufolge als ein entscheidender Entwicklungsschritt anzusehen, ähnlich wie die Lösung aus der symbiotischen Mutterbeziehung:

> "Prior to his reaching this degree of psychic structure, he experiences himself as being at one not only with his mother, but also with the nonhuman environment which falls within his ken" (Searles 1960, S. 30).

Das Neue an diesem Gedankengang ist in der Tat grundlegend. Wenn es richtig ist, dass die Erfahrung, die das kleine Kind mit den primären Objekten macht, wesentlich die spätere Persönlichkeit, das Lebensgefühl, das Urvertrauen (oder wie immer man es nennen mag) bestimmt, dann wird eben dieses Lebensgefühl auch von der Art und Qualität der nichtmenschlichen Umwelt geprägt sein. Im Anfang ist unsere Heimat, sagt Winnicott (1990), und damit ist sehr treffend der hier gemeinte Zusammenhang verdichtet. Dieses basale Heimatgefühl konstituiert sich aus der Erfahrung der gelungenen und als befriedigend erlebten Beziehung zu den primären Objekten: Das sind Menschen, Gegenstände, Pflanzen, Tiere, Häuser, Landschaften, Steine usw. Es gibt auch den Wunsch, in eben diese Heimat zurückzukehren. In Bezug auf menschliche Objekte kennen wir das zum Beispiel aus Momenten der Verliebtheit; in Bezug auf nichtmenschliche Objekte kennen wir es beispielsweise aus intensiven Formen des Landschafts- und Naturerlebens. Es bleibt eine lebenslange psychische Aufgabe, zwischen dem Selbst und der Welt der Objekte zu unterscheiden (vgl. Winnicott 1951, S. 23f.). So betont Searles:

> "The human being is engaged, throughout his life span, in an unceasing struggle to differentiate himself increasingly fully, not only from his human, but also from his nonhuman environment, while developing, in proportion as he succeeds in these differentiations, an increasingly meaningful relatedness with the latter environment as well as with his fellow human beings" (Searles 1960, S. 30).

Der Ausgangspunkt ist also die Ungeschiedenheit, die Nicht-Differenzierung von Subjekt und Objekt. Zu diesem Objektbereich gehören Searles (1960, S. 36) zufolge auch Naturphänomene, Pflanzen und Tiere. Wie lange dieser Anfangszustand andauert, ist natürlich eine schwierige Frage. Die Angaben schwanken zwischen dem 2. und dem 5. Monat. Ich halte es auch für nicht unwahrscheinlich, dass die angenommene Einheit eben nur der Ausgangspunkt ist und dass die Differenzierung eigentlich mit der ersten Erfahrung mit der Welt beginnt – und das ist der erste Lebenstag. Die Forschungen von Lichtenberg (1991) legen die Annahme nahe, dass es bereits in den ersten Lebensmonaten sowohl Gemeinsamkeits- als auch Getrenntheitserlebnisse gibt. So müssen auch traditionelle Annahmen über eine sogenannte Reizschranke bei Neugeborenen als überholt bezeichnet werden (vgl. Esman 1991). Angesichts vielfältiger empirischer Befunde ist vielmehr anzunehmen, dass „das Neugeborene aktiv ist und versucht, sein Ausgesetztsein an informative Aspekte seiner visuellen Welt zu optimieren" (Emde/Robinson 1979, S. 86). Insofern verlangen Säuglinge geradezu nach äußeren Reizen und entsprechenden Objekten. Der Hunger nach Objekten (und zwar menschlichen und nichtmenschlichen) führt zumindest sehr früh dazu, sich den Gegenständen der äußeren Welt zuzuwenden (vgl. Eagle 1988, S.245f.).

Interessant sind in diesem Kontext Isolationsexperimente, bei denen Versuchspersonen von allen Umweltstimuli ferngehalten wurden, und zwar von menschlichen und nichtmenschlichen. Dabei ist auffällig, wie schnell die Versuchspersonen angesichts des Fehlens vor allem der nichtmenschlichen Umwelt dekompensieren. Jedenfalls scheint im Vergleich zu Menschen, die beispielsweise schiffsbrüchig wurden und insofern menschliche Objekte sehr lange entbehrten, das Fehlen gegenständlicher beziehungsweise nichtmenschlicher Umwelt eher noch verheerendere Auswirkungen auf die menschliche Psyche zu haben. In diesem Zusammenhang ist die ichpsychologische Position interessant, nach der es zum Aufbau von Ichstrukturen eine Stimulusnahrung geben und dass diese eben auch nichtmenschlicher Natur sein müsse. Rapaport (1958) zeigte, dass das sich entwickelnde Ich neben kontinuierlichen Bezugspersonen auch der gegenständlichen Reiznahrung bedarf, wobei er von systematischen Beobachtungen berichtet, wonach Ichfunktionen durch sensorische Deprivation außer Kraft gesetzt wurden (vgl. Bexton u. a. 1954).

Der Ursprung der psychischen Entwicklung wird also von Searles als eine subjektiv erlebte Einheit auch mit den Dingen der Welt aufgefasst, aus der sich die

Menschen gewissermaßen lösen, indem Ich und Welt zunehmend getrennt werden. Diese Unterscheidung macht es möglich, sich in der Welt zielgerichtet auf spezifisch menschliche Weise (nämlich als ein Gegenüber der Natur) zu verhalten. So ist die charakteristische dialektische Doppelstellung des Menschen als Teil und Gegenüber der Natur auch psychisch – und zwar von Anfang an – wirksam: So sehr die potentielle Verbundenheit mit den Objekten auch als ozeanisch oder paradiesisch erscheinen oder auch verklärt werden mag, die Differenzierung und Seperation gehört von Anfang an zu den Bedingungen der psychischen Entwicklung (Stern 1998). Jedoch gilt angesichts der angesprochenen Dialektik im selben Maße auch die Komplementäraussage: So sehr das Kind und auch der Erwachsene sich der Welt der Objekte gegenüberstellt, er bleibt doch auch immer mit ihnen verbunden; es bleibt, wie Searles es formuliert, eine grundlegende Verwandtschaft mit den Dingen bestehen. So kommt es, dass

> "the personality of the healthy human adult in our culture cannot be considered entirely apart from the individual's car, his home, his clothing and all his manifold other material possessions, nor apart from the particular skills which he possesses in dealing with his nonhuman environment …, nor apart from his animal pets, and so on. It is clear enough to every one, I think, that all these are, in a very real sense, ingredients of the human individual's personality in our culture" (Searles 1960, S. 55).

Winnicott übrigens meint, dass auch die Übergangsobjekte (Teddybären, Bettzipfel, Haustiere u. ä.) u. a. eine erholsame Funktion haben können (Gebhard 2016a, in diesem Band Kapitel 10). Der Bereich der Übergangsobjekte, der ja theoretisch von Winnicott ganz bewusst in einem tertiären, paradoxen Bereich zwischen innerer und äußerer Realität angesiedelt ist, ist nämlich eine Sphäre,

> „in der das Individuum ausruhen darf von der lebenslänglichen menschlichen Aufgabe, innere und äußere Realität voneinander getrennt und doch in wechselseitiger Verbindung zu halten" (Winnicott 1951, S. 11).

Die nichtmenschliche Umwelt bietet Kindern wie Erwachsenen eine zentrale emotionale Orientierung, eine feste Insel angesichts der ständig wechselnden Umstände des täglichen Lebens. Das Gefühl der „Verwandtheit" mit der nichtmenschlichen Umwelt ermöglicht eine zentrale emotionale Orientierung; es nährt sich aus der als Kind empfundenen Einheit zwischen Mensch und allen Elementen der nichtmenschlichen Umwelt und es umfasst und ermöglicht darüber hinaus auch ein Gefühl für die eigene menschliche Individualität. Auch wenn wir mit der Umwelt über das Gefühl der Verwandtheit verbunden sind, so gibt es doch ein klares Gespür dafür, dass wir nicht eins sind mit ihr. Der Mensch weiß, dass er unwiderruflich und irreversibel eben ein Mensch ist und insofern auch der nichtmenschlichen Umwelt gegenüber steht. So ist das Gefühl der Verwandtheit nicht zu verwechseln mit irgendeiner mystischen Erfahrung. Im Gegenteil: Die reife Form der Beziehung zur nichtmenschlichen Umwelt, das Gefühl der Verwandtheit, setzt die beschriebene Differenzierung, die Getrenntheit voraus. In dem Gefühl der Verwandtheit, das eben die Trennung notwendig voraussetzt, fühlt der Mensch sehr wohl eine reale und auch enge Verwandtschaft mit den Dingen, mit Landschaft und Natur, verliert dabei jedoch nicht das Bewusstsein seiner eigenen menschlichen Identität.

Es gibt Searles zufolge eine Reihe von psychologischen Gewinnen, die aus einer reichen und nahen Beziehung zur nichtmenschlichen Umwelt erwachsen, wobei Landschaft und Natur besonders bedeutsam sind. Dazu gehören die Linderung von verschiedenen schmerzhaften und angstbesetzten Gefühlszuständen, die Förderung der Selbstverwirklichung, eine Vertiefung des Realitätsgefühls und auch eine Unterstützung der Wertschätzung und positiven Einstellung zu den Mitmenschen.

Die Möglichkeit der Linderung angstbesetzter Gefühle hängt damit zusammen, dass die erwähnte Verwandtheit dazu beitragen kann, die existentielle Einsamkeit des Menschen im Universum zu ertragen. „Further, it alleviates his fear of death. It helps him, also, to find a sense of peace, a sense of stability, of continuity, and of certainty. Finally, still in much the same general vein, it counteracts feelings of worthlessness and insignificance" (Searles 1960, S. 122). Der Sinn für die Verwandtheit – verbunden mit tätiger Aktivität in der Umwelt – kann sowohl das Gefühl für die umgebende Realität als auch die Entwicklung der eigenen Persönlichkeit zumindest unterstützen.

> "That is, it helps him to gain a deeper sense of personal identity, of individuality; it helps him to develop his creative capacities; and it helps him to gain a fuller realization of the extent of his abilities and of the limitations upon those abilities" (Searles 1960, S. 127).

Natur und Landschaft als Selbstobjekte

Man kann vor dem Hintergrund der Selbstpsychologie und Narzissmustheorie einzelne Objekte der nichtmenschlichen Umwelt auch als Selbstobjekte interpretieren. Selbstobjekte sind äußere Objekte, die (zumindest partiell) als ein Teil des eigenen Selbst erlebt werden. Auch hier gibt es ähnlich wie bei Übergangsobjekten (Winnicott 1951, siehe ausführlich Gebhard 2016a, in diesem Band Kapitel 10) eine Verbindung von innerer und äußerer Welt, wenn auch der Terminus Selbstobjekt wiederum nur menschliche Objekte meint. Wenn wir jedoch – wie in der vorausgegangnen Argumentation geschehen – den psychoanalytischen Objektbegriff auf nichtmenschliche Gegenstände ausdehnen, wird der Gedanke Kohuts (1973) auch für unseren Zusammenhang bedeutsam, dass es nämlich für eine gesunde psychische Entwicklung unerlässlich ist, positive Selbstobjekte zu haben.

So ist die nichtmenschliche Umwelt – und dazu gehören Landschaften, Tiere, Pflanzen, unbelebte Gegenstände – der Kontext, der Hintergrund, der Rahmen, in dem die Ichentwicklung, und auch die Entwicklung der Beziehung zu Menschen sich vollzieht.

Auf die zentrale Rolle der nichtmenschlichen Umwelt für die Entwicklung des Selbst weist auch die Philosophin Susanne Langer (1965) innerhalb ihres symboltheoretischen Ansatzes hin. Vor allem wegen der relativen Überschaubarkeit, Einfachheit und Stabilität der nichtmenschlichen Umwelt eigne sich diese dazu, einerseits einen stabilen Hintergrund für die Selbstentwicklung abzugeben und andererseits auch dazu, als Projektionsfläche für die Symbolbildung zu dienen. Nach dieser symboltheoretischen Auffassung braucht der Mensch als „animal symbolicum" die nichtmenschliche Umwelt auch dazu, um aus ihr Material für die spezifisch menschliche Symbolbildung zu gewinnen. So bringt Langer ausdrücklich die Entwicklung des Selbst und die Fähigkeit, Symbole für Gefühle oder Vorstellungen zu bilden, in einen engen Zusammenhang.

So hängt die Konstituierung des Selbst wesentlich mit den Erfahrungen zusammen, die das Subjekt mit „Objekten" gemacht hat. Dass diese Objekte sowohl Menschen als auch „Dinge" sein können, ist vor dem Hintergrund symboltheoretischer Überlegungen nicht verwunderlich. In diesem Zusammenhang interessant sind empirische Befunde, die die Bedeutung der Dinge bei der Entwicklung des Selbstkonzepts von Kindern und Jugendlichen beschreiben (Fuhrer/Kaiser/Hangartner 1995, Fuhrer/Laser 1997). Bei dem Versuch einer solchen „ökologischen Konzeption des Selbst" (Hormuth 1990) zeigt sich, dass Dinge aus der Umwelt im Sinne einer symbolischen Selbstdefinition herangezogen werden. Besonders bedeutsam sind die Dinge gemäß den Untersuchungen von Fuhrer im Übergang vom frühen zum mittleren Jugendalter. Je 30 Mädchen und Jungen im Alter zwischen 10 und 18 Jahren sollten die Dinge, Places und Personen mit einer Kamera aufnehmen, die ihnen wichtig sind und die Teil ihres Selbstkonzepts sind. Es zeigt sich, dass die Mädchen mehr Personenaufnahmen als die Jungen machen, die Jungen dagegen mehr Places. Im Hinblick auf den Altersverlauf ist erwähnenswert, dass die Jungen mit zunehmendem Alter weniger Dinge photographierten, während es bei den Mädchen genau umgekehrt ist.

In diesem Zusammenhang erwähnenswert sind Untersuchungen der Chicagoer Schule in der Nachfolge von G.H. Mead zur Bedeutung von „liebgewordenen Gegenständen. Bei der Erforschung solcher liebgewordener Gegenstände (Csikszentmihalyi/Rochberg-Halton 1978) zeigte sich, dass Naturphänomene eine nicht unbedeutende Rolle spielen: Für Kinder sind die liebgewordenen Gegenstände besonders häufig Haustiere, für Erwachsene mittleren Alters Pflanzen und für ältere Menschen Porzellan. Die liebgewordenen Gegenstände fungieren entweder als Erinnerungsbehälter oder als Anregung zu Aktivität. Jüngere Menschen orientieren sich eher an Aktionsobjekten, während erwachsene und ältere Menschen eher Kontemplationsobjekte bevorzugen. Zumindest ähnlich den Übergangsobjekten tragen bedeutsame und eben liebgewordene Gegenstände dazu bei, das Erleben von innerer und äußerer Welt zu strukturieren und zugleich in Verbindung zu halten.

Auch Landschaften können, wie in den Ausführungen zum Identitätsbegriff (Lengen/Gebhard 2016, in diesem Band Kapitel 4) und v. a. zur „Place-Identity" (Lengen 2016, in diesem Band Kapitel 12) eine selbst- und identitätskonstituiernde Funktion haben. Umgekehrt formuliert: „Landscapes of healing", „therapeutische Landschaften werden vom Selbst erzeugt (vgl. English u. a. 2008). „It is the subjective knowledge that gives such places significance, meaning and the felt value for those experiencing them" (Williams 2002, S. 146). Landschaften, „places", Naturphänomene haben eine psychodynamische Dimension. Damit eröffnet sich die Möglichkeit, dass „die Welt den handelnden Subjekten als ein antwortendes, atmendes, tragendes, in manchen Momenten sogar wohlwollendes, entgegenkommendes oder `gütiges` Resonanzsystem erscheint" (Rosa 2012, S.9). Die psychische Wirksamkeit von nichtmenschlichen Umweltelementen wird dabei wesentlich ermöglicht durch die symbolische Repräsentanz unserer Welterfahrung oder besser: Weltbeziehung. Auf diese Weise können Landschaft und Natur zu einem Resonanzraum und damit in gewisser Weise auch zu einer Sinninstanz werden (vgl. Gebhard 2014).

Literatur

Balint, M. (1972). Angstlust und Regression. Reinbek; Rowohlt.

Bexton, W. H., Heron, W., Scott, T. H. (1954). Effects of decreased variations in the sensory environment. In: Canadian Journal of Psychology 8, S. 70-76.

Böhme, G. (1995). Atmosphäre. Essays zur neuen Ästhetik. Frankfurt/Main: Suhrkamp.

Conradson, D. (2005). Landscape, care and the relational self: Therapeutic encounters in rural England. *Health & Place 11*, 337-348.

Csikszentmihalyi, M., Rochberg-Halton, E. (1978)- Reflections on materialism. In: University of Chicago Magazine 70, H. 3, S. 7-15

Dornes, M. (1993). Der kompetente Säugling. Die präverbale Entwicklung des Menschen. Frankfurt/M.: Fischer.

Dornes, M. (2000). Die emotionale Welt des Kindes. Fischer, Frankfurt/M.: Fischer.

Dürckheim, K. von (1931). Untersuchungen zum gelebten Raum. In: Neue Psychologische Studien 6.
Erikson, E. H. (1968). Kindheit und Gesellschaft. Stuttgart: Klett.
Eagle, M. N. (1988). Neuere Entwicklungen in der Psychoanalyse: eine kritische Würdigung. München, Wien: Verlag Internationale Psychoanalyse.
Emde, R. N., Robinson, J. (1979). The first two months. In: J. Noshpitz (Hrg.): Basic Handbook of Child Psychiatry. Bd.1, New York, S. 72-105.
English, J. K., Wilson, K. u. a. (2008). Health, healing and recovery: Therapeutic landscapes and the everyday lives of breast cancer survivors. In: Social Science and Medicine 67 (1), S. 68-78.
Esman, A. H. (1991). Die „Reizschranke". Forschungsbericht und Neubetrachtung. In: Psyche 45, S. 143-156.
Freud, S. (1930). Das Unbehagen in der Kultur. GW Band XIV, S. 419-506.
Fuhrer, U., Kaiser, F. G., Hangartner, U. (1995). Wie Kinder ihr Selbstkonzept kultivieren: Die Bedeutung von Dingen, Orten und Personen. In: Psychologie in Erziehung und Unterricht 42, S. 57-64.
Fuhrer, U., Laser, S. (1997). Wie Jugendliche sich über ihre soziale und materielle Umwelt definieren: Eine Analyse von Selbstfotographien. In: Zeitschrift für Entwicklungspsychologie und Pädagogische Psychologie 29, 3, S. 183 -196.
Gebhard , U. (1993). Erfahrung von Natur und seelische Gesundheit. In: Seel, H.-J., Sichler, R., Fischerlehner, B. (Hrg.): Mensch und Natur. Psychologische Aspekte einer problematischen Beziehung. Opladen: Westdeutscher Verlag, S. 127-147.
Gebhard, U. (2005). Naturverhältnis und Selbstverhältnis. In: Scheidewege 35, S. 243-267.
Gebhard, U. (2013). Kind und Natur. Die Bedeutung der Natur für die psychische Entwicklung. Wiesbaden: Springer VS.
Gebhard, U. (2014). Wie viel „Natur" braucht der Mensch? „Natur" als Erfahrungsraum und Sinninstanz . In: G. Hartung/T. Kirchhoff (Hg.): Welche Natur brauchen wir? Analyse einer anthropologischen Grundproblematik des 21. Jahrhunderts. Freiburg. Alber, S. 249-274.
Gebhard, U. (2016a). Natur und Landschaft als Symbolisierungsanlass. In: U. Gebhard/T. Kistemann. Landschaft – Identität – Gesundheit. Zum Konzept der Therapeutischen Landschaften (S. 151-167). Wiesbaden: Springer VS.
Gesler, W. M.(1992). Therapeutic landscapes: Medical issues in light of new cultural geography. In: Social Science and Medicine 34(7), S. 735-746.
Habermas, T. (1996). Geliebte Objekte. Symbole und Instrumente der Identitätsbildung. Berlin: De Gryuter.
Hellpach, W. (1911, 1977). Geopsyche. Stuttgart: Enke (Erstausgabe 1911).
Hemmati-Weber, M. (1992). Von Menschen und Dingen. Hamburg: Kovacs.
Heubach, F. W. (1987). Das bedingte Leben. Theorie der psychologischen Gegenständlichkeit der Dinge. Ein Beitrag zur Psychologie des Alltags. München: Fink.
Hormuth, S. E. (1990). The ecology of self. New York: Cambridge University Press.
Ittelson, W. H., Proshansky, H. M., Rivlin, L. G., Winkel, G. H. (1977). Einführung in die Umweltpsychologie. Stuttgart: Klett-Cotta.
Ipsen, D. (2006). Ort und Landschaft, Wiesbaden: VS Verlag.
Jacobson, E. (1978). Das Selbst und die Welt der Objekte. Frankfurt/M.: Suhrkamp.
Kearns, R., Gesler, W. (Hrsg.) (1998). Putting health into place: landscape, identity and well being. Syracuse: Syracuse University Press.

Keul, A. G. (Hrg.) (1995). Wohlbefinden in der Stadt. Umwelt- und gesundheitspsychologische Perspektiven. Weinheim: Beltz.

Kistemann, T. (2016). Das Konzept der Therapeutischen Landschaften. In: U. Gebhard/T. Kistemann. Landschaft – Identität – Gesundheit. Zum Konzept der Therapeutischen Landschaften (S. 123-149). Wiesbaden: Springer VS.

Kohut, H. (1973). Narzissmus. Frankfurt/M.: Suhrkamp.

Krampen, M. (1987). Zusammenhänge zwischen Aspekten des Erlebens der nichtmenschlichen Umwelt und Skalen eines Persönlichkeitsinventars. In: Hoffmann, H.-J.: Zeichen – Rezeption und Wandel in Gesellschaft und Massenkommunikation. Hildesheim, Zürich, New York: Olms, S. 233-252.

Kruse, L. (1983). Katastrophe und Erholung. – Die Natur in der umweltpsychologischen Forschung. In: Großklaus, G., Oldemeyer, E.: Natur als Gegenwelt. Karlsruhe: von Loeper Verlag, S. 121-138

Kruse, L., Graumann, C. F. (1978). Sozialpsychologie des Raumes und der Bewegung. In: Kölner Zeitschrift für Soziologie und Sozialpsychologie, Sonderheft 20, S. 177-219.

Langer, S. K. (1969). Philosophie auf neuem Wege. Das Symbol im Denken, im Ritus und in der Kunst. Frankfurt/M.: Fischer.

Lengen, C. (2016a). Places – Orte mit Bedeutung. In: U. Gebhard/T. Kistemann. Landschaft – Identität – Gesundheit. Zum Konzept der Therapeutischen Landschaften (S. 19-29). Wiesbaden: Springer VS.

Lengen, C. (2016b). Place Identity – Zur identitätskonstituierenden Funktion von Landschaft. In: U. Gebhard/T. Kistemann. Landschaft – Identität – Gesundheit. Zum Konzept der Therapeutischen Landschaften (S. 185-199). Wiesbaden: Springer VS.

Lengen, C., Gebhard U. (2016). Zum Identitätsbegriff. In: U. Gebhard/T. Kistemann. Landschaft – Identität – Gesundheit. Zum Konzept der Therapeutischen Landschaften (S. 45-61). Wiesbaden: Springer VS.

Lichtenberg, J. (1991). Psychoanalyse und Säuglingsforschung. Berlin: Springer (englische Erstausgabe New York 1983).

Lorenzer, A. (1983). Sprache, Lebenspraxis und szenisches Verstehen. Psyche 37, S. 97-115.

Mahler, M. S., Pine, F., Bergman, A. (1978). Die psychische Geburt des Menschen. Symbiose und Individuation. Frankfurt/M.: Fischer (Englische Erstausgabe: *The Psychological Birth of the Human Infant*. New York 1975).

Mitscherlich, A. (1965). Die Unwirtlichkeit unserer Städte. Frankfurt/M.: Suhrkamp.

Mitscherlich, A. (1971). Thesen zur Stadt der Zukunft. Frankfurt/M.: Suhrkamp.

Rapaport, D. (1958). The theory of ego autonomy: A generalization. Bulletin of the Menninger Clinic, S. 13-35.

Rosa, H. (2012). Weltbeziehungen im Zeitalter der Beschleunigung. Umrisse einer neuen Gesellschaftskritik, Frankfurt. Suhrkamp.

Searles, H. F. (1960). The nonhuman environment in normal development and schizophrenia. New York: International University Press.

Spitz, R. A. (1972). Vom Säugling zum Kleinkind. Naturgeschichte der Mutter-Kind-Beziehungen im ersten Lebensjahr. Stuttgart: Klett-Cotta (3. Aufl.).

Stern, D. N. (1992). Die Lebenserfahrung des Säuglings. Stuttgart: Klett-Cotta.

Straus, E. (1956). Vom Sinn der Sinne. Berlin, Göttingen, Heidelberg: Springer.

Thrift, N. (1999). Steps towards an ecology of place. Massey, D., Allen, J. & Sarre, P. (Hrsg.), *Human Geography Today* (S. 295-322). Cambridge: Polity.

Williams, A. (2002). Changing geographies of care: employing the concept ofv therapeutic landscapes as a framework in examining home space. In: Social Science and Medicine 55, S. 141-154.
Winnicott, D. W. (1974). Reifungsprozesse und fördernde Umwelt. München, Kindler.
Winnicott, D. W. (1951). Übergangsobjekte und Übergangsphänomene (1951). In: Winnicott, D. W.: Vom Spiel zur Kreativität. Stuttgart 1995: Klett-Cotta, S. 10-36.
Winnicott, D. W. (1990). Der Anfang ist unsere Heimat. Stuttgart: Klett.

Place Identity: Identitätskonstituierende Funktionen von Ort und Landschaft 12

Charis Lengen

Das Erleben und die Entwicklung von Identität haben kollektiv und individuell von Anfang an mit der Beziehung zu Orten bzw. Landschaften zu tun, insbesondere in Krisenerfahrungen die Heimat- und Ortlosigkeit. Das Ausgestoßen- und Ausgeschlossen-Werden, die Erfahrung von außen und innen, von Grenzüberschreitung sind für Individuen, Gruppen und Gesellschaften eine Kernerfahrung, die Identität stiftet. Draußen oder drinnen, zu Hause oder in der Fremde zu sein, ist eine Herausforderung und als solche eine Gelegenheit für Identitätsarbeit (Lengen und Gebhard 2016, in diesem Band Kapitel 4).

Das Drinnen-Sein, Sich-Identifizieren-mit, das Gefühl von Gleich-Sein, aber eben auch das Außen-Sein, Ausgeschlossen- und Wurzellos-Sein, das Gefühl von Anders-Sein können intensiv räumlich erfahren werden, an einem Ort, in einer Landschaft. Das ist das Thema dieses Kapitels. Das Gefühl von Draußen- und Drinnen-Sein, identitätsstiftende Vertrautheits- oder auch Fremdheitserfahrungen sind über unser psychisches Wohl mit Gesundheit verbunden. So kann beispielsweise ein unbekannter Ort Gefühle des Ausgeschlossen-Seins, der Fremdheit wecken, wodurch eine Verunsicherung entsteht und krankmachender Dysstress ausgelöst wird. Oder gerade das Gegenteil: In der Fremde, an einem neuen Ort kann unter Umständen mehr gefunden, ein tieferes „Selbst"-Bewusstsein entwickelt und somit auch Entspannung und Gesundheit erfahren werden, je nachdem, wie der Ursprungsort konstituiert war und welche Entwicklungsmöglichkeiten das neue Setting bietet. Zudem wird im Fremden die Selbst- und Ortsreflexion eher möglich als im bekannten Umfeld. Wer alles hat und nichts in Frage stellt, braucht nicht zu reflektieren und darüber Identität zu entwickeln. Vor allem Grenzerfahrungen ermöglichen und provozieren dies.

Die erholsamen und stärkenden Effekte von *places* auf das kognitive, emotionale und physische Funktionieren sind beschrieben und dokumentiert (Lengen 2016, in diesem Band Kapitel 2). In diesen Kontext ist auch das Konzept der Therapeutischen

Landschaften (Gesler 1992) anzusiedeln. Zentrale theoretische Kategorien, um die es in diesem Kapitel geht, sind die Begriffe *„sense of place"* und *„place identity"* (Tuan 1974; Relph 1976). Gesler (1992) bezieht sich bei der Konzeptualisierung der Therapeutischen Landschaften ausdrücklich auf *sense of place* im Sinne der „Übertragung von moralischer und ästhetischer Wertung einzelner Stätten" und unterstreicht, dass Erlebnisse und positive Bedeutung und Wertung von *places* Menschen auch emotional an *places* binden und zum Erhalt von Gesundheit und Wohlbefinden beitragen (vgl. Macintyre et al. 2002). Die symbolischen Bedeutungen und Wertungen von Landschaften werden als Erfahrungen im Sinne von *sense of place* interpretiert und als Quelle für Gesundheit und Wohlbefinden gesehen (Williams 1998). Wilson (2003) argumentiert sogar, dass *place* ein integraler Bestandteil der Identität und Gesundheit von Individuen und Völkern ist.

Vor diesem Hintergrund beschäftigen wir uns in diesem Kapitel mit den Paradigmen *„place identity"* und *„sense of place"*, die im angelsächsischen Raum in Human- und Gesundheitsgeographie sowie Umweltpsychologie (Tuan 1974; Relph 1976; Gesler 1992; Kearns und Gesler 1998; Williams 2008; Lengen und Kistemann 2012) eine wichtige Rolle spielen. Dazu beziehen wir uns auf Heideggers Positionen zu Bauen und Wohnen (Heidegger 1951), nehmen Bezug auf den Heimatbegriff und zeigen auf, wie individuelle und kollektive Erinnerungsspuren *place identity* konstituieren können und somit *place identity* auch zur Konstruktion des Selbst in der räumlichen Welt wird (Proshansky et al. 1983). Die Identitätsarbeit nach Keupp et al. (2008), die narrative Identität (Bruner 1991) sowie das Kohärenzgefühl nach Antonovsky (1979) werden dabei auf das Konzept der *place identity* bezogen.

Place identity als ein Aspekt von *sense of place*

Space in einen *place* zu transformieren (siehe Lengen 2016, in diesem Band Kapitel 2), ist eine „existenzielle Aktivität" (Hunziker et al. 2007). Durch Wahrnehmung, Erinnerung und Wiedererkennung werden *places* und damit grundlegende menschliche Güter geschaffen: ein Sinn für Zusammengehörigkeit, soziale Integration, Ziele, die dem Leben Bedeutung und Sinn geben (Williams et al. 1992). *Places* haben verschiedene Charakteristika: Sie werden erstens als geographisch determinierte Orte – sogenannte *„locations"* mit genauen Koordinaten (Giddens 1985; Agnew 1987; Cresswell 2004; siehe Lengen 2016, in diesem Band Kapitel 2) verstanden, zweitens sind sie als *„locale"* eine Konzentration von sozialen Verbindungen, Beziehungen sowie sozialen Praktiken (Agnew 1987; Kearns und Gesler 1998), drittens aber sind sie auch als Verdichtungen von Erfahrung und Sinn anzusehen, wodurch wir einen

„sense of place“ entwickeln können (Relph 1976; Agnew 1987; Wilson 2003). Insofern beeinflussen *places* unsere Art zu denken, unser Bewusstsein, unseren Lebenslauf, unsere sozialen Beziehungen, auch unsere Gesundheit und unser Wohlbefinden. Die Interaktion mit *places* führt zur Wahrnehmung und Bildung von mentalen Bildern, Ideen, Konzepten und Symbolen von Orten und Landschaften (Williams 1998), und zwar auf der individuellen wie auch auf der kollektiven Ebene. *Places* werden damit zu Zentren des Seins und der Zugehörigkeit, welche die Menschen mit ihrer Welt verbinden (Relph 1976).

Sense of place kennzeichnet also eine emotionale Verknüpfung von *place* mit Werten, Bedeutungen und Symbolen, die bezüglich des kulturellen, historischen und räumlichen Kontextes bewusst oder unbewusst, aktiv und kontinuierlich konstruiert und rekonstruiert werden (Williams und Stewart 1998). *Sense of place* ist insofern Bedeutung, Intention, Wertung und Stellenwert, die Individuen und Gruppen einem Ort geben (Pred 1983).

Nach Hunziker et al. (2007) ist *„sense of place“* das umfassendste Konzept, das die Beziehung zwischen Menschen und deren lokalen räumlichen Settings beschreibt und andere Konzepte wie *„place attachment“*, *„place dependence“* und *„place identity“* umfasst (Jorgensen und Stedman 2001). *„Place attachment“* wird als positives emotionales Band beschrieben, das sich zwischen Gruppen von Individuen und deren Umwelt entwickeln kann (Altman und Low 1992; Korpela 1989). *„Place dependence“* meint die vom Subjekt wahrgenommene enge Verbindung zwischen ihm oder ihr und dem spezifischen Ort (Stokols und Shumaker 1981). Es zeigt, wie gut bzw. wie zuverlässig ein Setting bei einem gegebenen Angebot von Alternativen die anvisierten Bedürfnisse befriedigen kann. Demnach basiert *place dependence* auf spezifischen, verhaltensgesteuerten Interessen und Zielen und nicht auf einem generellen Affekt wie *place attachment* (Jorgensen und Stedman 2001). *„Place identity“* entspricht aus psychoanalytischer Sicht einem Gefühl des Versorgt- und Sicherseins, des „Gehalten-Seins“ (Winnicott 1974) und des „Urvertrauens“ (Erikson 1959) (siehe ausführlich Lengen und Gebhard 2016; Gebhard 2016, in diesem Band Kapitel 4 und 11), was sich auch in Erikson's „persitierendem Gleichsein mit sich selbst“ (Relph 1976) ausdrückt. Dieses Gefühl des Versorgt- und Sicherseins findet sich in dem von Altman und Low (1992) sowie Korpela (1989) beschriebenen *place attachment* und der von Jorgensen und Stedman (2001) sowie Stokols und Shumaker (1981) erwähnten *place dependence* wieder.

„Place identity“ meint auch jene Aspekte der Identität, die durch die räumliche Umwelt involviert und reflektiert werden sowie ihre soziale und persönliche Bedeutung (Proshansky et al. 1983; Korpela 1989; Buchecker 2005). Damit zielt *place identity* auf eine selbstreflexive Perspektive. Ein passendes und schönes Beispiel dafür ist, wie sich die englische Bildhauerin Barbara Hepworth über ihre Wahr-

nehmung der Landschaft selbst reflektiert und identifiziert. Sie führt ihre Fähigkeit zum „In-Form-Bringen" auf ihren „*sense of landscape*" zurück, der zugleich ihre Kindheit charakterisiert:

> *"All my early memories are of forms and shapes and textures. Moving through and over the West Riding landscape with my father in his car, the hills were sculptures; the roads defined the form. Above all, there was the sensation of moving physically over the contours of fulnesses and concavities, through hollows and over peaks – feeling, touching, seeing, through mind and hand and eye. The sensation has never left me. I, the sculptor, am the landscape"* (zitiert in Bollas 1995, S. 39).

Nach Proshansky et al. (1983) dient *place* als ein externes Gedächtnis für die *place*-bezogenen Aspekte unserer Identität. *Place identity* ist somit die Konstruktion des Selbst in der räumlichen Welt und reflektiert seine Verbindung zu *place* und Umwelt. *Places* und deren Sinnhaftigkeit beeinflussen die Identität in komplexer Art und Weise. Die bisherige Forschung fokussierte auf zwei Funktionen: „*display*" und „*affiliation*". Dabei wird berücksichtigt, wie Menschen *places* gebrauchen, um ihre eigenen Qualitäten sich selbst oder anderen gegenüber zu kommunizieren. Dadurch konstituiert sich eine persönliche Identität, die in der Lebensgeschichte durch Abgrenzung im Raum entsteht und auch in individuellen Gedächtnisspuren verankert ist. Zusätzlich bildet sich eine soziale Identität, die durch kollektives Gedächtnis eine Raumzugehörigkeit oder -abgrenzung definiert. *Place identity* als Teil der Identität einer Person basiert auf Kognitionen über die physische Welt, in der das Individuum lebt. Diese Kognitionen umfassen Erinnerungen, Ideen, Gefühle, Einstellungen, Werte, Präferenzen, Verhaltenskonzepte und Erfahrungen, die mit der Varietät und Komplexität des physikalischen Settings zusammenhängen. Diese umweltbezogenen Kognitionen zeigen sich in der „Umwelt-Vergangenheit" einer Person. Die Vergangenheit beruht auf *places, spaces* und deren Eigenschaften, und zwar im biologischen, psychologischen, sozialen und kulturellen Sinne (Proshansky et al. 1983, S. 59).

Derart harmonisch und einheitlich läuft aber ein Identitätsprozess nicht ab (siehe Abschnitt „*Place identity* und Identitätsarbeit"). Die Bedürfnisse und Wünsche einer Person können nur graduell und durch Variation befriedigt werden. Physische Settings variieren von Zeit zu Zeit und passen dann mehr oder weniger gut mit den Bedürfnissen und Wünschen des Individuums zusammen. In einem Adaptationsprozess entwickeln sich neue Werte, Einstellungen, Gefühle und Glaubenssätze bezüglich der physischen Welt, was zur Konstituierung und Integration der *place identity* eines Individuums führt. Zudem sind in der Entwicklung von *place identity* auch andere Menschen wichtig. *Place identity* ist nicht nur einfach eine Angelegenheit der (kindlichen) Erfahrung mit physischen Settings, sondern natürlich auch eine Funktion davon, was andere Menschen angesichts dieses physischen Settings tun, sagen und denken. Die Fremd- und Selbst-Narrationen über die Orte, über die *location*, das *locale* und über das Erlebte an diesen Orten geben den Orten Bedeutung (siehe Abschnitt „*Place identity* und narrative Identität").

Schließlich sollte man auch nicht annehmen, dass *place identity* eine kohärente und integrierte kognitive Substruktur der „*self identity*" einer Person repräsentiert. Am besten stellt man sich ein Potpourri von Erinnerungen, Konzepten, Interpretationen, Ideen und Gefühlen zu spezifischen physischen Settings und Settingtypen vor. So entwickelt sich eine Art von Patchwork-Identität bezüglich der erlebten Orte (siehe Abschnitt „*Place identity* und Identitätsarbeit"). Die Eigenschaften der *place identity* – worauf diese Kognitionen sich beziehen und wie sie zugeordnet und erzählt werden – variieren zusätzlich mit Geschlecht, Alter, sozialer Schicht und Persönlichkeit eines Individuums. Was sich als *place identity* herausbildet, ist eine komplexe kognitive Struktur, die durch eine Vielzahl von Einstellungs-, Wert-, Gedanken-, Glaubens-, Bedeutungs- und Verhaltenstendenzen sowie emotionale Bindung und physische Verwurzelung charakterisiert ist.

Heimat und Fremde

Das Konzept der Therapeutischen Landschaften thematisiert die Frage, wie und warum individuelle und soziale Aspekte sowie Umweltfaktoren in einer Landschaft, an einem Ort zu einem heilenden Prozess führen können, wie und warum dort Gesundheit entstehen kann (siehe Lengen und Gebhard 2016, in diesem Band Kapitel 4). Dabei bezieht sich Gesler (1992) auf humanistische Themen wie Subjektivität, Individualität, Kreativität, Bedeutung und Werte. Schriften von Heidegger (1927/1951) und Merleau-Ponty (1962, 1967) legen Relph (1976) und Gesler (1992) den Ideen zu *sense of place* zugrunde, und verankern diese im hermeneutischen und phänomenologischen Denken. *Sense of place* wurzelt demnach in subjektiven Erfahrungen, auf die sich das Wohnen an spezifischen Plätzen beziehen.

Places in der Wohnumgebung dienen als externes Gedächtnis unserer *place*-bezogenen Identität. Nach Heidegger (1951) sind „Wohnen" und „Sein" stark aufeinander zu beziehen. Wohnen ist für ihn immer ortsabhängig und ohne Bauen ist Wohnen aus seiner Sicht nicht möglich. Menschen bewohnen die Bauten und so könnten Bauen und Wohnen zueinander wie Mittel und Zweck stehen. Heidegger postuliert das Bauen schon in sich selber bereits als Wohnen. Er leitet dies aus der Sprache ab. „Das althochdeutsche Wort bauen, „buan" bedeutet wohnen. Dies besagt: bleiben, sich aufhalten… Bauen, buan, bhu, beo ist … unser Wort „bin" in den Wendungen: ich bin, du bist, die Imperativform bis, sei. Was heißt denn: ich bin? Das alte Wort bauen, zu dem das bin gehört, antwortet: „ich bin“, „du bist“ besagt; ich wohne, du wohnst. Die Art wie du bist und ich bin, die Weise, nach der wir Menschen auf der Erde sind, ist das Buan, das Wohnen. Mensch sein heißt: als Sterblicher auf der Erde sein, heißt: wohnen“ (Heidegger 1951, S. 39). Da Bauen immer an einem Ort geschieht, geht es also um ein Sein an einem Ort. Somit wird der Ort im Sinne von *place* als Sinn oder Gefühl des Seins erfahren, als ein „Zuhause“, als ein „Hier-wirklich-ich-Sein“ (Relph 1976). Tuan (1974) und Relph (1976) betrachten das Zuhause als das wichtigste Element im Leben, als den zentralen Referenzpunkt einer menschlichen Existenz. Das örtliche „Verwurzelt-Sein“ oder das „Zentriert-Sein“ ist jedoch oft ein unbewusster Zustand, wie Forschungsarbeiten mit psychisch Erkrankten zeigen (Lengen 2015), und kann über einen reflexiven Prozess bewusst gemacht werden (Milligan et al. 2011).

Mit Sein, Bauen und Wohnen eng verbunden ist auch das „Heim“, das Wohnsitz und Heimat bedeutet. Heimat oder englisch „*home*“ stammt vom germanischen „haima“, „haimi“ und dem indogermanischen „kei“ ab, was „liegen“ bedeutet. Der Mensch liegt im Heim, und sein Wohnsitz liegt an einem Ort. Lange wurde der Begriff Heimat als Synonym für Wohnsitz gebraucht. In der Zeit der Industrialisierung, als durch Verstädterung Ländliches verloren ging, entwickelte sich ein Bewusstsein für die Bindung zum Ort, zur „Stadt“ – und Landschaft. Der Begriff Heimat meint seitdem Beziehung zwischen Mensch und Ort. Im allgemeinen Sprachgebrauch wird er auf den Ort angewendet, in den ein Mensch hineingeboren wird und in dem die frühesten Sozialisationserlebnisse stattfinden, die Charakter, Mentalität, Identität und Weltanschauung prägen. In der Heimat können Menschen bauen, wohnen, dasein und in diesem Dasein Sicherheit und Verlässlichkeit erfahren. In dieser Sicherheit und Verlässlichkeit kann ein Ort zu einem Merkzeichen eines tieferen Vertrauens werden: „Heimat als Nahwelt, die verständlich und durchschaubar ist, als Rahmen, in dem sich Verhaltenserwartungen stabilisieren, in dem sinnvolles, abschätzbares Handeln möglich ist – Heimat also als Gegensatz zu Fremdheit und Entfremdung, als Bereich der Aneignung, der aktiven Durchdringung, der Verlässlichkeit“ (Bausinger 1980, S. 20). Menschliche Bedürfnisse nach Identität, Sicherheit und aktiver Lebensgestaltung in einem kulturell gegliederten Territorium werden in der „Heimat“ befriedigt. Heimat und die Auseinandersetzung mit ihr bilden neben anderen Identifikationsfeldern eine Ich-Identität im Eriksonschen Sinne (1959). Buttimer (1980) erweitert den Begriff der *place identity* um die Funktion des Grades, in der die wichtigsten Aktivitäten in oder um das Zuhause stattfinden. Sie postuliert eine Balance zwischen Zuhause und umgebender Geographie oder Horizont der Erreichbarkeit, welche für die Erhaltung der eigenen Identität und des emotionalen Wohlbefindens notwendig seien. Sie versteht in ihrem Ansatz nicht mehr nur das Heim oder „*home*", sondern den über *home* hinaus erweiterten Bewegungsradius eines Individuums als *place identity* stiftend.

Ziehen wir aus der Heimat aus, gehen in die Fremde, orientieren uns räumlich, zeitlich, kulturell, landschaftlich neu, gewinnen wir bewusst oder unbewusst neue Erkenntnisse bezüglich unseres Selbst. „*Insideness*" und „*outsideness*" oder Drinnen-Sein als eine andere Form des Draußen-Seins mehr als alles andere macht *place* dies im Raum sichtbar. „Drinnen-Sein in einem *place*, heißt dazugehören und sich damit identifizieren. Je tiefer drin du bist, desto stärker identifizierst du dich mit dem *place*" (Relph 1976). „Drinnen-Sein heißt, wissen, wo du bist" (Moore et al. 1962, S. 34-35). Dabei gibt es eine Dichotomie von „Sicherheit und Gefahr, Kosmos und Chaos, Eingeschlossen- und Exponiert-Sein oder einfach von Hier und Dort. Von außen blickst du wie ein Reisender aus der Distanz auf den *place*. Als Drinnen-Seiender erfährst du den *place*, bist du umgeben von ihm und bist du Teil von ihm" (Relph 1976, S. 49). Rowles (1983) unterscheidet drei Bedeutungen (*senses*) von *insideness* (übrigens eine Aufteilung, die sehr an Agnews (1987) *location, local* und *sense of place* erinnert, siehe Lengen 2016, in diesem Band Kapitel 2): Erstens „physisches Drinnen-Sein", das auf dem körperlichen Bewusstsein des Individuums für die Umgebung beruht und eine Art von „stillem Wissen" bezüglich der physischen Details eines *places* ausdrückt; zweitens „soziales Drinnen-Sein", das einen Sinn für die Verbindung des Individuums mit einer lokalen Gemeinschaft, dem Wiedererkennen der Integration in einer „sozialen Fabrik" bezeichnet; und drittens „autobiographisches Drinnen-Sein", was eine Art von Verwurzelt-Sein des Individuums in sich selbst und seiner eigenen Geschichte meint. Dieses autobiographische Drinnen-Sein scheint sich durch die Transaktionen und Interaktionen des Individuums mit dem *place* über die Zeit zu entwickeln – ein Modus der Ortsidentifikation, der Sinn für die Zugehörigkeit durch das Erinnern an *places* und deren Beziehungen zum eigenen Lebenslauf voraussetzt und schafft.

Place Identity und narrative Identität

Wie in Kapitel 4 dieses Bandes (Lengen und Gebhard 2016) ausgeführt, helfen uns biographische Kernnarrationen, „Dinge auf den Punkt zu bringen" und dies anderen mitzuteilen. In diesem Sinne wird Identitätsbildung auch durch Selbstnarration erreicht. Während unseres ganzen Lebens gestalten wir unsere Beziehung zur Welt durch und als Narrationen (Bruner 1991, 1997), indem wir alltägliche Interaktion und Erlebtes erzählend bewusst werden lassen und verarbeiten. Somit ist mit der „narrativen Identität" nicht einfach nur ein Aufführen und Erzählen eines Lebenslaufes gemeint, sondern ein „grundlegender Modus der sozialen Konstruktion von Wirklichkeit" (Keupp et al. 2008). In diesem Sinne wird *place identity* auch über Erzählungen immer wieder erinnert, wiedererzählt und neu entwickelt, beispielsweise, wenn ein Mann am Fluss steht, sich an seine Kindheit am Fluss erinnert und sich selbst erzählend wiederfindet. Der Kindheitsort, sein *place* und seine Autobiographie sind tief verbunden durch die Sprache. Sarbin (1983) postuliert deswegen einen Sinn der Verortung durch einen symbolischen Prozess von „*emplotment*", einer Form von Selbstkreation, wobei die *person-place*-Beziehung in eine glaubhafte Selbsterzählung transformiert wird. Dieser Prozess findet unbewusst täglich statt, wenn wir einander erzählen, wo wir wann was gemacht oder erlebt haben.

Das von Proshansky et al. (1983) gemeinte Potpourri von Erinnerungen, Konzepten, Interpretationen, Ideen und dazugehörigen Gefühlen, das *place identity* ausmacht, ist geprägt von Narrationen. Konzepte, Interpretationen und Ideen können nur durch Sprache, Erzählung und deren Reflexion entstehen. Dazu brauchen wir einen interpersonalen Konversationsraum (Danziger 1997). Kinder lernen Sprache in der Interaktion mit den Eltern, Geschwistern und Freunden. Später können sie in sich selbst Sprache abstrahieren und Ideen entwickeln. Die Narration bleibt dabei zentral im Realitätsabgleich. Und so wird *place identity* konstituiert als etwas, was die Menschen im Gespräch gemeinsam entwickeln: eine soziale Konstruktion, die angelehnt an die Ortsverbundenheit eine Sinngebung ermöglicht. Die Narration verbindet das individuelle und kollektive Gedächtnis bezüglich eines *place* und bildet so eine Brücke zwischen individuellem und kollektivem Selbstsinn. Nach Tuan (1991) bindet die Sprache Menschen an einen Ort. Es ist die Erzählung, die die alltäglichen Erfahrungen von „*self-in-place*" formen und verändern, mehr noch, es geschieht durch Sprache, dass Orte selbst imaginativ konstituiert werden und damit zum Merkzeichen werden, „wer wir sind". Insofern haben Orte zentral etwas mit unserer Identität zu tun, erzeugen und symbolisieren diese. Diese so verstandene Konstruktion des *places* ist eine symbolische Ressource (vgl. Lengen 2016, in diesem Band Kapitel 2), die wir in verschiedensten sozialen Aktionen brauchen. Aber nicht nur gestalten wir über *place*-Narrationen unsere Identität, auch wir selbst und unsere Erzählungen werden über rhetorische, kulturelle, ideologische Traditionen geprägt. Dies geschieht wiederum durch Narrationen (Billig 1987; Agnew und Corbridge 1995). Hier finden wir einen Bezug zu räumlichen Dimensionen von Nationalismus, die einer Gruppe *place identity* gibt (Rose 1996). Gerade im Nationalismus werden Bilder und Erzählungen von Orten – das Vaterland – genutzt, um Gruppen zu verbinden, ihnen dieselbe *place identity* zu geben. Diese kollektiven Identitäten sind typischerweise geprägt von den symbolischen Kontrasten zwischen „unserem Raum" und „ihrem Raum" und werden durch Kategorisierung und Gegensätze aufrecht erhalten – „marginal-zentral", „primitiv-zivilisiert" (Shields 1991).

Um der *place identity* auf die Spur zu kommen, werden in der Gesundheitsgeographie wie in entsprechenden Forschungsbereichen der Soziologie und Psychologie in qualitativen Studien oft autobiographische Erzählungen genutzt, um *„storied knowledge"* zu erhalten (Milligan et al. 2011). In diesem Prozess wird den frei Erzählenden und dem Zuhörer in einem reflexiven Prozess die Bedeutung von *place* und *place identity* bewusst. Die Verortung (im wirklichen Sinne des Wortes) von Erzählungen konstituiert unsere Autobiographie und damit unser Identitätsgefühl, was als Bindeglied zwischen Wohlbefinden, Gesundheit und *place* gesehen werden kann (Milligan et al. 2011). Wie Chouinard (2012) aufgrund von autobiographischen Narrationen von Personen mit einer bipolaren Störung beschreibt, sind die Narrationen immer auch durch die Stimmung und den psychischen Zustand des Erzählenden gefärbt. So kann derselbe Ort als ver-rückt, Angst einflößend, Traurigkeit auslösend wahrgenommen und erzählend wiedergegeben werden oder er löst Glücksgefühle und risikoreiches Verhalten aus. Dann gibt es wiederum Personen, die berichten, dass sie unterschiedliche Orte je nach Stimmungen bevorzugen (Lengen 2015). Indem diese Orte durch das Erlebte und Erzählte emotional aufgeladen werden, wirken sie sich auf das Wohlbefinden aus.

Place Identity und Identitätsarbeit

Place identity ist ein aktiver Entwicklungsprozess. Menschen gewinnen Identität im Umgang mit den physischen und soziokulturellen Aspekten von *places*. Gleichzeitig wird ihre Identität durch die Interaktion mit dem *place* konstruiert. *Place identity* wird in und verknüpft mit *places* entwickelt und ständig erneuert. Identität entwickelt sich nicht automatisch. Handlungen, Rollen und Verantwortung kreieren kontinuierlich Identität (Cutchin 1997). In diesem Zusammenhang findet auch Antonovskys (1979) Ansatz des *„sense of coherence"* Platz (siehe Lengen und Gebhard 2016; Hornberg 2016; Kistemann 2016; in diesem Band Kapitel 4, 5 und 9). Durch Sinnhaftigkeit oder Bedeutsamkeit (*meaningfulness*), Machbarkeit oder Handhabbarkeit (*manageability*) und Verstehbarkeit (*comprehensibility*) kann ein *place* angeeignet werden, kann mit ihm interagiert werden, können auch Veränderungen seien sie vom Individuum ausgehend, von der Gesellschaft oder vom Ort selbst adaptiert und integriert werden. Ein Individuum mit einem ausgeprägten Kohärenzgefühl kann auch in Zeiten der Veränderung gesund bleiben (Antonovsky 1979).

Der permanente Wechsel und das Patchwork, das gerade in der Postmoderne durch Globalisierung, Mobilität und permanente Erreichbarkeit entsteht, entwickelt neue Identitätskonstruktionen, weniger einheitliche *locations, locales* und *sense of place,* sondern eine Vielfalt von *locations, locales* und *senses of places,* die durch *flows* und *relations* den herkömmlichen Sinn für einen Ort erweitern und neue Bedeutungen und Symbole generieren. Dies ergibt dann in Anlehnung an Keupp et al. (2008) ein Patchwork von *place identities.*

In unserer immer „schnelleren" Zeit findet durch Beschleunigung eine „Zeit-Raum-Kompression" statt (Massey 1991). Im globalen Dorf, in der schnellen Überwindung räumlicher Grenzen beginnt uns auch der Begriff des Ortes zu verschwimmen. Verunsicherung entsteht, was denn für uns heute noch „Ort" ist und welchen Bezug wir dazu haben. Ist dann *place* noch *location, locale* und *sense of place*? Wir bewegen uns, durchmischen unsere Örtlichkeiten, haben in unserem Leben gleichzeitig zwei, drei Lebensschwerpunkte und kommunizieren über World Wide Web, Facebook, Twitter und andere digital-soziale Medien, bei denen physische Örtlichkeit kaum mehr eine Rolle spielen und ein *sense of place* in neuer Art und Weise gebildet werden muss. Ob der dann dieselbe identitätsstiftende Potenz hat, wie ein *sense of place* für einen herkömmlichen Ort, den wir Heim oder Heimat genannt haben, stellt sich heute immer mehr die Frage. Unser abendländisches Ideal von einem Ort, der zugleich geprägt ist durch eine kohärente und homogene Gruppe, bildet einen Kontrast zur heutigen Fragmentierung und Zerrissenheit (Massey 1991). Auch hier wird wieder der Wunsch nach Kohärenz, wie er im Begriff Identität zu finden ist (idem = derselbe, der gleiche), deutlich.

Schon früher gab es Nomadentum, gab es durch Krieg Zerstörung von Heimat und dadurch Migrationen. Man denke nur an die Bewegungen in Europa, die durch zwei Weltkriege des 20. Jahrhunderts ausgelöst wurden. Gerade nach dem Zweiten Weltkrieg wurde das Bedürfnis nach „Heimat" groß, wurden *places* und *spaces* in unserer Vorstellung als stabil betrachtet und – da wir innerhalb einer Generation viel vergessen (Keller-Lengen et al. 1998) – somit auch als „normal", als „immer so gewesen", als „gegeben" betrachtet. In dieser Vorstellung haben Naturkatastrophen und Kriege keinen Platz. Die Angst, durch „*flow*" Kultur und Identität und damit auch unsere *places* zu verlieren (Kaufmann 2005), kann Ursache sein für unseren Wunsch, uns um *places* und Heimat zu kümmern.

Sitzen wir vielleicht beim Thema *sense of place* und *place identity,* in der Diskussion um Heimat einer Illusion auf – einem Wunsch nach Ruhe und Sicherheit? Gibt es als Gegenpol auch ein „progressives Ortsbewusstsein", das nicht eingrenzend und defensiv, sondern nach außen gerichtet ist (Massey 1991) und das natürliche Veränderungen (seien sie in der Umwelt oder innerpsychisch) akzeptiert? Durch Veränderungen entstehen Unsicherheit und Beunruhigung, das unangenehme

Gefühl von Verletzlichkeit. In der Kohärenz konstituierenden Identitätsarbeit mobilisieren wir Kräfte, die Balance und Homogenität (Damasio 1999) sichern helfen, damit wir gesund bleiben. Und so interpretieren wir *place identity* als ständige Suche nach Beständigkeit und Sicherheit sowie als kreativen Prozess inmitten ständiger Bewegung und Veränderung. Immer wieder kreieren wir eine Verwurzelung neu. Vielfältige *place identities* können als Bereicherung betrachtet werden, aber auch als Quelle von Konflikten. Eine nahtlose, kohärente *place identity* ist wohl eine Illusion.

Die Identifizierung von sozialen Gruppen mit einem Ort kann auch problematisch werden. Über verschiedene Jahrhunderte können sich mehrere Gruppen mit einem Ort, einem Territorium identifizieren und dies mit *place identity* besetzen (siehe z. B. Israel/Palästina), dann wieder andere mit Freundesnetzwerken aufgrund gemeinsamer Interessen, zwar an einem Ort sein, diesen aber wenig mit Bedeutung belegen. Oder Menschengruppen verlassen traditionelle Orte, um sich an anderen wieder neu zusammenzufinden, „die Geschichte ihrer Gruppe neu [zu] bestimmen und ihre ethnischen „Projekte" um[zu]definieren" (Appadurai 1990). An einem Ort kann nicht ein einheitliches Ortsbewusstsein herrschen, da es sich immer um eine Mischung von individuellen und kollektiven Erinnerungen und Bedeutungen handelt. Denn Gruppen sind im Globalisierungsprozess nicht länger auf bestimmte Territorien fixiert. Sie verfügen über ein Bewusstsein ihrer eigenen Geschichte. Individuelle Geschichte wird heute oft stärker gewertet als kollektive und Gruppen sind somit auch keineswegs kulturell homogen. Orte oder *places* geben somit immer auch Möglichkeiten, im Konflikt, im Widerstand, in der Grenzüberschreitung am Patchwork „Identität" zu arbeiten und die Sehnsucht nach dem sicheren „*hortus conclusus*" zu desillusionieren.

Fazit

Wir haben *place identity* vor dem Hintergrund philosophischer, narrativ-psychologischer und soziologischer Identitätskonstrukte diskutiert. Es zeigen sich verschiedene Stränge, die sich durch den Diskurs ziehen.

Erstens gibt es im „Daheim-Sein", im „Bei-sich-Sein", im „An-einem-Ort-Sein", im „Drinnen-Sein" einen identitätskonstituierenden Akzent, der freilich im „Draußen-Sein", im „In-die-Fremde-Gehen" einen Gegenpol hat. Diese Dimension des Bedürfnisses nach Heimat und deren Verlust in der Fremde ist verständlicherweise ein Thema gerade nach dem Zweiten Weltkrieg, als in Europa ein großes Bedürfnis nach Ruhe, Stabilität und Sicherheit herrschte und die Angst, dies in der Fremde oder durch Fremde zu verlieren, groß war.

Zweitens ist bezüglich *place identity* eine Entwicklung von der Moderne zur Postmoderne auszumachen. Aus der Enge der modernen Kleinfamilie und mit wachsendem Wohlstand entwickelte sich in den westlichen Ländern das Bedürfnis, in „die Fremde" zu gehen (z. B. Ferienreisen ans Mittelmeer oder Studienreisen nach Übersee) und im „Draußen-Sein" Identität zu entwickeln und zu stärken. Im Rahmen der Globalisierung wird durch die Vielfalt sozioökonomischer Möglichkeiten, multikulturellen Zusammenseins und neuer regional-räumlicher Interaktionen das „An-einem-Ort-Sein" aufgeweicht und das an „Vielen-Orten-Sein" ausprobiert und etabliert. Diese „Ein-Ort"-"Viel-Ort"-Dimension wird durch neue Erlebnisräume und Denkweisen ermöglicht. Orte werden durch die neuen Kommunikationsmöglichkeiten relational. Wichtig werden die Verbindungen, die *flows* zwischen den *places*, der Inhalt, der über verschiedene Medien zwischen *places* hin und her geht, und die Möglichkeit, sich ein Patchwork an *places* und Identitäten anzueignen.

Diese Aspekte spielen drittens in der Wahrnehmung, der Aneignung, der Wiedererkennung und Identitätsentwicklung von Orten eine wichtige Rolle. In den heutigen Patchwork-Identitäten wird jeder für sich einen „stabilen Hintergrund", wie z. B. eine Landschaft, für die Selbstentwicklung suchen und als Projektionsfläche gewisser symbolischer Aspekte brauchen. In diesem Prozess ist das Erzählen, sind die *place*-Narrationen, in der sozialen Interaktion zur Symbolbildung und Selbstentwicklung identitätskonstituierend und bringen uns Schritt für Schritt in unserer Suche nach unserem Sein weiter. Diese Selbstentwicklung, eingebunden in unsere menschliche und nicht-menschliche Umwelt, ist mehr oder weniger mit Eustress oder Dysstress verbunden und führt auf verschiedene Art und Weise zu Wohlbefinden und Gesundheit oder lässt uns eben krank werden, wenn wir identitätskonstituierenden Entwicklungen wie die der *place identity* nicht nachgehen können.

Literatur

Agnew, J., & Corbridge, S. (1995). *Mastering space: Hegemony, territory and international political economy.* London: Sage.

Agnew, L. (1987). *Place and Politics: The Geographical Mediation of State and Society.* Boston: Allen and Unwin.

Altman, I., & Low, S. (1992). *Place attachment.* New York: Plenum Press.

Antonovsky, A. (1979). *Health, stress and coping.* San Francisco: Jossey-Bass Publishers.

Appadurai, A. (1990). Disjuncture and difference in the global cultural economy. *Theory, Culture and Society 7,* 295-310.

Bausinger, H. (1980). Heimat und Identität. In K. Köstlin, & H. Bausinger (Hrsg.), *Heimat und Identität. Probleme regionaler Kultur* (S. 9-24). Neumünster: Wachholtz.
Billig, M. (1987). *Arguing and thinking: A rhetorical approach to social psychology.* Cambridge: Cambridge University Press.
Bollas, C. (1995). *Being a Character. Psychoanalysis and Self Experience.* New York: Hill and Wang.
Bruner, J. (1991). The Narrative Construction of Reality. *Critical Inquiry, 18(1),* 1-21.
Bruner, J. (1997). *Sinn, Kultur und Ich-Identität.* Titel der Originalausgabe *Acts of meaning.* 1990. Übersetzung von W. K. Köck. Heidelberg: Carl-Auer-Systeme, Verlag und Verlag Buchhandlung.
Buchecker, M. (2005). Public place as a resource of social interaction. In P. Turner & E. Davenport (Hrsg.), *Space, spatiality and technology* (S. 79-96). Dordrecht: The Netherlands Springer.
Buttimer, A. (1980). Home, reach, and the sense of place. In A. Buttimer, & D. Seamon, (Hrsg.), *The human experience of space and place.* (S. 166-187). New York: Sr. Martin's Press.
Chouinard, V. (2012). Mapping bipolar worlds: Lived geographies of 'madness' in autobiographical accounts. *Health & Place 18(2),* 144-51.
Cresswell, T. (2004). *Place. A short introduction.* Malden, Oxford, Victoria: Blackwell Publishing.
Cutchin, M. P. (1997). Community and self: Concepts of rural physician integration and retention. *Social Science & Medicine 44(11),* 1661-1674.
Damasio, A. R. (1999). *The Feeling of What Happens. Body and Emotion in the Making of Consciousness.* Orlando, Austin, New York, San Diego, London: A Harvest Book, Harcourt.
Danziger, K. (1997). The varieties of social construction. *Theory and Psychology 7,* 400-416.
Erikson, E. H. (1959). *Identity and the Life Cycle.* New York: International Universities Press.
Gebhard, U. (2016). Zum Zusammenhang von Persönlichkeitsentwicklung und Landschaft. In U. Gebhard, & T. Kistemann (Hrsg.), *Landschaft – Identität – Gesundheit. Zum Konzept der Therapeutischen Landschaften* (S. 169-184). Wiesbaden: Springer VS.
Gesler, W. M. (1992). Therapeutic landscapes: Medical issues in light of new cultural geography. *Social Science and Medicine 34(7),* 735-746.
Giddens, A. (1985). Time, space and regionalization. In D. Gregory, & J. Urry (Hrsg.), *Social Relations and Spatial Structures* (S. 265-295). New York: St. Martin's Press.
Heidegger, M. (1927). *Sein und Zeit.* Unveränderter Nachdruck (1953, 2006) der 15. Gesamtausgabe. Tübingen: Max Niemeyer Verlag.
Heidegger, M. (1951). Bauen Wohnen Denken. In S. Hauser, C. Kamleithner, & R. Meyer (Hrsg.) (2013), *Architekturwissen. Grundlagentexte aus den Kulturwissenschaften. Zur Logistik des sozialen Raums* (S. 38-48). Bielefeld: Transkript Verlag (Unveränderter Nachdruck).
Hornberg, C. (2016). Gesundheit und Wohlbefinden. In U. Gebhard, & T. Kistemann (Hrsg.). Landschaft – Identität – Gesundheit. Zum Konzept der Therapeutischen Landschaften (S. 63-69). Wiesbaden: Springer VS.
Hunziker, M., Buchecker, M., & Hartig, T. (2007). Space and Place – Two Aspects of the Human-landscape Relationship. In F. Kienast, O. Wildi, & S. Ghosh (Hrsg.), *A Changing World, Challenges for Landscape Research* (47-62). Dordrecht: Springer Landscape Series 8.
Jorgensen, B. S., & Stedman, R. C. (2001). Sense of place as an attitude: Lakeshore owners attitudes toward their properties. *Journal of Environmental Psychology 21,* 233-248.
Kaufmann, S. (2005). *Soziologie der Landschaft.* Wiesbaden: VS Verlag für Sozialwissenschaften.

Kearns, R.A., & Gesler, W. (1998). Introduction. In R. Kearns, W. Gesler (Hrsg.), *Putting Health into Place. Landscape, Identity and Well-Being* (S. 1-13). Syracuse: Syracuse University Press.

Keller-Lengen, C., Keller, F., & Ledergerber, R. (1998). *Die Gesellschaft im Umgang mit Lawinengefahren. Arbeitsbericht NFP 31 (Nationales Forschungsprogramm 31), Fallstudie Graubünden*. Zürich: vdf Hochschulverlag AG der ETH Zürich.

Keupp, H., Ahbe, T., Gmür, W., Höfer, R., Mitzscherlich, B., Kraus, W., & Straus, F. (2008). *Identitätskonstruktionen. Das Patchwork der Identitäten in der Spätmoderne*. Reinbek bei Hamburg: Rowohlt.

Kistemann, T. (2016). Das Konzept der Therapeutischen Landschaften. In U. Gebhard, & T. Kistemann (Hrsg.), *Landschaft – Identität – Gesundheit. Zum Konzept der Therapeutischen Landschaften* (S. 123-149). Wiesbaden: Springer VS.

Korpela, K.M. (1989). Place-identity as a product of environmental self-regulation. *Journal of Environmental Psychology 9*, 241-256.

Lengen, C. (2015). The effects of colours, shapes and boundaries of landscapes on perception, emotion and mentalising processes promoting health and well-being. *Health & Place 35*, 166-177.

Lengen, C., & Gebhard, U. (2016). Zum Identitätsbegriff. In U. Gebhard, & T. Kistemann (Hrsg.), *Landschaft – Identität – Gesundheit. Zum Konzept der Therapeutischen Landschaften* (S. 45-61). Wiesbaden: Springer VS.

Lengen, C., & Kistemann, T. (2012). Sense of place and place identity: Review of neuroscientific evidence. *Health & Place 18(5)*, 1162-1171.

Lengen, C., (2016a). *Places*: Orte mit Bedeutung. In U. Gebhard, & T. Kistemann (Hrsg.), *Landschaft – Identität – Gesundheit. Zum Konzept der Therapeutischen Landschaften* (S. 19-29). Wiesbaden: Springer VS.

Macintyre, S., Ellaway, A., & Cummins, S. (2002). Place effects on health: how can we conceptualise, operationalize and measure them? *Social Science & Medicine 55*, 125-139.

Massey, D. (1991). A Global Sense of Place. In D. Massey (Hrsg.), *Space, Place and* Gender (S. 146-156). Cambridge: Polity Press.

Merleau-Ponty, M. (1962). *The Phenomenology of Perception*. London: Routledge and Kegan Paul.

Merleau-Ponty, M. (1967). *The Structure of Behaviour*. Boston: Beacon Press.

Milligan, C., Kearns, R., & Kyle, R.G. (2011). Unpacking stored and storied knowledge: Elicited biographies of activism in mental health. *Health & Place 17*, 7-16.

Moore, C.W., Lyndon, D., Quinn, P., & Van der Ryfl, S. (1962). Towards Making Places. *Landscape*, 31-41.

Pred, A. (1983). Structuration and place: on the becoming of sense of place and structure of feeling. *J. Theor. Soc. Behav. 13*, 45-68.

Proshansky, H., Fabian, A.K., & Kaminoff, R. (1983). Place identity: Physical world socialization of the self. *Journal of Environmental Psychology 3*, 57-83.

Relph, E. (1976). *Place and Placelessness*. London: Pion.

Rose, G. (1996). Place and identity: A sense of place. In D. Massey & P Jess (Hrsg.), *A place in the world?* (S. 87-132). Oxford: Oxford University Press.

Rowles, G.D. (1983). Place and personal identity in old age: Observations from appalachia. *Journal of Environmental Psychology 3*, 299-313.

Sarbin, T.R. (1983). Place identity as the component of an addendum. *Journal of Environmental Psychology 3*, 337-342.

Shields, R. (1991). *Places on the margin: Alternative geographies of modernity.* London: Routledge.
Stokols, D., & Shumaker, S. A. (1981). People in places: A transactional view of settings. In J. H. Harvey (Hrsg.), *Cognition, social behavior, and the environment* (S. 441-488). Hillsdale New York: Lawrence Erlbaum Associates.
Tuan, Y.-F. (1974). Topophilia: A study of environmental perception, attitudes and values. Englewood Cliffs NY: Prentice-Hall.
Tuan, Y.-F. (1991). Language and the Making of Place: A Narrative-Descriptive Approach. *Annals of the Association of American Geographers 81(4)*, 684-696.
Williams, A. (1998). Therapeutic landscapes in holistic medicine. *Social Science & Medicine 46(9)*, 1193-1203.
Williams, A. (2008). *Therapeutic Landscapes.* Farnham, Burlington: Ashgate's Geographies of Health Series, Ashgate Publishing Company.
Williams, D. R., & Stewart, S. I. (1998). Sense of place: An elusive concept that is finding a home in ecosystem management. *Journal of Forestry 96(5)*, 18-23.
Williams, D. R., Patterson, M. E., & Roggenbuck, J. W. (1992). Beyond the commodity metaphor: Examining emotional and symbolic attachment to place. *Leisure Sciences 14(1)*, 29-46.
Wilson, K. (2003). Therapeutic landscapes and First Nations peoples: an exploration of culture, health and place. *Health & Place* 9, 83-93.
Winnicott, D. W. (1974). Fear of Breakdown. *International Review of Psycho-Analysis 1*, 103-107.

Neurowissenschaftliche Befunde zur Raumaneignung

13

Charis Lengen und Thomas Kistemann

Im Bericht ‚*The Science of Geography*' der US-amerikanischen *National Academy of Sciences* (NAS) und des *National Research Council* (NRC) wurde 1965 angeregt, dass das *sense of place* Paradigma – „eine Verbindung von Territorialsinn, physischer Ausrichtung und Distanz, die im menschlichen Geschlecht sehr tief verwurzelt sind" (NAS-NRC 1965, S. 7) – auch aus einer neurobiologischen Perspektive erforscht werden sollte. Der NAS-NCR Bericht betonte, dass beim Menschen wenig bezüglich *sense of place* bekannt ist: „Seine Geheimnisse sind uns aufgrund unseres Unwissens bezüglich des Nervensystems noch verschlossen. Eines Tages, wenn wir mehr über das Nervensystem wissen, könnte ein vielleicht revolutionärer Input die Geographie in ihrer deskriptiven Analyse des *sense of place* bereichern" (NAS-NCR 1965, S. 67).

Unter Berücksichtigung der neurowissenschaftlichen Fortschritte in den letzten Jahrzehnten interessiert uns, inwiefern dieses neue Wissen sowie neue neurowissenschaftliche Ansätze zum besseren Verständnis von *sense of place* und *place identity* beitragen können (Lengen und Kistemann 2012). Der Fortschritt seit den 1960er Jahren in Elektrophysiologie, Genanalyse und Molekularbiologie, Neuroimaging und anderen bildgebenden Verfahren sowie ausgeklügelten, experimentellen Techniken der kognitiven Psychologie brachte fundamentale Einsichten darüber, wie das Hirn seine vielen Millionen Nervenzellen steuert, um Verhalten zu produzieren, und wie diese Zellen durch die Umgebung beeinflusst werden. Ziel der Neurowissenschaften ist es, die biologische Basis von Bewusstsein und mentalen Prozessen zu verstehen, durch welche wir wahrnehmen, handeln, lernen und erinnern" (Kandel et al. 2000). Bei der Untersuchung des neurobiologischen Hintergrunds von *sense of place* und *place identity* sind die kognitiven und emotionalen Ebenen besonders interessant. Werden wir durch die Umwelt kognitiv und emotional stimuliert, spielen Modalität, Qualität und Intensität, die Zeitstruktur und eben der Ort eine wichtige Rolle.

Im Sinne des zitierten NAS-NRC Statements wollen wir den phänomenologischen und hermeneutischen Ansatz von *sense of place* und *place identity* (Lengen

2016b, in diesem Band Kapitel 12) mit jenen neurowissenschaftlichen Erkenntnissen zusammenzubringen, die für das Verständnis von *sense of place* und *place identity* und deren Bedeutung für Gesundheit und Wohlbefinden wichtig sind.

Eine systematische Meta-Analyse der Begriffe *sense of place* und *place identity* in der neurowissenschaftlichen Literatur ergab kein brauchbares Ergebnis. Deshalb wurden aus ausgewählter Literatur zu *sense of place* und *place identity* (Tuan 1974; Relph 1976; Ulrich 1981, 1983, 1986, 1991; Kaplan und Kaplan 1998) aufgrund einer Kodierungsanalyse (Strauss und Corbin 1990) zehn Dimensionen extrahiert: Verhalten, Körper, Emotion, Aufmerksamkeit, Wahrnehmung, Gedächtnis, Orientierung, Spiritualität, individuelle Bedeutung/Werte, kulturelle/soziale Bedeutung/Werte. Diese zehn Dimensionsbegriffe wurden in Kombination mit dem Begriff „*place*" (Lengen 2016a, in diesem Band Kapitel 2) in einer neurowissenschaftlichen Literaturrecherche abgefragt. Vor allem die Dimensionen Gedächtnis, Wahrnehmung, Orientierung, Aufmerksamkeit, Emotion und Verhalten erwiesen sich im Zusammenhang mit Raumerfahrungen als ergiebig, und zwar auf der Ebene der einzelnen Neuronen, auf der Ebene der Hirnstruktur und der Hirnregionen sowie auf der Ebene des Hirnnetzwerks (Lengen und Kistemann 2012).

Aktuelle neurowissenschaftliche Erkenntnisse in der Raumaneignung beruhen auf neuropsychologischen und neurobiologischen, theoretischen und empirischen Ansätzen. Die neuropsychologische Forschung bezüglich Raumerfahrung basiert auf Experimenten mit und Befragungen von Menschen. Im Gegensatz dazu findet die neurobiologische Forschung hauptsächlich auf der Basis von Tierexperimenten statt. Aber auch die Erforschung menschlicher Hirnläsionen liefert neurobiologische und vor allem neuroanatomische Erkenntnisse bezüglich neuropsychologischer Funktionsweisen. Die Techniken des Neuroimagings, insbesondere der funktionellen Magnetresonanztomographie (fMRT) und die Visualisierung der Elektroenzephalographie (EEG), sind unentbehrliche Instrumente, um Hirnprozesse darzustellen, zu analysieren und zu interpretieren.

Im Folgenden stellen wir die Interaktion zwischen *place* und Hirn dar, ausgehend von der Wahrnehmung und Kodierung eines Stimulus bis hin zu dessen Wiedererkennung und Repräsentation. Obwohl unsere Ergebnisse bezüglich der *sense of place/place identity*-Dimensionen auf dem Begriff *place* beruhen, werden wir in der Präsentation der Resultate nicht von *place*, sondern von „Raum" sowie von „Raumaneignung und -erfahrung" sprechen, da in den Neurowissenschaften nicht explizit zwischen *space* und *place* unterschieden wird. Erst wenn durch die gefundenen Ergebnisse ein Link zu *sense of place* und *place identity* hergestellt wird, werden wir den *place* Begriff wieder nutzen. Zuerst konzentrieren wir uns darauf, wie Raum wahrgenommen und verarbeitet wird, wie Rauminformationen gelernt und kodiert werden, um kognitive Karten herzustellen, und dann zeigen wir, wie während eines späteren Navigationsprozesses und Erinnerns an Erfahrungen diese räumlichen Informationen aus dem Gedächtnis abgerufen werden. Wir konzentrieren uns dabei mehr auf die Hirnprozesse als auf die neuroanatomischen Details.

Kodierung von Umweltinformationen im Wahrnehmungs- und Gedächtnissystem

Die Interaktion von Mensch und Umwelt wird in verschiedenen neuronalen Prozessen reflektiert. Basierend auf unseren fünf Sinnen (Sehen, Hören, Riechen, Schmecken, Tasten) und anderen Perzeptionssystemen (Gleichgewichtssystem, Tiefensensibilität, Vibrations-, Temperatur- und Schmerzsinn) ent- und verschlüsselt unser Wahrnehmungs- und Gedächtnissystem Umweltinformationen. Um nicht wegen der Verschaltungskomplexität der neuronalen Sinnesprozesse und des bezüglich der Sinne unterschiedlichen Forschungsstandes die Übersicht zu verlieren, werden wir uns im Folgenden hauptsächlich auf das visuelle System beschränken. Abhängig von unserem physischen und emotionalen Zustand sowie unserer Aufmerksamkeit nehmen wir während der eigentlichen Interaktion mit der Umwelt mehr oder weniger bewusst Objekte und deren Hintergrund von Szenen, Orten, Plätzen und Landschaften sowie Grenzen, Landmarken, vertikale und horizontale Linien, Distanzen, Geometrien, Merkmale und Formen von Orten und Landschaften wahr. Als Resultat des Entschlüsselungsprozesses eines visuellen Raumstimulus in der visuellen Hirnrinde (Kortex, Abb. 1, Nr. 1) und eines anschließenden visuellen Konvertierungsprozesses (dorsaler und ventraler Strom, inferiorer temporaler Kortex (Abb. 3, Nr. 2)) wird, moduliert durch Aufmerksamkeit (Hölscher et al. 2003) und Emotion (Waring und Kensinger 2011), im Hippocampus (Abb. 1, Nr. 3) eine Repräsentation der Umwelt abgebildet.

Der Hippocampus ist ein Teil des limbischen Systems und eine Schlüsselkomponente des räumlichen Memorierens und Lernens (Kentros et al. 2004; Moser und Moser 2009; McHugh und Bannerman 2010; Martig und Mizumori 2010). Er reagiert auf Inputs der sensorischen Rauminformation und speist sie in die funktionalen Verbindungen zu wichtigen subcortikalen Arealen (Abb. 1, Nr. 4-7), aber auch zum präfrontalen Kortex (Abb. 1, Nr. 8) ein. Diese spielen eine zentrale Rolle in der Verhaltenskontrolle (Bast 2011) wie auch in der Planung und Vorstellung möglicher Bewegungen (Burgess 2008). Im Hippocampus wurden spezifische Neuronen identifiziert, die neuronale Korrelate zum räumlichen Gedächtnis darstellen (O'Keefe und Dostrovsky 1971), die sogenannten *place cells*. Ein Umweltreiz definiert das räumliche Aktivitätsfeld dieser *place cells* und weiterer Zellen, die für räumliche Stimuli zuständig sind (siehe unten). Die Aktivität der *place cells* wird vor allem durch die Interaktion mit Umweltgrenzen ausgelöst (Taube 1998).

Nach einer ersten Exposition gegenüber einer neuen Umwelt werden neue *place-cell*-Felder innerhalb weniger Minuten etabliert. Indem die *place cells* feuern, werden Orte bezüglich ihrer Lage in der Umgebung repräsentiert (O'Keefe und Dostrovsky 1971; Ramos 2001; Kentros et al. 2004; Knierim 2009; Moser und Moser 2009; Martig und Mizumori 2010). Wenn einzelne visuelle Reize verschoben oder entfernt wurden, veränderte sich bei Ratten, die ein quadratisches Zimmer erkundeten, auch das zugehörige *place-cell*-Feld. Sheynikhovich und Arleo (2010) konnten Interaktionen zwischen Landmarken und geometrischen Stimuli während des räumlichen Lernens modellieren. Unterschiedliches räumliches Lernen aktiviert unterschiedliche Hirnareale: Landmarken sind mit Aktivierung des Striatum, Grenzen mit Aktivierung des Hippocampus korreliert (Burgess et al. 2007).

Mit dem Hippocampus interagieren viele andere Hirnareale. Über den entorhinalen Kortex (Abb. 1, Nr. 9), welcher bei weitem die stärkste Verbindung zum Hippocampus aufweist, wird eine neuronale Karte der räumlichen Umgebung kreiert (Vann und Albasser 2011). Diese Karte wird durch sogenannte *grid cells* gebildet (Hafting et al. 2005). *Border cells*, die auf eine Grenze im nahen Umfeld reagieren (Solstad et al. 2008), und *head direction cells*, die bei einer Kopfdrehung in eine bestimmte Richtung des Umfeldes aktiv werden, sind neben den *grid cells* im entorhinalen Kortex zu finden (Sargolini et al. 2006). Die *head direction cells*, welche auch in vielen anderen Hirnarealen anzutreffen sind, sind meistens Orientierungs-spezifisch und Orts-invariant; ihre Aktivität ist vom Gleichgewichtssystem abhängig (Calton und Taube 2009). Die entorhinalen *grid cells* integrieren die Inputs der Kopfdrehung, um interne Ortsrepräsentationen aufzubereiten und die hippocampalen *place cells* zu aktivieren (Hasselmo 2009). Zusätzlich werden räumliche *view cells* im Hippocampus durch Objekte oder räumliche Aspekte des Umfeldes, die ins Gesichtsfeld gelangen, aktiviert. Sie repräsentieren die Richtung gegenüber eines spezifischen Objekts oder Raumelements (Georges-François et al. 1999). Die Verbindungen zwischen dem entorhinalen Kortex (Abb. 1, Nr. 9) und dem Hippocampus (Abb. 1, Nr. 3) scheinen den *place-cell-* und *grid-cell-* Repräsentationen zu erlauben, beide, die bewegungsbezogenen Inputs und die umweltsensorischen Informationen, zu kombinieren, um den aktuellen Ort zu bestimmen (Burgess 2008).

Aufgrund neuropsychologischer Daten von Patienten, die zwar ihren Weg im vertrauten Umfeld finden, aber unfähig sind, ein neues Umfeld zu erlernen (Habib und Sirigu 1987), vermuteten Aguirre und D'Esposito (1999), dass unterschiedliche Hirnregionen für die Verschlüsselung und für die Wiedererkennung von Landmarken, spezifischen Räumen und Orten verantwortlich sind. Eine dieser Regionen, der parahippocampale Kortex (Abb. 1, Nr. 10), wird durch den Anblick von Räumen,

Landschaften und städtischen Straßen mehr aktiviert als durch irgendeinen anderen visuellen Stimulus (Objekte, Gesichter, Häuser) und wird deshalb *Parahippocampale Place Area* (PPA) genannt (Epstein und Kanwisher 1998). Die PPA scheint beim Verschlüsseln neuer perzeptueller Informationen involviert zu sein, nicht aber beim Abgleich wahrgenommener Informationen mit gespeicherten Repräsentationen, der Planung von Routen oder der Überwachung von Bewegungen.

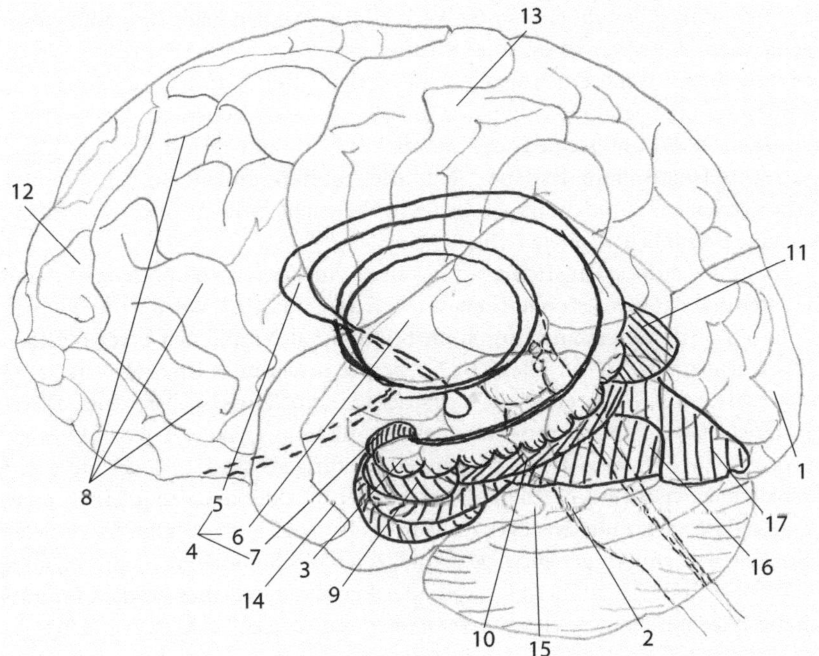

Abb. 1 Hirnregionen, die im Zusammenhang mit Raumaneignung eine Rolle spielen.

1 Okzipitaler visueller Kortex, 2 Unterer Temporallappen, 3 Hippocampus, 4 Dorsolaterales Striatum (Putamen + Nucleus caudatus + Amygdala), 5 Putamen, 6 Nucleus caudatus, 7 Amygdala, 8 präfrontaler Kortex, 9 entorhinaler Kortex, 10 parahippocampaler Kortex mit Parahippocampaler Place Area (PPA), 11 retrosplenialer Kortex, 12 frontaler Kortex, 13 parietaler Kortex, 14 medio-temporaler Kortex, 15 Sulcus occipitotemporalis, 16 Gyrus fusiformis, 17 Gyrus lingualis mit Lingual Landmark Area (LLA). Erläuterungen im Text.

Quelle: Lengen und Kistemann 2012

Aufmerksamkeit und Emotionen beim räumlichen Kodierungsprozess

Das Kodieren von Informationen und Aufbauen von mentalen Raumrepräsentationen in verschiedenen Teilen unseres Hirns gehen einher mit räumlicher Aufmerksamkeit, emotionaler Wertigkeit des Stimulus und dem spezifischem Erregungsniveau. Sowohl endogene, für unser Verhalten relevante Faktoren als auch exogene Signale sind relevant für die räumliche Aufmerksamkeit. Zwischen der auditiven und visuellen Aufmerksamkeit besteht eine starke Verbindung. Werden beide Modalitäten auf der gleichen Seite erwartet, sind die Orientierungseffekte besonders intensiv. Neben den visuell-auditiven werden auch visuell-taktile Verbindungen für die räumliche Aufmerksamkeit beschrieben (Spence und Driver 1996). Zudem entdeckten Heilman et al. (1995) Unterschiede der räumlichen Nah- und Fern-Aufmerksamkeit: Die rechte Hemisphäre des Hirns lenkt die Aufmerksamkeit auf den visuellen extra-personalen Raum, während die linke Hemisphäre die Aufmerksamkeit auf das nahe persönliche Umfeld richtet.

Emotional aufgeladene Information kann schneller fesseln und steigert damit die Intensität des Memorierens (Levine und Edelstein 2009). Waring und Kensinger (2011) postulierten einen durch die Stimulusvalenz und den Erregungslevel hervorgerufenen Trade-off-Effekt. Im Gegensatz zu neutralen Objekten verstärken emotional erregende Objekte oft die Memorierung komplexer visueller Szenen. Dieser zusätzliche Gedächtnisaufwand kann durch einen emotionalen Fokus verbessert werden. Während der visuellen Szenenverarbeitung existiert im Gedächtnis eine Assoziation zwischen dem Kodierungsprozess und der Wahrscheinlichkeit eines Trade-offs (Waring und Kensinger 2011). In der frühen Kindheit, wenn die visuellen Fähigkeiten noch weniger entwickelt sind, spielt der Raumkontext eine wichtige emotionale Rolle. So hat beispielsweise der Raumkontext einen starken Einfluss auf die Wiedererkennung elementarer Gesichtsausdrücke (Aviezer et al. 2011).

Raumwiedererkennung

Wenn wir einen Raum ein zweites Mal wahrnehmen, erkennen wir im Allgemeinen diesen oder einen Teil davon, ein Objekt in ihm oder dessen Hintergrund wieder. Visuelle Eigenschaften werden zunächst in den frühen visuellen Kortex-Arealen extrahiert (Abb. 1, Nr. 1), welche zu perspektiv-invarianten Repräsentationen im ventralen Strom in Beziehung stehen (Farivar 2009). Diese sind wesentlich für die Objektwiedererkennung und haben enge Verbindungen zum Langzeiterinnerungen speichernden mittleren temporalen Lobus (Abb. 1, Nr. 14) und zum Emotionen repräsentierenden limbischen System. Die visuellen Eigenschaften werden dann in den unteren temporalen Kortex (Abb. 1, Nr. 2) projiziert, wo eine visuelle Repräsentation des Eingangsbildes geformt wird (Bar et al. 2001).

In den Vor-Wiedererkennungsprozess sind spezifische Hirnregionen involviert: der occipitotemporale Sulcus (Abb. 1, Nr. 15) scheint in der Formanalyse (Segmentation, Anordnung, Oberfläche, Textur) mitzuwirken. Die explizite Objektidentifikation wird durch Vergleichen und Zusammenpassen der neuen Objektrepräsentation mit im Gedächtnis gespeicherten Objektrepräsentationen im anterioren fusiformen Gyrus (Abb. 1., Nr. 16) geleistet. Ein Nach-Wiedererkennungsmechanismus, der die Aktivierung von semantischem Wissen sowie die Gedächtniskonsolidierung beinhaltet, wird in der PPA (Abb. 1, Nr. 10) und im präfrontalen Kortex (Abb. 1, Nr. 8) herbeigeführt (Bar et al. 2001). Komplementär zur PPA sind verschiedene Subregionen des Hirns verschiedenen Objekten und Funktionen zuzuordnen. Im lingualen Gyrus (Abb. 1, Nr. 17) nahe bei der PPA etwa wurde eine Gebäude-selektive Subregion identifiziert (Aguirre et al. 1999). Diese *Lingual Landmark Area* (LLA) wird als Raumwiedererkennungsmodul interpretiert.

Die Wiedererkennung von Objekten ist für die Raumwahrnehmung sehr wichtig (Bar et al. 2001). Piagets und Inhelders (1975) empirische Befunde zur Entwicklung des räumlichen Denkens bieten eine reiche und viel versprechende Grundlage für Verständnis, Interpretation und Einordnung neurowissenschaftlicher Erkenntnisse zur Raumaneignung. Basierend auf ihrer struktur-genetischen Theorie der Kindheitsentwicklung postulieren sie im Übergang zwischen den Entwicklungsstufen des Kindes unter anderem eine strukturerhaltende Assimilation (Einverleibung des Gegenstandes in das bestehende Schema) und die strukturanpassende Akkommodation (Anpassung des bestehenden Schemas an den neuen Gegenstand). Auch die Entwicklung des räumlichen Denkens verläuft nach Piaget und Inhelder (1975) in Stufen: Ausgehend von den elementaren topologischen Relationen (Lage und Anordnung geometrischer Gebilde im Raum) entwickeln sich einerseits der projektive Raum, der durch Eigenschaften geometrischer Gebilde, die sich beim Projizieren nicht ändern, charakterisiert ist, und der euklidische Raum, der durch ein konstantes Bezugssystem, konstante Maßeinheit und Distanzrelationen definiert ist. Zusätzlich unterscheiden Piaget und Inhelder (1975) zwischen der Objektrepräsentanz, -identität und -permanenz: 1. Die Objektrepräsentanz beinhaltet die innere Vorstellung von Objekten; 2. Die Objektidentität meint die Individuierung der Objekte, dabei wird jeweils dasselbe Objekt als solches wiedererkannt; und 3. Die Objektpermanenz ermöglicht ein Wissen um den Weiterbestand von Objekten, die aus dem Sichtfeld verschwinden (Piaget und Inhelder 1972). Experimente zur Objektpermanenz deuten darauf hin, dass Repräsentationen nach einer Unterbrechung des sensorischen Kontakts weiterhin persistieren, dass die Objektidentität initial durch räumlich-zeitliche Kriterien (Ort und Bewegungsbahn) spezifiziert wird, dass sich Identitätskriterien bezüglich Eigenschaften und Funktion entwickeln und dass Ereignisse analysiert werden, indem Repräsentationen mit der laufenden Wahrnehmung verglichen werden. Repräsentationen arbeiten sowohl prospektiv, bezüglich eines Objektkontakts die Zukunft antizipierend, als auch retrospektiv, indem ein Objekt als „wieder das Gleiche" wiedererkannt wird (Meltzoff und Moore 1998).

Räumliche Orientierung mittels Raumwiedererkennung

Das Wiedererkennen von Szenen, Orten und Landschaften, insbesondere Landmarken, und das Kodieren von neuen Rauminformationen sind im Navigations- und Orientierungsprozess von zentraler Bedeutung. Aufgrund verschiedener Landmarken können Personen durch das Straßennetz eines Quartiers navigieren. Dabei lernen sie, an besonderen Orten ihre Richtung zu ändern. Die Drehentscheidung hängt mehr von der lokalen, perspektivischen Repräsentation der Landmarken ab als von einer globalen Repräsentation der gesamten Situation (Gillner et al. 2008). Ein spezifisches Hirnareal, der retrospleniale Kortex (RSC, Abb. 1, Nr. 11), hat eine Schlüsselfunktion in der Übersichterfassung von Szenen. Neurologische Störungen und Läsionen in diesem Bereich beeinträchtigen die Gedächtnis-gestützte Navigation, Imagination und Vorausplanung. Dadurch haben RSC-geschädigte Patienten im Gegensatz zum Abrufen von weit zurückliegenden autobiographischen Ereignissen Schwierigkeiten beim Erfassen generell neuer Informationen. Zudem zeigen sie ein selektives Defizit in der räumlichen Orientierung. Sie können benachbarte Landmarken wiedererkennen, machen aber beim Navigieren durch eine vertraute Umgebung Fehler: sie sind unfähig, von einer Landmarke Richtungsinformationen abzuleiten (Vann et al. 2009).

Es gibt Belege dafür, dass das geometriebasierte Orientierungssystem durch ein anderes Repräsentationssystem ergänzt wird, das Informationen über Landmarken erfasst und in gewisser Weise von der menschlichen Sprache abhängt (Wang und Spelke 2002). Nach Hartley et al. (2004) unterstützt die Geometrie eines Gebietes die räumliche Orientierung nur wenig. Stattdessen beherrscht ein visueller Landmarken-Abgleichprozess die Orientierung, kombiniert mit einer abstrakten Repräsentation der Nähe eines markierten Ortes zur Grenze eines Gebiets. Dies passt gut zu den Eigenschaften der bereits erwähnten *place cells* und der neuralen Repräsentation eines Ortes im Hippocampus. Diese Ergebnisse bestätigen auch die

Vorstellung, dass Subjekte ihre egozentrischen Objektrepräsentationen während ihrer Bewegung permanent aktualisieren. Diese Aktualisierung wird bei Desorientierung unterbrochen (Wang und Spelke 2002). Auch Licht beeinflusst die Orientierung, indem es ermöglicht, relevante Landmarken zu lokalisieren und deren Distanz abzuschätzen (Liu et al. 1994; Moghaddam und Bures 1996).

Wie oben bezüglich der Entwicklungsstufen des räumlichen Denkens (Piaget und Inhelder 1975) erwähnt, scheint es eine allozentrische und eine egozentrische räumliche Orientierungsmöglichkeit zu geben. Die allozentrische Sicht erklärt in der heutigen Theorie die räumliche Orientierung aufgrund der primären Objekt-zu-Objekt-Beziehungen (bei Piaget und Inhelder der Euklidische Raum). Nach der egozentrischen Sicht sind räumliche Erinnerungen primär räumliche Selbst-zu-Objekt-Beziehungen, insbesondere visuelle Erinnerungen an erlebte Ansichten (bei Piaget und Inhelder der Projektive Raum). Möglicherweise bestehen beide als multiple neuronale Repräsentation nebeneinander (McNamara 2003): Der egozentrische Prozess als perspektiv-abhängige Szenenwiedererkennung und räumliches *Updating* der egozentrischen Verortung durch die Selbstbewegungsinformation, und das geometrische Modul der allozentrischen Repräsentationen, welche die Oberflächengeometrie der umliegenden Umwelt repräsentiert (Burgess 2006). Die visuellen Erinnerungen von bekannten Ansichten werden gespeichert ohne Rücksicht auf deren Abgleich mit dem Umweltreferenzsystem (McNamara 2003). Auch Bilder des photographischen Gedächtnisses spielen eine Rolle in der Navigation. Insekten können ihre Rückkehr an einen Ort lenken, indem sie in Bewegung einen Schnappschuss so erfassen, dass ihr aktuelles Netzhautbild mit dem Bild abgeglichen wird, das sie gespeichert haben (Collett und Cartwright 1983). Palermo et al. (2008) haben diese Erkenntnisse genutzt, um die mentale bildliche Vorstellung in der menschlichen topographischen Orientierung besser verstehen zu können. Für Menschen konnte gezeigt werden, dass sie die räumliche Struktur großräumiger Umgebungen in Form egozentrischer Referenzsysteme repräsentieren, welche von Eigenschaften der Umgebung definiert werden, die auf der Basis von Perspektiven des Beobachters ausgewählt werden (McNamara et al. 2003). Die Fähigkeit eines Individuums, eine mentale Repräsentation der Umwelt und eine kognitive Karte zu formen und zu nutzen, hängt mit der spezifischen Fähigkeit zusammen, mentale Rotationen von einfachen geometrischen Formen auszuführen und sich vorstellen zu können, wie sich das Individuum auf einer Karte bewegt (Palermo et al. 2008).

Die Bedeutung von Emotionen im Raumwiedererkennungsprozess

Genauso wie Emotionen für die Kodierung und Memorierung von Rauminformationen wichtig sind, sind sie auch bedeutend im Wiedererkennungsprozess. Es existieren nicht nur Repräsentationen eines Objektes an und für sich, sondern auch Repräsentationen eines emotionalen Zustandes, der mit der Objektrepräsentation assoziiert ist. In einer Studie zum Selbstbewusstsein und zur Emotionsregulierung wurden den Probanden Bilder gezeigt, welche jeweils Introspektion (Gefühle), Reflektion (Denken) oder eine neutrale Haltung bewirkten. Der präfrontale Kortex (Abb. 1, Nr. 8), die parietalen Regionen (Abb. 1, Nr. 13) und die Amygdala (Abb. 1, Nr. 7), welche in die Verarbeitung räumlicher Informationen wesentlich involviert sind, zeigten dabei jeweils unterschiedliche Aktivierungen (Herwig et al. 2010). Williams et al. (2005) konfrontierten Studienteilnehmer nicht nur mit Orten und Plätzen, sondern zusätzlich mit glücklichen und ängstlichen Gesichtern und fanden, abhängig von den zugeordneten Gesichtsausdrücken, bedeutende Aktivitätsmodulationen in der PPA. Kashimori et al. (2001) haben ein selbst-organisierendes neuronales Netzwerksystem für die Erfüllung räumlicher Aufgaben postuliert, das eine Kopfrichtungskarte, eine Positionswiedererkennungskarte, eine Zielpositionskarte, eine Aufgaben-abhängige Karte und ein Amygdala-abhängiges Werte-Beurteilungssystem umfasst. Abhängig vom Werte-Beurteilungssystem und der Aufmerksamkeitsstärke werden relevante Orte als dynamische Attraktoren der Netzwerkaktivität memoriert. Dies könnte ein wichtiger Aspekt für den Aufbau des episodischen Gedächtnisses sein, in welchem Objekte im räumlichen und zeitlichen Kontext erinnert werden. Aber nicht Wertigkeiten, sondern Emotionen erhöhen die Fähigkeit, kontextuelle Details zu erinnern. Erregung ist dabei der Schlüsselprädiktor (Schmidt et al. 2011). Die durch ein Ereignis ausgelöste Erregung kann die Erinnerung für kontextuelle Details eines Ortes fördern.

Schlussfolgerungen zum Verständnis der Raumaneignung und ihr Zusammenhang mit *sense of place* und *place identity*

Inzwischen besteht kein Zweifel, dass das menschliche Hirn über spezifische und spezialisierte Strukturen und Prozesse zur Verarbeitung (Wahrnehmung, Speicherung, Vernetzung, Bewertung und Nutzung) räumlicher Information verfügt. Das räumliche Erinnern und Lernen, das kognitive Kartieren, die Navigation und spezifische Verhaltensmuster im räumlichen Setting spielen eine bedeutende Rolle in der gegenwärtigen neurowissenschaftlichen Forschung. Spezifische Hirnteile, Subregionen in diesen Hirnteilen sowie spezifische Zellen wie die *place cells*, *grid cells*, *border cells*, *view cells* und *head direction cells* konnten identifiziert werden. Ihre spezifischen Funktionen werden verstanden und ihre Interaktion mit neuronalen Netzwerken nachvollzogen. Egozentrische und allozentrische räumliche Referenzsysteme können ebenso unterschieden werden wie Prozesse, die auf fern und nah, auf Landmarken, Grenzen oder einen euklidischen Raum bezogen sind. Analogien zwischen den räumlichen Funktionen von *place cells* und jenen der Spiegelneuronen, die das Verhalten des sozialen Gegenübers spiegeln und den Beobachter veranlassen, dieselbe Position einzunehmen (Rizzolati et al. 1996; Mukamel et al. 2010), lassen spannende weitere Erkenntnisse erwarten.

Fünf Schlüsseldimensionen, die für *sense of place* und *place identity* konstitutiv sind, konnten bislang durch die neurowissenschaftliche Raumforschung substantiell untersucht werden: Gedächtnis, Wahrnehmung, Orientierung, Aufmerksamkeit und Emotion. Wie aber lassen sich diese Ergebnisse in das phänomenologische Konzept von *sense of place* und *place identity* einfügen?

Basisstrukturen, die sehr schnell agieren und reagieren, wenn wir mit Raum, Orten, Landschaften und *places* interagieren, wurden identifiziert. Strukturen im visuellen Kortex, Hippocampus, PPA, LLA, RSC und entorhinalen Kortex erwiesen sich als grundlegend und spezifisch für die räumliche Wahrnehmung und das räumliche Lernen. Raumwahrnehmung und Raumlernen sind mit Hirnstrukturen im limbischen System und präfrontalen Kortex assoziiert, welche uns erlauben, den Lernprozess zu vertiefen und den Kodierungs- und Memorierungsprozess, beeinflusst durch unseren Aufmerksamkeitszustand, mit unseren Emotionen zu verbinden.

Einmal gelernt, können wir *places*, Orte, Landschaften, Szenen und Landmarken wiedererkennen. Basierend auf dieser Wiedererkennung haben wir auch die Fähigkeit, uns detaillierte räumliche Szenen vorzustellen (Hassabis und Maguire 2007) und sie mit Emotionen und Bedeutungen in Verbindung zu bringen. Die Fähigkeit, Szenen zu erinnern und zu rekonstruieren, ist ein Schlüsselelement der episodischen Formen des autobiographischen Gedächtnisses (Moscovitch et al. 2005). Insofern bildet die Raumaneignung und mit ihr die Auseinandersetzung mit *place* eine essentielle Basis für Erfahrungen, die im Gedächtnis und in der Vorstellung verankert werden. Viele Hirnregionen sind im Gedächtnisprozess genauso involviert wie in der Navigation und anderen Formen der Projektion, die eine räumliche Fundierung benötigen (Bruckner und Carroll 2007). Diese Einsichten lassen auf ein besseres Verständnis bezüglich der Verbindung zwischen den Erkenntnissen aus der räumlichen Neuroforschung und dem *sense of place/place identity* Paradigma hoffen. Das autobiographische Gedächtnis ist zweifelslos entscheidend für die Aufrechterhaltung einer emotionalen Bindung an *places*, indem Erlebnisse, die in diesem Kontext entstanden sind, wiedererlebt werden. Dieses Wiedererleben versieht uns mit einem Gefühl der Vertrautheit mit einem *place*. Zudem ermöglicht uns das semantische Wissen (Levy et al. 2004) über gewisse *places*, einen *sense of place* zu entwickeln, obwohl wir sie nie persönlich besucht haben (Szpunar et al. 2009), und Prognosen über Kontexte zu machen (Bar 2009). Es wird angenommen, dass das autobiographische Gedächtnis als eine multimodale und komplexe Form, Kontext und Erfahrungen jenseits von hier und jetzt wieder zu erleben – zum Gefühl von Selbst und Identität beiträgt (Addis und Tippett 2008; Damasio 1999). Somit kann das autobiographische Gedächtnis als das neurowissenschaftliche Grundlagenkonzept für *place*-Bewußtsein und *place*-Identität betrachtet werden.

Auch andere psychologische Konzepte sind vielversprechend, indem sie die Verbindung zwischen räumlich orientierter Neurowissenschaft und dem *sense-of-place*-Konzept unterstützen. Basierend auf Piagets struktur-genetischer Theorie der Kindheitsentwicklung (Piaget und Inhelder 1975) haben Meltzoff und Moore (1998) gezeigt, dass die numerische Identität von Objekten zunächst durch räumlich-zeitliche Kriterien spezifiziert ist. Eine retrospektive Objektrepräsentation ermöglicht uns das Re-Identifizieren eines Objekts als „wieder das Gleiche". Durch die Interaktion zwischen *place* und dem Selbst wird in äquilibrierenden Assimilierungs- bzw. Akkomodationsprozessen (Piaget und Inhelder 1975) Identität generiert (Relph, 1976). In dieser Interaktion zwischen *place* und Individuum wird das autobiographische Gedächtnis, aufbauend auf dem früher etablierten episodischen Gedächtnis, welches für Ort und Zeit zuständig ist, entwickelt. Markowitsch und Welzer (2005) postulierten das autobiographische Gedächtnis als eine Art Relais-Station, als eine bio-psycho-soziale Instanz, welche die subjektive Kohärenz und Kontinuität bewahrt, auch wenn das soziale Umfeld und die Bedürfnisse und Erwartungen zwischen Individuum und Gesellschaft sich ändern.

Damasio (1999) und Matthis (2000) diskutieren die Kohärenz zwischen Bewusstsein, Emotion und Gefühlen beim Prozess der Identifikation. Dieser emergente Prozess ist nur möglich im Zustand des Hier und Jetzt. Basierend auf Körperwahrnehmungen, Gefühlen und dem Bewusstsein von Gefühlen ermöglicht uns das Raum-Zeit-Bewusstsein Emotionen an einen Punkt zusammenzubringen und das Selbst entstehen zu lassen.

Die neurowissenschaftlichen Erkenntnisse sind wichtig für ein umfassenderes Verständnis des *sense of place*. Sie bieten erweitertes Wissen zu den kognitiven Prozessen, die in die Schaffung symbolischer Repräsentationen und kognitiver Karten involviert sind. Aber Emotion und Intuition sind offenbar ebenso relevant für die Entwicklung des *sense of place*. Wenn wir das *sense-of-place*-Paradigma verstehen wollen, die emotionalen Bindungen, die Menschen mit *places* eingehen, die intensiv wahrgenommenen Werte, Bedeutungen und Symbole, das Set von *place*-Bedeutungen, die in den Köpfen individuell und kontinuierlich konstruiert und rekonstruiert werden, den kulturellen, historischen und räumlichen Kontext, in welchem Bedeutungen, Werte und soziale Interaktionen geformt werden (Williams und Stewart 1998), dann müssen wir neben kognitiven Konzepten auch emotionale und behaviorale Konzepte der Neuroforschung berücksichtigen.

Aus den Neurowissenschaften sind mannigfache Hinweise dafür ableitbar, dass *place* eine sehr spezifische Dimension im neuronalen Prozess konstituiert. Dies stützt die phänomenologische Argumentation der Humangeographie und Umweltpsychologie. Es ist heute offensichtlich, dass das menschliche Hirn auch für die Interaktion mit *places* komplexe, spezifische Strukturen entwickelt hat, ebenso wie dies für soziale Interaktionen bereits nachgewiesen wurde (Frith und Frith 2003; Frith und Frith 2006; Maas und Suitner 2011). Auch wenn komplexere Dimensionen von *sense of place* und *place identity* (Kultur/Sozialität, Bedeutung/Wert, Spiritualität) sich bislang in der neurowissenschaftlichen Literatur nicht wiederfinden, so ist doch die Diskussion bezüglich der sozialen und kulturellen Dimensionen des autobiographischen Gedächtnisses und Bewusstseins längst im Gange (Markowitsch und Welzer 2005; Damasio 1999). Gutchess und Indeck (2009, S. 137) haben kulturelle Unterschiede in der Wahrnehmung der Welt festgestellt: Demnach neigen Individuen aus westlichen Kulturen dazu, sich auf das zu konzentrieren, was Objekt-basiert, kategorial zugeordnet oder für sie individuell relevant ist, während Individuen aus östlichen Kulturen dazu neigen, mehr auf Details des Kontextes, auf Ähnlichkeiten und für die Gruppe relevante Informationen zu fokussieren."

Diese spannenden Themen sollten künftig durch umweltorientierte Neurowissenschaften in enger Zusammenarbeit mit Humangeographen und Umweltpsychologen weiter diskutiert und erforscht werden. Neuere Arbeiten unterstreichen den Zusammenhang zwischen spezifischen Umwelten und spezifischen neuronalen Mechanismen (Lederbogen et al. 2011; Lengen 2015). McAdams (1996) benannte drei Ausgangspunkte für die künftige neurowissenschaftliche Forschung zur menschlichen Individualität und Identität: 1. das „*personal disposition trait concept*"; 2. motivationale, entwicklungsbasierte und strategische Konstrukte von Persönlichkeit, die in Zeit, *place* und/oder in der sozialen Rolle kontextualisiert sind; sowie 3. das Konzept der Lebenserzählungen, das Settings, Szenen, Merkmale, Plots und Themen umfasst. Es wird essentiell sein, dabei die phänomenologischen Konzepte zur Interaktion zwischen Mensch und *place* angemessen zu berücksichtigen.

Fazit

Die visuelle, auditive und taktile Wahrnehmung von räumlichen Aspekten, deren Speicherung, Vernetzung, Bewertung, und damit Lernen, Erinnern und Wiedererkennen von Orten, das kognitive Kartieren, die Navigation und spezifische Verhaltensmuster im räumlichen Setting spielen eine bedeutende Rolle in der räumlichen Informationsverarbeitung. Spezifische raumrelevante Hirnregionen wie die PPA, die LLA oder der retrospleniale Kortex sowie spezifische Zellen wie die *place cells, grid cells, border cells, view cells* und *head direction cells* konnten identifiziert werden. Bei der Wahrnehmung und Memorierung von *places*, Orten, Landschaften, Szenen und Landmarken werden auch emotionale Anteile des limbischen Systems wie z. B. die Amygdala stimuliert und im episodischen und autobiographischen Gedächtnis gespeichert. Je nach Intensität und Wichtigkeit werden sie mit Bedeutung belegt. Treten wir erneut mit denselben *places* in Kontakt, können wir diese wiedererkennen. Basierend auf dieser Wiedererkennung haben wir die Fähigkeit, uns detaillierte Szenen vorzustellen und sie wiederum mit Emotionen und Bedeutungen in Verbindung zu bringen. Die Fähigkeit, Szenen zu erinnern und zu rekonstruieren, ist ein Schlüsselelement der episodischen Formen des autobiographischen Gedächtnisses. Im Zustand des Hier und Jetzt, das heißt in Raum und Zeit oder ganz spezifisch an genau dem Ort und zu genau der Zeit, in der wir uns mit unserem ganzen Sein an diesem Ort befinden, ist eine Kohärenz zwischen Bewusstsein, Emotion und Gefühlen und somit auch ein Prozess der Identifikation mit diesem Ort der Bedeutung in dieser Zeit möglich. In diesem Rahmen ermöglicht uns das Raum-Zeit-Bewusstsein, basierend auf Körperwahrnehmungen, Gefühlen und dem Bewusstsein von Gefühlen, Emotionen an einen Punkt zusammenzubringen und das Selbst entstehen zu lassen. Diese Aspekte sind essentielle Voraussetzungen dafür, einen *sense of place* und eine *place identity* entstehen zu lassen. Sie bieten erweitertes Wissen zu den kognitiven Prozessen, die in die Schaffung symbolischer Repräsentationen und kognitiver Karten involviert sind. Sie sind eine Art äußeres kollektives Gedächtnis, in dem unser inneres individuelles Gedächtnis angestoßen wird und aufgrund dessen wir einen Teil unseres Selbst empfinden und bewusst in unserem eigenen lebensgeschichtlichen, aber auch im kulturellen, historischen Kontext reflektieren können.

Literatur

Addis, D. R., & Tippett, L. J. (2008). The contributions of autobiographical memory to the content and continuity of identity. In F. Sani (Hrsg.), *Self-Continuity: Individual and Collective Perspectives* (S. 71-84). New York: Psychology Press.

Aguirre, G. K., & D'Esposito, M. (1999). Topographical disorientation: a synthesis and taxonomy. *Brain 122(9)*, 1613-1628.

Aviezer, H., Bentin, S., Dudarev, V., & Hassin, R. R. (2011). The Automaticity of Emotional Face-Context Integration. *Emotion 11(6)*, 1406-1414.

Bar, M., Tootell, R. B.H., Schacter, D. L., Greve, D. N., Fischl, B., Mendola, J. D., Rosen, B. R., & Dale, A. M. (2001). Cortical Mechanisms Specific to Explicit Visual Object Recognition. *Neuron 29(2)*, 529-535.

Bar, M. (2009). The proactive brain: memory for predictions. *Philosophical Transactions of the Royal Society B: Biological Science 364*, 1235-1243.

Bast, T. (2011). The hippocampal learning-behavior translation and the functional significance of hippocampal dysfunction in schizophrenia. *Current Opinion in Neurobiology 21(3)*, 492-501.

Bruckner, R. L., & Carroll, D. C. (2006). Self-projection and the brain. *Trends in Cognitive Science 11(2)*, 49-57.

Burgess, N. (2006). Spatial memory: how egocentric and allocentric combine. *Trends in Cognitive Sciences 10(12)*, 551-557.

Burgess, N., Doeller, C. D., Barry, C., & Jeffery, K. J. (2007). The role of the hippocampus in visuospatial and episodic memory: animal and human models. *European Neuropsychopharmacology 17(4)*, 178-179.

Burgess, N. (2008). Spatial Cognition and the Brain. *Annals of the New York Academy of Science 1124*, 77-97.

Calton, J. L., & Taube J. S. (2009). Where am I and how will I get there from here? A role for posterior parietal cortex in the integration of spatial information and route planning. *Neurobiology of Learning and Memory 91(2)*, 186-196.

Collett, T. S., & Cartwright, B. A. (1983). Eidetic images in insects: their role in navigation. *Trends in Neurosciences 6*, 101-105.

Damasio, A. R. (1999). *The Feeling of What Happens. Body and Emotion in the Making of Consciousness.* Orlando, Austin, New York, San Diego, London: A Harvest Book, Harcourt, Inc.

Epstein, R., & Kanwisher, N. (1998). A cortical representation of the local visual environment. *Nature 392*, 598-601.

Farivar, R. (2009). Dorsal-ventral integration in object recognition. *Brain Research Reviews 61(2)*, 144-153.

Frith, U., & Frith, C. D. (2003). Development and neurophysiology of mentalizing. *Philosophical Transactions of the Royal Society London. Series B: Biological Sciences 358(1431)*, 459-473.

Frith, C. D., & Frith, U. (2006). The neural basis of mentalizing. *Neuron 50(4)*, 531-534.

Georges-François, P., Rolls, E. T., & Robertson, R. G. (1999). Spatial view cells in the primate hippocampus: allocentric view not head direction or eye position or place. *Cerebal Cortex 9*, 197-212.

Gillner, S., Weiß, A. M., & Mallot, H. A. (2008). Visual homing in the absence of feature-based landmark information. *Cognition 109(1)*, 105-122.

Gutchess, A. H., & Indeck, A. (2009). Cultural influences on memory. *Progress in Brain Research 178*, 137-150.

Habib, M., & Sirigu, A. (1987). Pure topographical disorientation: These occasional posterior activations in our definition of the PPA. A definition and anatomical basis. *Cortex 23*, 73-85.

Hafting, T., Fyhn, M., Molden, S., Moser, M. B., & Moser, E. I. (2005). Microstructure of a spatial map in the entorhinal cortex. *Nature 436(7052)*, 801-6.

Hartley, T., Trinkler, I., & Burgess, N. (2004). Geometric determinants of human spatial memory. *Cognition 94(1)*, 39-75.

Hassabis, D., & Maguire, E. A. (2007). Deconstructing episodic memory with construction. *Trends in Cognitive Sciences 11(7)*, 299-306.

Hasselmo, M. E. (2009). A model of episodic memory: Mental time travel along encoded trajectories using grid cells. *Neurobiology of Learning and Memory 92(4)*, 559-573.

Heilman, K. M., Chatterjee, A., & Doty, L. C. (1995). Hemispheric Asymmetries of Near-Far Spatial Attention. *Neuropsychology 9(1)*, 58-61.

Herwig, U., Kaffenberger, T., Jäncke, L., & Brühl, A. (2010). Self-related awareness and emotions regulation. *NeuroImage 50*, 734-741.

Hölscher, C., Jacob, W, & Mallot, H. A. (2003). Reward modulates neuronal activity in the hippocampus of the rat. *Behavioural Brain Research 142 (1-2)*, 181-191.

Kandel, E. R., Schwartz, J. H., & Jessell T. M. (2000). *Principles of Neural Science (4th es.).* New York: McGraw-Hill.

Kaplan, R., & Kaplan, S. (1989). *The Experience of Nature: A Psychological Perspective.* Cambridge: Cambridge University Press.

Kashimori, Y., Inoue, S., Kambara, T., & Uchiyama, M. (2001). A neural model of amygdala playing an essential role in formation of brain maps for accomplishing spatial tasks. *Neurocomputing 38-40*, 705-712.

Kentros, C.G, Agnihotri, N. T., Streater, S., Hawkins, R. D., & Kandel, E. R. (2004). Increased Attention to Spatial Context Increases Both Place Field Stability and Spatial Memory. *Neuron 42(2)*, 283-295.

Knierim, J. J. (2009). Synaptic Plasticity and Place Cell Formation. *Encyclopedia of Neuroscience*, 735-740.

Lederbogen, F., Kirsch, P., Haddd, L., Streit, F., Tost, H., Schuch, P., Wüst, S., Pruessner, J. C., Rietschel, M., Deuschle, M., & Meyer-Lindenberg, A. (2011). City living and urban upbringing affect neural social stress processing in humans. *Nature 474*, 498-501.

Lengen, C., & Kistemann, T. (2012). Sense of place and place identity: Review of neuroscientific evidence. *Health & Place 18(5)*, 1162-1171.

Lengen, C. (2015). The effects of colours, shapes and boundaries of landscapes on perception, emotion and mentalising processes promoting health and well-being. *Health & Place.* 35, 166-177.

Lengen, C., (2016a). *Places:* Orte mit Bedeutung. In U. Gebhard, & T. Kistemann (Hrsg.), *Landschaft – Identität – Gesundheit. Zum Konzept der Therapeutischen Landschaften* (S. 19-29). Wiesbaden: Springer VS.

Lengen, C., (2016b). Place Identity. Identitätskonstituierende Funktionen von Ort und Landschaft. In U. Gebhard, & T. Kistemann (Hrsg.), *Landschaft – Identität – Gesundheit. Zum Konzept der Therapeutischen Landschaften* (S. 185-199). Wiesbaden: Springer VS.

Levy, D. A., Bayley, P. J., Squire, & L. R. (2004). The anatomy of semantic knowledge: Medial vs. lateral temporal lobe. *PNAS 101(17)*, 6710-6715.

Levine, l. J., & Edelstein, R. S. (2009). Emotion and memory narrowing: A review and goal-relevance approach. *Cognition and Emotion 23(5)*, 833-875.

Liu, Z., Turner, L. F., & Bures, J. (1994). Impairment of place navigation of rats in the Morris water maze by intermittent light is inversely related to the duration of the flash. *Neuroscience Letters 180(1)*, 59-62.

Maas, A., & Suitner, C. (2011). Spatial Constraints on Social Cognition. *Social Psychology 42(3)*, 159-164.

Markowitsch, H. J., & Welzer, H. (2005). *Das autobiographische Gedächtnis. Hirnorganische Grundlagen und biosoziale Entwicklung*. Stuttgart: Klett-Cotta.

Martig, A. K., & Mizumori, S. J.Y. (2010). Place Cells. *Encyclopedia of Behavioral Neuroscience*, 70-78.

Matthis, I. (2000). Sketch for a metapsychology of affect. *International Journal of Psychoanalysis 81*, 215-227.

McAdams, D. P. (1996). Alternativ Futures fort he Study of Human Individuality. *Journal of Research in Personality 30(3)*, 374-388.

McHugh, S. B., & Bannerman, D. M. (2010). Cognition: Learning and Memory: Spatial. *Encyclopedia of Behavioral Neuroscience*, 279-287.

McNamara, T. P. (2003). How are the locations of objects in the environment represented in memory? In: C. Freska, W. Brauer, C. Habel, K. F. Wender (Hrsg.), *Spatial cognition III: Routes and spatial reasoning* (S. 174-191). Berlin: Springer.

McNamara, T. P., Rump, B., & Werner, S. (2003). Egocentric and geocentric frames of reference in memory of large-scale space. *Psychonomic Bulletin & Review 10*, 589-595.

Meltzoff, A. N., & Moore M. K. (1998). Object representation, identity, and the paradox of early permanence: Steps toward a new framework. *Infant Behavior and Development 21(2)*, 201-235.

Moghaddam, M., & Bures J. (1996). Contribution of egocentric spatial memory to place navigation of rats in the Morris water maze. *Behavioural Brain Research 78(2)*, 121-129.

Moser, E. I., & Moser, M.-B. (2009). Hippocampus and Neural Representations. *Encyclopedia of Neuroscience*, 1129-1136.

Moscovitch, M., Rosenbaum, R. S., Gilboa, A., Addis, D. R., Westmacott, R., Grady, C., McAndrews, M. P., Levine, B., Black, S., Winocur, G., & Nadel, L. (2005). Functional neuroanatomy of remote episodic, semantic and spatial memory: a unified account based on multiple trace theory. *Journal of Anatomy 207*, 35-66.

Mukamel, R., Ekstrom, A. D., Kaplan, J., Iacoboni, M., & Fried, I. (2010). Single-Neuron Responses in Humans during Execution and Observation of Actions. *Current Biology 20(8)*, 750-756.

National Academy of Sciences (NAS), National Research Council (NRC) (1965). *The Science of Geography Report of the Ad Hoc Committee on Geography*. Washington: National Academy of Sciences, National Research Council.

O'Keefe, J., & Dostrovsky, J. (1971). The hippocampus as a spatial map. Preliminary evidence from unit activity in the freely-moving rat. *Brain Research, 34(1)*, 171-175.

Palermo, L., Iaria, G., & Guariglia, C. (2008). Mental imagery skills and topographical orientation in humans: A correlation study. *Behavioural Brain Research 192(2)*, 248-253.

Piaget J., & Inhelder B. (1972). *Die Psychologie des Kindes*. Olten: Walter-Verlag.

Piaget, J., & Inhelder, B. (1975). *Die Entwicklung des räumlichen Denkens beim Kinde*. Stuttgart: Klett-Cotta.

Ramos, J. M.J. (2001). Hippocampal damage in rats disrupts decrements in the processing of an intramaze landmark in a spatial task. *Neuroscience Letters 304(1-2)*, 89-92.

Relph, E., 1976. *Place and Placeless*. London: Pion.

Rizzolatti, G., Fadiga, L., Gallese, V., & Fogassi, L. (1996). Premotor cortex and the recognition of motor actions. *Cognitive Brain Research 3(2)*, 131-141.

Sargolini, F., Fyhn, M., Hafting, T., McNaughton, B. L., Witter, M. P., Moser, M.-B., & Moser, E. I. (2006). Conjunctive Representation of Position, Direction, and Velocity in Entorhinal Cortex. *Science 5 312(5774)*, 758-762.

Schmidt, K., Patnaik, P., & Kensinger, E. A. (2011). Emotion's influence on memory for spatial and temporal context. *Cognition and emotion 25(2)*, 229-243.

Sheynikhovich, D., & Arleo, A. (2010). A reinforcement learning approach to model interactions between landmarks and geometric cues during spatial learning. *Brain Research 1365*, 35-47.

Solstad, T., Boccara, C. N., Kropff, E., Moser, M.-B., & Moser, E. I. (2008). Representation of Geometric Borders in the Entorhinal Cortex. *Science 19 322(5909)*, 1865-1868.

Spence, C., & Driver, J. (1996). Audiovisual Links in Endogenous Covert Spatial Attention. *Journal of Experimental Psychology: Human Perception and Performance 22(4)*, 1005-1030.

Strauss, A., & Corbin, J. (1990). *Basics of Qualitative Research. Grounded Theory Procedures and Techniques*. London: Sage.

Szpunar, K. K., Chan, J. C.K., & McDermott, K. B. (2009). Contextual Processing in Episodic Future Thought. *Cerebral Cortex 19*, 1539-1548.

Taube, J. S. (1998). Head direction cells and the neuropsychological basis for a sense of direction. *Progress in Neurobiology 55*, 225-256.

Tuan, Y.-F. (1974). *Topophilia: A study of environmental perception, attitudes and values*. New York: Columbia University Press.

Ulrich, R. S. (1981). Natural Versus Urban Scenes: "Some Psychophysiological Effects". *Environment and Behavior 13(5)*, 523-556.

Ulrich, R. S. (1983). View Through a Window May Influence Recovery from Surgery. *Science 27 224(4647)*, 420-421.

Ulrich, R. S. (1986). Human responses to vegetation and landscapes. *Landscape and Urban Planning 13*, 29-44.

Ulrich, R. S., Simons, R. F., Losito, B. D., Fiorito, E., Miles, M. A., & Zelson, M. (1991). Stress Recovery During Exposure to Natural and Urban Environments. *Journal of Environmental Psychology 11*, 201-230.

Vann, S. D., Aggleton, J. P., & Maguire, E. A. (2009). What does the retrosplenial cortex do? *Nature Reviews, Neuroscience 10*, 792-803.

Vann, S. D., & Albasser, M. M. (2011). Hippocampus and neocortex: recognition and spatial memory. *Current Opinion in Neurobiology 21(3)*, 440-445.

Wang, R. F., & Spelke, E. S. (2002). Human spatial representation; Insights from animals. *Trends in Cognitive Sciences 6*, 376-382.

Waring, J. D., & Kensinger, E. A. (2011). How emotion leads to selective memory: Neuroimaging evidence. *Neuropsychologia 49*, 1831-1842.

Williams, D. R., & Stewart, S. I. (1998). Sense of Place: An elusive concept that is finding a place in ecosystem management. *Journal of Forestry 66(5)*, 18-23.

Williams, M. A., McGlone, F., Abbott, D. F., & Mattingley, J. B. (2005). Differential amygdala responses to happy and fearful facial expressions depend on selective attention. *NeuroImage 24(2)*, 417-425.

Autorinnen und Autoren

Dr. Thomas Claßen, Dipl.-Geogr.
Studium der Geographie, Geologie und Chemie in Bonn mit Schwerpunkt Medizinische Geographie, Umwelt & Gesundheit. Langjährige Tätigkeit als wissenschaftlicher Angestellter an den Universitäten Bonn und Bielefeld, seit 2015 am Landeszentrum Gesundheit Nordrhein-Westfalen. Forschungsinteressen: Urban Health, Gesundheitsfolgenabschätzungen, Natur & Gesundheit, transdisziplinäre und transformative Forschung.

Prof. Dr. Ulrich Gebhard
studierte Biologie, Germanistik und Erziehungswissenschaft an der Universität Hannover; hat eine psychoanalytische Ausbildung, promovierte im Bereich der Fachsozialisation, habilitierte sich zum Thema „Kind und Natur. Seit 1995 Professor für Erziehungswissenschaft mit dem Schwerpunkt Didaktik der Biowissenschaften an der Universität Hamburg.
Aktuelle Arbeitsschwerpunkte: Psychische Bedeutung von Natur, Natur und Gesundheit, Alltagsphantasien zur Gentechnik, Bioethik, Deutungsmuster und Werthaltungen von Kindern gegenüber Natur, Sinndimension schulischer Lernprozesse, Intuition und Reflexion.

Prof. Dr. med. Claudia Hornberg, Dipl.-Biologin, Dipl.-Ökologin
studierte Biologie, Ökologie und Medizin an den Universitäten Bochum, Essen und Düsseldorf; promovierte im Themenfeld Inhalationstoxikologie; Fachärztin für Hygiene und Umweltmedizin; nach langjähriger klinischer Tätigkeit u. a. an den Universitätskliniken Düsseldorf und Münster seit 2002 Professorin für „Umwelt und Gesundheit“ an der Fakultät für Gesundheitswissenschaften, Wissenschaftliche Leiterin des Kompetenzzentrums Frauen & Gesundheit NRW.

Prof. Dr. med. Thomas Kistemann, MA (geogr.)
studierte Medizin, Geographie und Klassische Philologie in Bonn und Göttingen; nach mehrjähriger klinisch-ärztlicher Tätigkeit und Promotion im Bereich Wasserhygiene seit 1994 am Institut für Hygiene und Öffentliche Gesundheit der Universität Bonn tätig; Facharzt für Hygiene und Umweltmedizin, Habilitation zur GIS-Nutzung für Public Health, Aufbau und Leitung des GeoHealth Centre sowie des WHO-Kollaborationszentrums für Wassermanagement und Risikokommunikation; stellvertretender Institutsdirektor und leitender Oberarzt; 2009 Professur für Hygiene, Umweltmedizin und Medizinische Geographie an der Universität Bonn. Forschungsschwerpunkte: Gesundheit und Wasser, Therapeutische Landschaft, räumliche Gesundheitsdeterminanten.

Dr. med. Dr. sc. nat. Charis Lengen
studierte in Zürich Medizin und absolvierte ein Nachdiplomstudium in Geographie. In der Medizinischen Geographie promovierte sie mit dem Thema „Swiss Health Space. An Explorative Analysis of Health Perception and its Relationship to Sociodemographic and Geographic Characteristics" und in der Medizin mit dem Thema „Anomalous brain dominance and the immune system". Neben ihrer klinischen Tätigkeit als Fachärztin für Psychiatrie und Psychotherapie (Oberärztin Clienia Schlössli AG, Privatklinik für Psychiatrie und Psychotherapie, Oetwil am See, Kanton Zürich) verbindet sie heute die beiden Themen und forscht in Zusammenarbeit mit dem Institut für Hygiene und Öffentliche Gesundheit der Universität Bonn seit 2009 zu „Place Identities" und deren mentalen Repräsentationen.

Dr. rer. nat. Sebastian Völker (Dipl.-Geogr.)
Studium der Geographie, Ethnologie und Städtebau in Bonn und Bordeaux. Promotion in Medizinischer Geographie an der Universität Bonn. Wissenschaftlicher Angestellter am Institut für Hygiene und Öffentliche Gesundheit, GeoHealth Centre der Universität Bonn. Forschungsinteressen: Geographische Gesundheitsforschung; Krankheitsprävention und Gesundheitsförderung im urbanen Raum.